职业教育智慧康养系列新形态教材

U0812863

运动治疗技术

沧州医学高等专科学校
中德诺浩（北京）教育科技股份有限公司 组编

主　编　陈正平　江苏医药职业学院
　　　　庄洪波　湘潭医卫职业技术学院
副主编　陈丽萍　包头医学院
　　　　王小兵　金华职业技术大学
参　编　刘福泉　沧州医学高等专科学校
　　　　闫　艳　江苏医药职业学院
　　　　冯智龙　黄冈职业技术学院
　　　　牟　杨　四川卫生康复职业学院
　　　　周栋梁　南通大学附属盐城医院
　　　　梁志刚　邢台医学院
　　　　黄志祥　无锡市惠山区康复医院

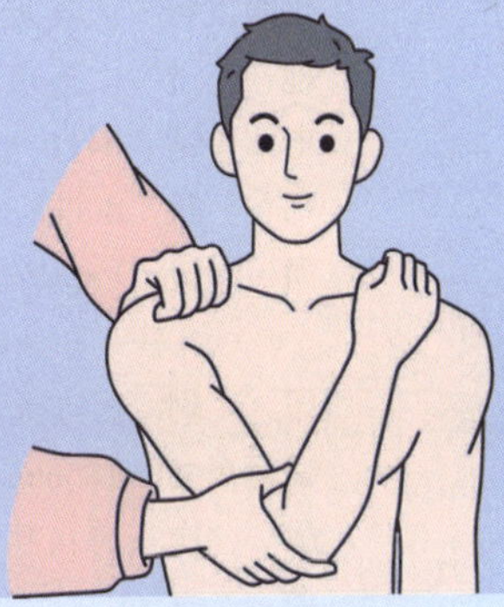

大连理工大学出版社

内容提要：

本教材包括九个情境和二十二个任务。九个情境分别为关节活动范围训练，关节松动训练，肌肉牵伸训练，肌力训练，平衡、协调与步行训练，脊柱牵引，心肺功能训练，神经生理学康复训练，其他训练。本教材以康复治疗岗位需求“知识+技能+素养”为主导，以教育教学为中心，以职业院校运动治疗康复技术等相关技能大赛项目为依托，通过“岗课赛证”融通，实现高质量人才培养目标。

本教材可作为职业院校康复治疗技术专业教材，也可作为相关专业核心课教材和拓展课教材使用，同时还可供从事康复治疗、管理、培训的技术人员学习和参考。

图书在版编目(CIP)数据

运动治疗技术 / 陈正平，庄洪波主编. -- 大连：大连理工大学出版社，2024.10
ISBN 978-7-5685-4531-0

Ⅰ.①运… Ⅱ.①陈… ②庄… Ⅲ.①运动疗法－高等职业教育－教材 Ⅳ.①R454

中国国家版本馆CIP数据核字(2023)第123433号

出 版 人 苏克治
策划编辑 赵 部　　责任编辑 初 蕾
责任校对 刘丹丹　　封面设计 方 茜

出版发行 大连理工大学出版社
地　　址 大连市软件园路80号　　邮政编码 116023
电　　话 0411-84708842（发行）0411-84708943（邮购）
邮　　箱 dutp@dutp.cn
网　　址 https://www.dutp.cn

印　　刷 大连天骄彩色印刷有限公司
幅面尺寸 185mm×260mm　　印　　张 20　　字　　数 487千字
版　　次 2024年10月第1版　　印　　次 2024年10月第1次印刷
书　　号 978-7-5685-4531-0　　定　　价 86.80元

职业教育智慧康养系列新形态教材
专家指导委员会

教材编写委员会

主　任

才晓茹　沧州医学高等专科学校党委书记

副主任

吕丕华　中德诺浩(北京)教育科技股份有限公司副总裁

王　衍　沧州医学高等专科学校副校长

委　员　(排名不分先后)

刘福青　王新颖　于立博　张雪莹　徐轶彦　刘明清

宋　旭　毕智丽　闫瑞霞　张　谦　庄洪波　曹迎风

菅亚珏　汪启荣　尤莉莉　宋　昱　石　慧　孟丽娟

陆建霞　李　刚　郭　娟　刘　尊　周立峰　陈正平

王　丹　姚登车　许智达　陈秀君　尹逊全　李　娜

孙　林

序　言

PREFACE

自我国进入老龄化社会以来，老年人口规模和比例总体呈上升趋势，人口老龄化进程加速发展，高龄化趋势日益凸显。2020年到2030年将是我国老年人口增长最快的阶段，预计2030年老年人口总量将接近4亿。人口老龄化是我国实现第二个一百年奋斗目标征程中的重要国情，走出积极应对人口老龄化的中国道路，艰巨性和复杂性前所未有。党的十八大以来，党和国家领导人作出一系列重要指示，规划部署国家老龄事业发展和养老体系建设。在党的二十大报告和《中华人民共和国国民经济和社会发展第十四个五年规划和2035年远景目标纲要》中都作出专门部署。

随着中共中央办公厅、国务院办公厅印发《关于推进基本养老服务体系建设的意见》以及《国务院办公厅关于发展银发经济增进老年人福祉的意见》（国办发〔2024〕1号）等一系列重要政策陆续出台，我国养老服务体系全面优化，围绕满足老年群体的多样化需求，各级党委、政府加快构建新发展格局，着力推动高质量发展，也有效推动了养老服务高质量发展，主要体现在以下四个方面：一是养老服务着力点更加明晰，养老服务工作重点逐步聚焦扩大养老服务供给、增强护理服务、加强监管、提高服务质量等方面；二是发展内容更加追求质量，养老服务的发展重点逐步从追求“床位增长”向“提高内涵”的发展阶段转变，聚焦满足老年人急难愁盼的养老问题和提升老年人的服务满意度；三是医养结合服务体系更加健全，长期护理保险制度成为缓解失能老年人家庭照料负担、推动养老服务产业发展的重要途径；四是数字技术运用更加广泛，伴随着互联网信息技术快速发展，养老服务更加强调与数字技术的融合发展，养老服务适应数字化转型。

近年来，我国养老服务从政策到实践都取得了长足进展，但仍然面临发展不平衡、不充分的巨大挑战，其中一个重要体现来自专业服务人才方面。《中共中央 国务院关于加强新时代老龄工作的意见》《“十四五”国家老龄事业发展和养老服务体系规划》等重大政策规划对加强养老服务人才队伍建设提出明确任务要求，民政部等12部门也联合印发了《关于加强养老服务人才队伍建设的意见》。挑战主要体现在以下几个方面：一是高技能人才缺乏，作为支撑老年人幸福晚年的重要力量，我国养老服务高素质专业人才队伍存在数量短缺、从业人员年龄偏大、年轻从业人员流失严重等问题；二是养老服务人员对新理念、新技术掌握有待提高，智慧养老等创新养老服务理念，物联网、大数据、人工智能等科技手段亟待行业从业者快速接受与掌握。此外，作为培养养老护理专业化人才的主要途径，当前各职业院校在养老护理专业群建设、优质教材与教学资源开发、教师团队建设等方面须补足短板，加快建设发展步伐以满足产业实际用人需求。

为满足国家战略下对高素质康养技能人才的迫切需求和职业院校高质量康养人才培养的需求，由沧州医学高等专科学校、滨州职业学院牵头，中德诺浩（北京）教育科技股份有限公司通过多元联动的创新机制，组建包括行、企/临床、校、研等在内的300余位专家的课程开发团队，编写这套"职业教育智慧康养系列新形态教材"，可谓正逢其时。

该系列教材从走出中国特色积极应对人口老龄化道路出发，聚焦国家养老服务体系建设，以产业发展为导向，以"对标国际职业技能标准，融合国家专业教学标准，对接企业岗位用人标准"为定位，在全面借鉴国际康养专业人才培养的理念、标准的基础上，融合教育部专业目录下相关专业的教学标准，对接国内相关有代表性、引导性企业的实际岗位的用人需求，提炼企业典型工作任务，将知识、技能、思政融为一体，以工作过程为导向、以典型任务为载体、以综合职业能力培养为目标，形成"岗课赛证"融通的新形态教材。我相信，这套教材的出版发行必将对提升我国养老服务职业教育人才培养水平、提高行业从业人员素质、推动养老服务专业知识普及、探索相关职业教育研究等方面发挥重要的作用。

风好正是扬帆时，奋楫逐浪天地宽。在党和国家的正确指引下，职教领域上下齐心协力，行业内外热情参与，我国养老服务职业教育人才培养正在向着高质量发展的目标迈步前进。真诚祝愿广大有志青年能够通过使用这套教材，充分领会最新养老服务理念，扎实掌握先进养老护理知识和技术技能，走进养老护理人才队伍，书写为老年人服务的工匠精神和大爱情怀，为我国老年人幸福生活贡献力量。

中国人民大学老年学研究所所长

中国老年学和老年医学学会副会长

民政部专家委员会委员

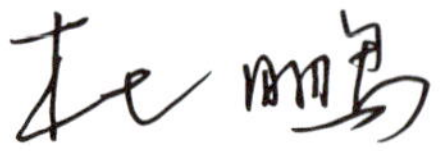

前言

PREFACE

近年来，康养康育产业迅速崛起助推了康复医学的快速发展，各级医疗机构的康复医学科得到全面壮大，康复治疗技术专业人员需求呈现大幅增长趋势。

《“十四五”职业教育规划教材建设实施方案》明确指出要加快建设康养领域专业课程教材，并按新形态教材建设要求编写。运动治疗技术课程是康复治疗技术专业的核心课程，是康复治疗技术专业教学的重要组成部分。

人才是康复治疗技术产业发展的关键，康复治疗专业人才队伍建设是我国康复治疗体系的重要组成部分。目前，我国专业化、高素质康复治疗人才缺口巨大，成为制约康复患者生命健康和幸福生活的重要因素之一。《国务院关于印发“十四五”国家老龄事业发展和养老服务体系规划的通知》（国发〔2021〕35号）指出，“加强养老服务领域职业教育教学资源建设，遴选一批优秀课程和教材，持续推动职业院校深化养老服务领域教师、教材、教法改革”。《中华人民共和国职业教育法》第二十一条提到“国家采取措施，加快培养托育、护理、康养、家政等方面技术技能人才”。这是国家通过立法，罕见针对某个领域的人才培养作出法律规定，说明这四类人才培养的重要性和紧迫性。

综上所述，为了弥补高质量康养人才短缺这个短板，为我国康复治疗事业提供强有力的人才和技能支撑，我们编写了这本职业教育新形态一体化教材。

本教材主要具备以下特点：

1. 对标国际理念，打造范式创新

本教材聚焦康复医学发展方向，参考国内外经典教材，结合最新研究进展，融入相关临床实践经验及人文元素，力求从各个方面助力提高学生的临床实践胜任力，培养具备国际视野、适应未来康复照护新范式的创新人才。

2. 对接职教双标，岗课赛证融通

本教材依据职业教育专业教学标准要求，以康复治疗岗位需求“知识+技能+素养”为主导，以教育教学为中心，以职业院校运动治疗康复技术等相关技能大赛项目为依托，通过“岗课赛证”融通，实现高质量人才培养目标。

3. 产教深度融合，创新教材形态

本教材由江苏医药职业学院等优秀职业院校与包头医学院等机构专家共同编写，融合了运动康复治疗实践案例、创新教学模式与方法、产业前沿知识与先进技术，采用工作手册式教材形式、图文并茂设计，配套多样化数字资源，有效激发学生学习兴趣和创新潜能。

4. 坚持德育为先，德技并行兼修

本教材遵循职业教育的人才培养规律，坚持立德树人、德技并修。在内容编写中，坚持

正确的政治方向和价值导向，落实课程思政要求，弘扬关爱他人、医者仁心等中华传统美德，培育劳模精神、劳动精神、工匠精神和人文关怀的素养。

本教材由江苏医药职业学院陈正平、湘潭医卫职业技术学院庄洪波任主编，包头医学院陈丽萍、金华职业技术大学王小兵任副主编，沧州医学高等专科学校刘福泉、江苏医药职业学院闫艳、黄冈职业技术学院冯智龙、四川卫生康复职业学院牟杨、南通大学附属盐城医院周栋梁、邢台医学院梁志刚、无锡市惠山区康复医院黄志祥参与编写。其中，陈正平编写情境一任务一、情境一任务二、情境八任务三、情境八任务四，黄志祥编写情境二任务一、情境二任务二，梁志刚编写情境三任务一、情境三任务二，刘福泉编写情境四任务一、情境四任务二，庄洪波编写情境五任务一、情境五任务二，周栋梁编写情境五任务三，牟杨编写情境六任务一、情境六任务二，冯智龙编写情境七任务一、情境九任务三，王小兵编写情境七任务二、情境九任务二，闫艳编写情境八任务一、情境八任务二，陈丽萍编写情境九任务一。

本教材可作为职业院校康复治疗技术专业教材，也可作为相关专业核心课教材和拓展课教材使用，同时还可供从事康复治疗、管理、培训的技术人员学习和参考。

尽管我们在教材特色的建设方面做出了许多努力，但是由于编写团队水平有限，教材中仍可能存在一些疏漏和不妥之处，敬请各教学单位和读者在使用本教材时多提宝贵意见，以便我们不断完善。

教材编写组

目　录

CONTENTS

情境一　关节活动范围训练

情境二　关节松动训练

情境三　肌肉牵伸训练

情境四　肌力训练

情境五　平衡、协调与步行训练

情境六　脊柱牵引

情境七　心肺功能训练

情境八　神经生理学康复训练

情境九　其他训练

情境一
关节活动范围训练

情境介绍

关节活动范围训练技术是利用各种方法来改善因软组织粘连或挛缩等因素导致关节活动障碍的一种运动治疗技术，包括手法技术，利用设备的技术，利用患者自身体重、肢体位置和强制活动的技术等。

关节活动范围训练项目包括脊柱关节活动范围训练和四肢关节活动范围训练两项任务。脊柱关节活动范围训练涵盖脊柱关节的解剖、脊柱关节活动范围训练的技术要点等知识；四肢关节活动范围训练涵盖四肢关节的解剖、四肢关节活动范围训练的基础理论、四肢关节活动范围训练的技术要点等知识。

情境目标

- 能针对患者上肢关节、下肢关节活动受限的具体情况，合理选用主动活动、辅助活动、被动活动等治疗技术，完成上肢关节、下肢关节活动受限患者的关节活动范围训练。
- 能针对患者躯干活动受限的具体情况，合理选用主动活动、辅助活动、被动活动等治疗技术，完成躯干活动受限患者的关节活动范围训练。

任务一 脊柱关节活动范围训练

任务二 四肢关节活动范围训练

教学资源

微课 关节结构

任务一 脊柱关节活动范围训练

任务导入

场景：某康复医院运动治疗室

人物：患者李某、治疗师小刘

情节：患者李某，男，30岁，建筑工人。3个月前，工作时不慎从9 m高处跌落，导致L1、L2爆裂性骨折并横突粉碎性骨折，合并脊髓不完全损伤，在外院急诊手术科固定治疗，术后回家休养，现转入医院康复。X线片显示骨折愈合良好。

入院评定如下：脊髓不完全性损伤（D级），ASIA评分运动47分、感觉94分。运动关键肌力量减退，感觉关键点感觉异常。腰椎被动活动度为前屈30°、后伸30°、侧屈30°，四肢关节被动活动度不同程度减小。假如你是治疗师小刘，针对躯干活动受限的情况，该如何处理？

任务目标

- 能针对患者躯干活动受限的具体情况，合理选用被动活动、辅助活动、主动活动治疗技术。
- 能按照康复治疗技术操作规范，指导并协助患者完成脊柱关节被动活动训练、辅助活动训练和主动活动训练。

任务实施

（一）运动治疗基础理论

运动治疗是指以运动学、生物力学及神经生理学为基础，通过使用器械、徒手操作或患者自身力量采用主动或被动活动，达到缓解症状或改善功能的治疗技术。

现代运动治疗技术的治疗作用：①维持和改善运动系统功能。运动治疗可以提高肌肉的力量和耐力，维护关节的形态和功能，维持和改善关节活动范围,改善和提高平衡和协调能力,预防和延缓骨质疏松等。②增强心肺系统功能。有氧运动能锻炼心、肺功能,促进器官的新陈代谢,使心血管系统更有效、快速地把氧传输到身体的每一个部位。通过有规律的有氧运动锻炼,人体心脏功能更强,脉搏输出量更多,供氧能力更强,脉搏数会适当减少。一个心肺功能好的人可以参加较长时间的有氧运动,且运动恢复也较快。③提高神经系统功能。适当运动可以保持中枢神经系统的兴奋性,改善神经系统反应性和灵活性,维持正常功能,发挥对全身各个脏器的调整和协调能力。④改善内分泌系统功能。运动可以改善生长激素、促肾上腺皮质激素(ACTH)、加压素、皮质醇激素、胰岛素等激素的分泌水平。因此,适当运动已经成为糖尿病、骨质疏松症、生长发育迟缓、高血压等疾病的基本治疗方法之一。⑤促进代偿功能的形成和发展。对于某些经过系统运动治疗,其功能仍难以完全恢复的患者,通过对健侧肢体或非损伤组织的训练,可以发展代偿能力,以补偿丧失的功能。⑥调节精神和心理状态。运动可以消除精神抑郁、悲观失望等负面情绪,同时引起相应的体液调节改变。运动可反射性引起大脑皮质和丘脑、下丘脑部位兴奋性提高,而下丘脑是调节内脏、内分泌活动的次高级中枢,对躯干活动有调节作用。运动可提高机体的反应能力,因而能较好地适应各种因素给机体所造成的应激状态。丘脑结构中还有“愉快中枢”,运动时常表现为良好、愉快的情绪,再加上交感神经的营养性影响,可改变体内物质代谢过程,打断抑郁或焦虑情绪与躯体器官功能紊乱之间的恶性循环,增强参与者的自信心。

现代运动治疗技术遵循的基本原则:①因人而异。依据患者功能障碍的特点及康复需求制订康复方案,并依据治疗进展及评估结果及时调整治疗方案。②循序渐进。运动训练的过程要遵循运动强度由小到大,运动时间由短到长,动作复杂性由易到难,训练量由小到大的顺序。③持之以恒。训练需要不断重复,反复练习才会起到显著效果,因此需要患者长期坚持,才可以达到预期的效果。④主动参与。只有患者主动参与运动训练,才能达到最佳的治疗效果,因此,治疗师应充分调动患者的积极性,让患者参与到治疗过程中,以便达到最大限度的功能恢复。⑤全面训练。应把患者作为一个整体,因为功能障碍有时是多器官、多组织、多系统功能障碍的综合,康复的目标不能只局限于躯体方面,还应包括心理、职业、教育、娱乐等多方面,只有全面训练才能达到重返社会的目的。

(二)颈部关节活动范围训练

1.知识学习

(1)维持和改善关节活动范围的常用技术

①主动活动

不受场地限制,患者主动用力收缩肌肉完成的关节活动为主动活动。

关节活动范围训练的基础理论

主要用于治疗和防止关节周围软组织挛缩与粘连，以便保持关节活动度，但在重度粘连和挛缩时治疗作用不明显。常用的是各种徒手体操，根据关节活动受限的方向和程度，设计一些有针对性的动作加以练习。

方法与步骤：

a.根据患者情况选择进行单关节或多关节的活动，根据病情选择体位，如卧位、坐位、站立位等。

b.在康复医师或治疗师指导下，由患者自行完成相应的关节活动。

c.主动活动时，动作宜平稳、缓慢，尽可能达到最大幅度，用力至引起轻度疼痛为最大限度。

d.关节的各个方向依次活动。

e.每一动作重复30次，2~3次/d。

②辅助活动

借助外力辅助完成的活动为辅助活动。外力可以由治疗师、患者健侧肢体提供，也可以由滑轮、悬吊装置、体操棒、肋木、肩梯、常用关节训练器等器械提供。辅助活动是由被动活动向主动活动过渡的形式，其目的是逐步增强肌力，建立协调动作模式。

方法与步骤：

a.由治疗师或患者健侧肢体，徒手或通过棍棒、绳索、滑轮等装置帮助患侧肢体完成活动，兼有主动活动和被动活动的特点。

b.训练时助力可提供平滑的活动，助力常施加于活动的开始和终末，并随病情的好转而逐渐减小。

c.训练中应以患者主动用力为主，并做最大努力，任何时候均只给予完成动作的最小辅助，避免助力替代主动用力。

d.关节的各个方向依次活动。

e.每一动作重复30次，2~3次/d。

③被动活动

完全依靠外力帮助完成的活动为被动活动。外力可以由治疗师、患者健侧肢体提供，也可以由各种康复训练器械提供。被动活动根据外力来源不同分为两种，一种是由经过专门培训的治疗人员完成的被动活动，即徒手被动关节活动范围训练；另一种是借助康复器械提供的外力完成的被动关节活动范围训练。

徒手被动关节活动范围训练方法与步骤：

a.患者取舒适放松体位，按病情需要确定活动顺序，由近端到远端的顺序有利于瘫痪肌肉的恢复，由远端到近端的顺序有利于促进血液、淋巴液回流。

b.固定肢体近端，托住肢体远端，避免出现代偿运动。

c.动作缓慢、柔和，避免冲击性活动和暴力，操作应在无疼痛范围内进行，活动范围逐渐扩大，以免损伤。

d.从单关节开始，逐渐过渡到多关节。

e.每一动作重复30次，2~3次/d。

④持续性被动活动

持续性被动活动（Continuous Passive Motion ，CPM）最早于20世纪70年代初提出，是利用专门的器械使关节进行持续较长时间的缓慢被动活动的训练方法，根据患者的情况预先设定好关节活动范围、活动速度及持续时间等参数，使关节在一定活动范围内进行缓慢被动活动。CPM主要用于防治制动引起的关节挛缩，可促进关节软骨、韧带肌腱的修复，促进局部血液循环、淋巴液回流，促进肿胀、疼痛等症状的消除。

(2)维持和改善关节活动范围训练的基本原则

①持之以恒。短暂的训练只能产生短暂的效果，只有反复、持久的训练，才能起到长期的治疗效果，故关节活动范围训练必须采用反复多次或持续一定时间的训练方式。

②循序渐进。为了避免在训练过程中产生疼痛或增加新的损伤，在训练过程中，应遵循循序渐进的原则。

③保证安全。训练时应在无痛或微痛下进行，在患者能忍受的范围内进行，避免使用暴力，以免发生软组织损伤。存在感觉功能障碍的患者，进行关节活动范围训练时应格外注意。

④顺序原则。关节活动范围训练要遵循从近端到远端的顺序，逐个进行关节活动范围训练。

⑤综合治疗。关节活动范围训练应配合使用理疗、按摩等治疗手段，可增强疗效。

2.技能操作

(1)主动活动

患者取坐位，头中立位，双上肢置于身体两侧，主动完成低头向前弯曲（前屈）、抬头向后仰（后伸）、头向左（右）侧屈和旋转活动。

(2)被动活动

1)颈部前屈/后伸

患者取仰卧位，下肢伸展，上肢置于身体两侧，头部伸出治疗床外，治疗师双手固定头部两侧，使颈部向前弯曲（前屈）[图1-1-1(a)]、向后仰（后伸）[图1-1-1(b)]。

颈部解剖

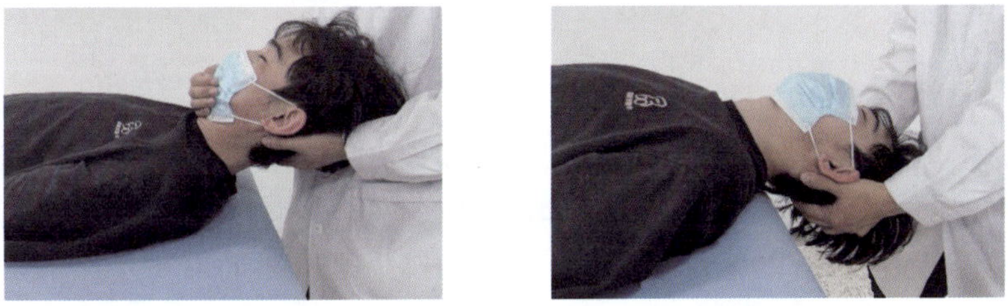

(a)颈部前屈　(b)颈部后伸

图1-1-1　颈部前屈/后伸

2)颈部侧屈

患者取仰卧位,下肢伸展,上肢置于身体两侧,头部伸出治疗床外,治疗师双手固定头部两侧,使颈部向两侧屈曲(图 1-1-2),并达到可动的全范围。

3)颈部旋转

患者取仰卧位,下肢伸展,上肢置于身体两侧,头部伸出治疗床外,治疗师双手固定头部两侧,使颈部向两侧旋转(图 1-1-3),并达到可动的全范围。

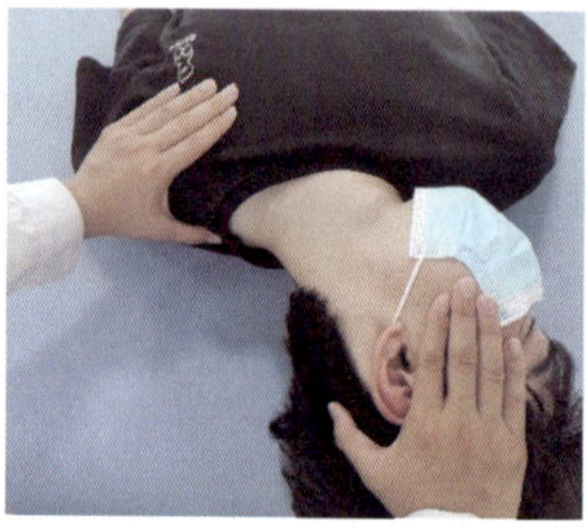

图 1-1-2 颈部侧屈

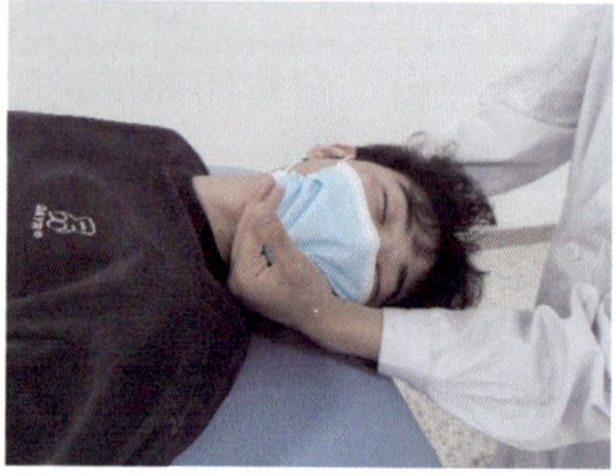

图 1-1-3 颈部旋转

(3)自主训练

学生两两分组,交替扮演患者和治疗师,完成颈部关节活动范围训练,并将训练情况记录在表 1-1-1 中。

表 1-1-1 颈部关节活动范围自主训练情况记录表

训练项目	患者体位	训练要点	患者反应	备注
1. 颈部前屈/后伸				
2. 颈部侧屈				
3. 颈部旋转				

(三)腰部关节活动范围训练

技能操作

(1)主动活动

患者站立,双上肢置于身体两侧,依次完成前屈/后伸、侧屈、旋转活动。

(2)被动活动

患者取侧卧位,上方的下肢屈膝,下方的下肢伸直,治疗师一手固定患者上方的髋关节,另一手放在同侧骨盆部位,使髋部和骨盆向相反的方向旋转并停留数秒钟,以达到充分牵伸躯干的作用(图 1-1-4)。

腰部解剖

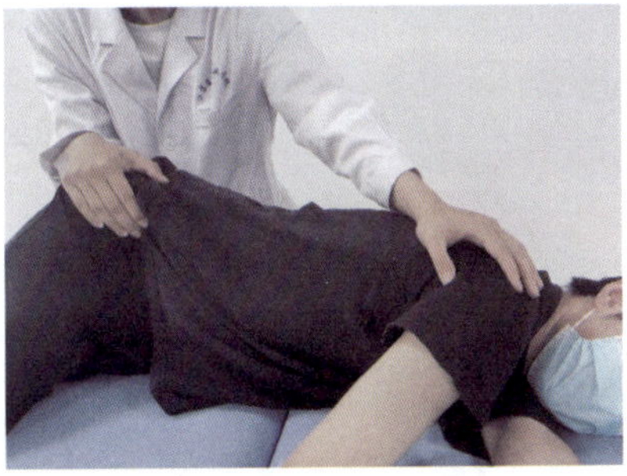

图 1-1-4　躯干旋转

(3)自主训练

学生两两分组，交替扮演患者和治疗师，完成腰部关节活动范围训练，并将训练情况记录在表 1-1-2 中。

表 1-1-2　腰部关节活动范围自主训练情况记录表

训练项目	患者体位	训练要点	患者反应	备注
躯干旋转				

检查评估

(1)评估准备

在操作前，需要与患者及陪护人员充分沟通，询问病史及相关辅助检查结果，充分了解患者的康复期望，正确评估患者现有关节活动度等功能情况，结合患者具体情况，确定训练方案。在进行脊柱关节活动范围训练前，需要准备相关设备，见表 1-1-3。

表 1-1-3　脊柱关节活动范围训练常用设备

序号	设备名称	备注
1	PT 床/凳	
2	多体位治疗床	
3	关节活动度测量仪器	

(2)实施评估

对本任务的学习情况进行检查，并将相关内容填写在表 1-1-4 中。

表 1-1-4　脊柱关节活动范围训练检查表

检查项目	操作是否合格	结果点评
1. 颈部关节被动活动技术		
颈部前屈/后伸	是□　否□	
颈部侧屈	是□　否□	

续表

检查项目	操作是否合格	结果点评
颈部旋转	是□ 否□	
2.腰部关节被动活动技术		
躯干旋转	是□ 否□	

结果点评时要结合:①选用合理治疗设备;②治疗操作规范;③治疗成效;④患者满意度。

任务小结

- 脊柱关节活动范围训练
  - 运动治疗基础理论
    - 现代运动治疗技术的治疗作用
      - 维持和改善运动系统功能
      - 增强心肺系统功能
      - 提高神经系统功能
      - 改善内分泌系统功能
      - 促进代偿功能的形成和发展
      - 调节精神和心理状态
    - 现代运动治疗技术遵循的基本原则
      - 因人而异
      - 循序渐进
      - 持之以恒
      - 主动参与
      - 全面训练
  - 颈部关节活动范围训练
    - 知识学习
      - 维持和改善关节活动范围的常用技术
      - 维持和改善关节活动范围训练的基本原则
    - 技能操作
      - 主动活动
      - 被动活动
      - 自主训练
  - 腰部关节活动范围训练
    - 主动活动
    - 被动活动
    - 自主训练

任务二　四肢关节活动范围训练

教学资源

任务导入

场景：某康复医院运动治疗室

人物：患者王某、治疗师小刘

情节：患者王某，男，32岁，4周前左侧肱骨粉碎性骨折，外院行骨折内固定手术，2周前出院，现因肘关节疼痛、活动受限来院就诊。

查体：一般情况尚可，意识清醒，生命体征平稳，左侧肩关节、肘关节活动受限，肘关节疼痛明显，关节周围软组织粘连伴有肌肉痉挛，X线片显示骨折愈合良好。假如你是治疗师小刘，针对左侧上肢关节活动受限的情况，该如何处理？

任务目标

- 能针对患者四肢活动受限的具体情况，合理选用被动活动、辅助活动、主动活动治疗技术。
- 能按照康复治疗技术操作规范，指导并协助患者完成四肢关节被动活动训练、辅助活动训练和主动活动训练。

任务实施

微课　上肢肩部关节活动范围训练

(一)上肢肩部关节活动范围训练

技能操作

(1)主动活动

肩关节可完成的主动活动有前屈、后伸、内收、外展、内旋、外旋及环转等。进行主动活动训练要求动作平稳，且需要活动到患者肩关节每个运动轴向上的最大活动范围。正常肩关节的活动范围：前屈0~180°、后伸0~50°、内收0~45°、外展0~180°、内旋/外旋0~90°。

肩部解剖

(2)被动活动

1)肩前屈

患者取仰卧位,治疗师立于患侧,一手握住患侧腕关节处,另一手握住肘关节稍上方,然后慢慢把患者上肢沿矢状面向上高举过头(图 1-2-1)。

2)肩后伸

患者取俯卧位,治疗师立于患侧,一手握住患侧腕关节处,另一手握住肘关节稍上方,然后慢慢把患者上肢沿矢状面做后伸动作(图 1-2-2)。

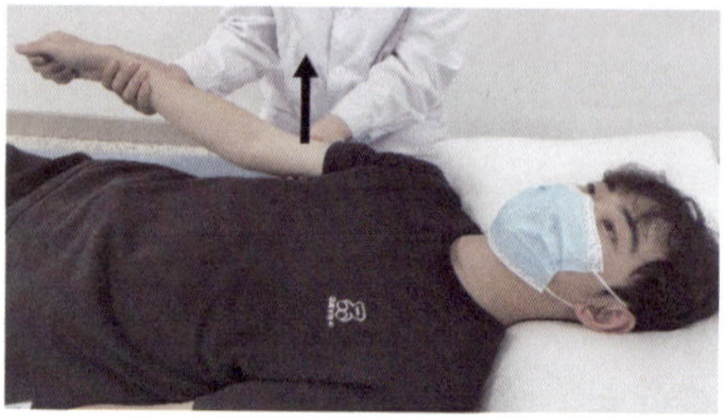

图 1-2-1 肩前屈

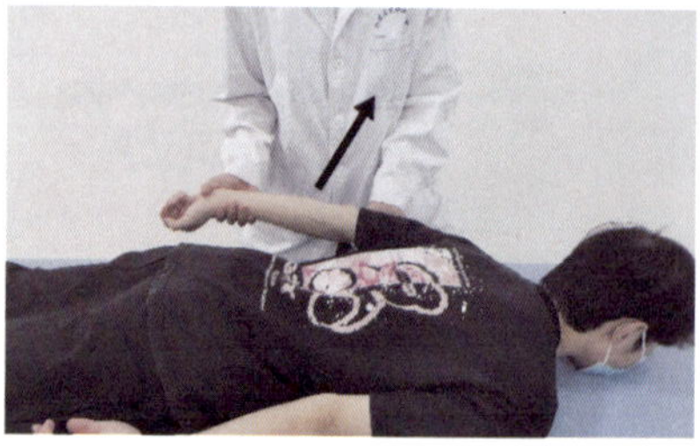

图 1-2-2 肩后伸

3)肩外展

患者取仰卧位,治疗师立于患侧,一手握住患侧腕关节处,另一手握住肘关节稍上方,然后慢慢把患侧上肢沿冠状面外展,但当患肢被移动到外展 90° 时,要注意将上肢外旋后再继续移动,直至接近患者同侧耳部(图 1-2-3)。

4)肩水平外展/内收

患者取仰卧位,治疗师立于患侧身体及外展的上肢之间,一手握住患者腕关节处,另一手握住肘关节稍上方,然后慢慢把患者上肢沿水平面先外展、后内收(图 1-2-4)。

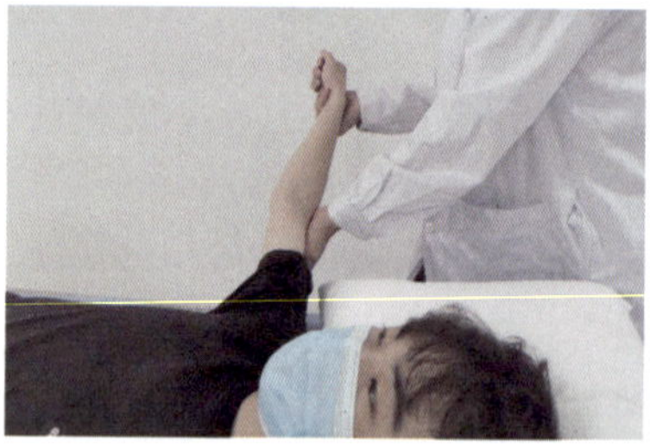

图 1-2-3 肩外展

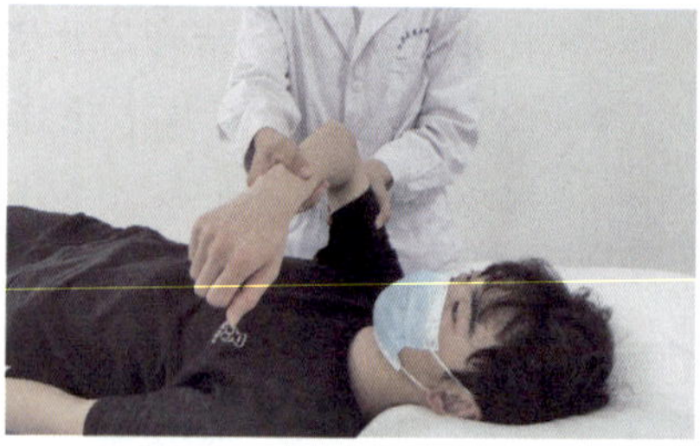

图 1-2-4 肩水平外展/内收

5)肩内旋/外旋

患者取仰卧位,患侧肩外展 90°,肘关节屈曲,治疗师立于患侧,一手固定肘关节,另一手握住腕关节,以肘关节为轴,将患者前臂沿肱骨干做向头、向足方向运动,使肩内旋和外旋(图 1-2-5)。

6)肩胛骨

患者取健侧卧位,患侧在上,屈肘,前臂放在上腹部。治疗师面对患者站立,一手放在肩峰部以控制动作方向,另一手从上臂下面穿过,拇指与四指分开,固定肩胛骨的内缘和下角。双手同时向上、下、内、外 4 个方向活动肩胛骨，也可以把上述活动结合起来做旋转活动（图1-2-6）。

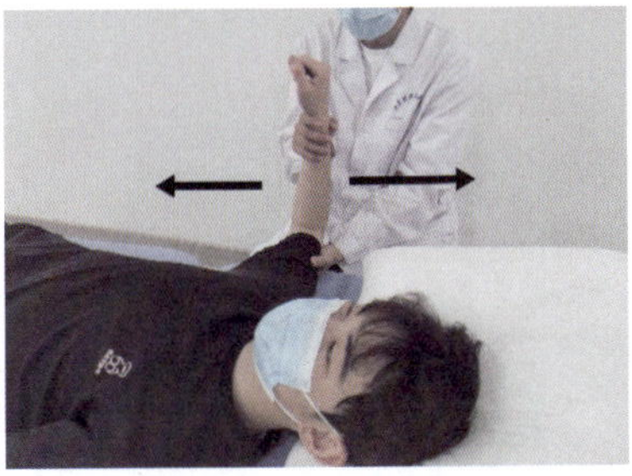

图1-2-5　肩内旋/外旋

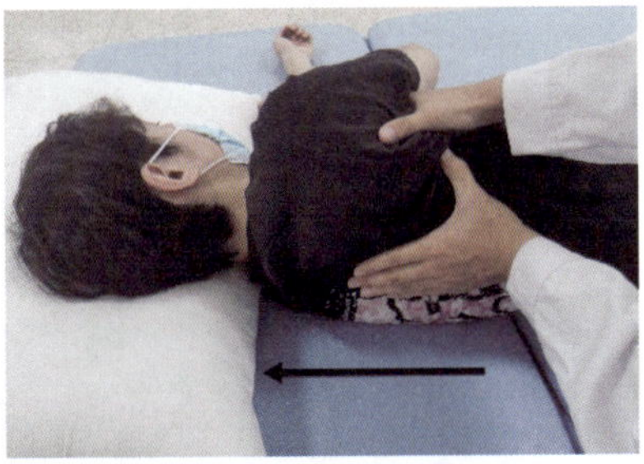

图1-2-6　肩胛骨被动活动

(3)自主训练

学生两两分组，交替扮演患者和治疗师，完成肩部关节活动范围训练，并将训练情况记录在表1-2-1中。

表1-2-1　肩部关节活动范围自主训练情况记录表

训练项目	患者体位	训练要点	患者反应	备注
1.肩前屈				
2.肩后伸				
3.肩外展				
4.肩水平外展/内收				
5.肩内旋/外旋				
6.肩胛骨				

(二)上肢肘部关节活动范围训练

技能操作

(1)主动活动

基本动作为肘关节的屈曲和伸展，前臂旋转。患者双手靠近身体，弯曲手背，触肩后再伸直。或者手肘弯曲成直角，置于治疗桌上，将手掌心向上、向下翻转。训练时，动作要平稳，并且每个关节必须达到关节可动的全范围。

(2)被动活动

1)肘关节屈伸

患者取仰卧位，上肢置于身体两侧，掌心向上，治疗师一手固定肘关节上方，另一手握住前臂远端，被动做肘关节屈曲和伸展动作（图1-2-7）。

注意事项

○训练应尽可能在患者舒适的体位下进行，治疗师应保持耐心、体贴的心态，要尊重患者、关爱伤残，做到态度和蔼、言语亲切，取得患者的配合。训练要循序渐进、动作轻柔，避免使用暴力，时刻注意患者反应。

温馨提示

○不恰当的关节活动可能会引发二次损伤及关节失稳。关节活动受限常常与紧张和挛缩的拮抗肌有关，应对其进行适当牵拉。避免牵拉那些力量不足的主动肌，否则可能会影响其收缩力量，并影响主动关节活动范围训练的效果。

肘部解剖

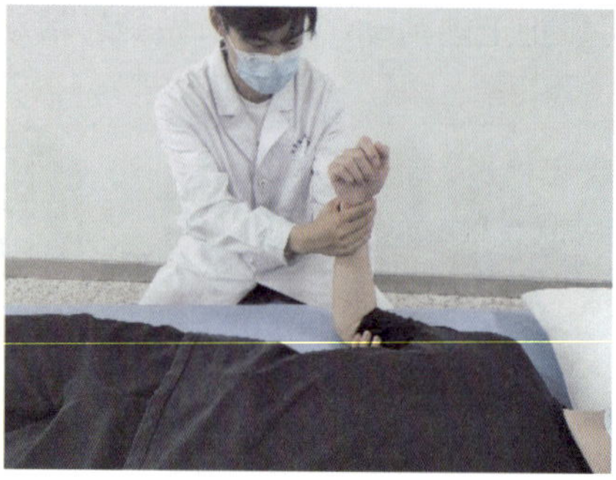

图 1-2-7　肘关节屈伸

2)前臂旋前/旋后

患者取仰卧位,屈肘 90°,手中立位,治疗师一手固定肘关节上方,另一手握住腕关节,将前臂向内转动为旋前[图 1-2-8(a)],将前臂向外转动为旋后[图 1-2-8(b)]。

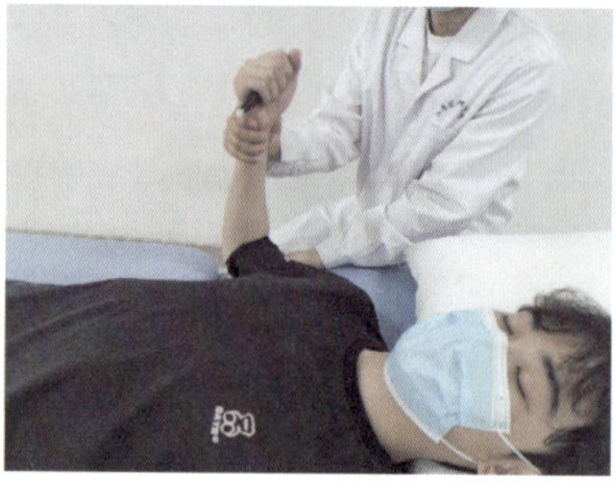

(a)前臂旋前

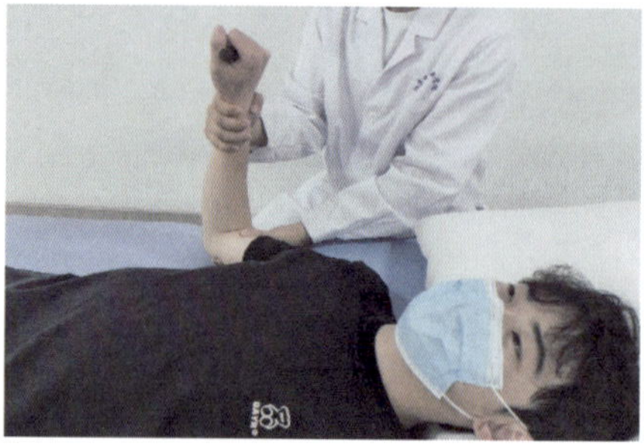

(b)前臂旋后

图 1-2-8　前臂旋前/旋后

(3)自主训练

学生两两分组,交替扮演患者和治疗师,完成肘部关节活动范围训练,并将训练情况记录在表 1-2-2 中。

表 1-2-2　肘部关节活动范围自主训练情况记录表

训练项目	患者体位	训练要点	患者反应	备注
1.肘关节屈伸				
2.前臂旋前/旋后				

(三)上肢腕部关节活动范围训练

技能操作

(1)主动活动

双手托住体操球进行腕关节的屈曲、伸展、桡偏、尺偏活动,也可以握住腕关节屈伸训练器进行腕关节的屈曲、伸展活动。腕关节的主要功能是掌屈和背伸。

腕部解剖

(2)被动活动

1)腕掌屈

患者取仰卧位或坐位,屈肘90°,治疗师一手固定腕部,另一手握住掌骨,被动做掌屈动作(图1-2-9)。

2)腕背伸

患者取仰卧位或坐位,屈肘90°,治疗师一手固定腕部,另一手握住掌骨,被动做背伸动作(图1-2-10)。

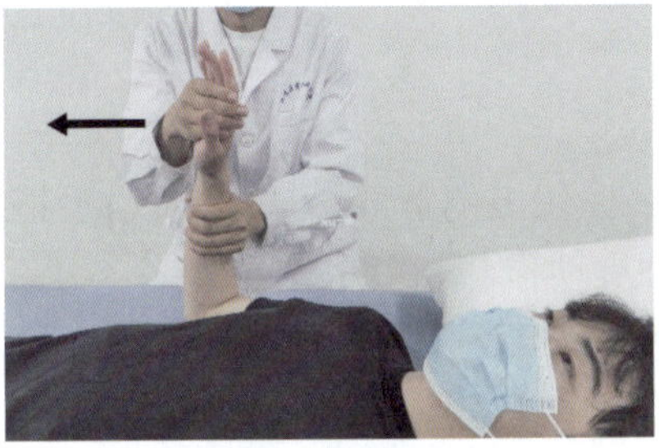

图1-2-9　腕掌屈

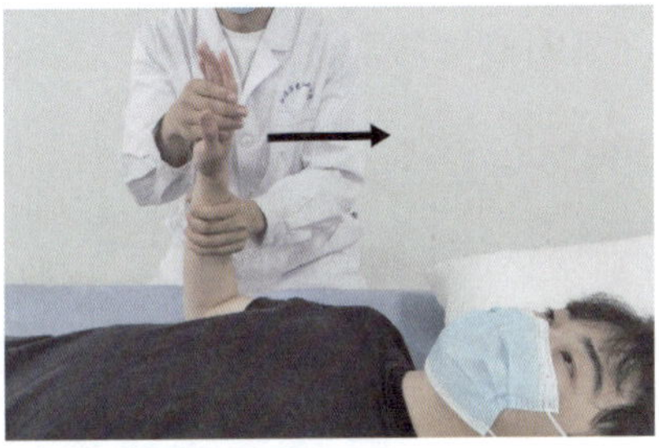

图1-2-10　腕背伸

3)尺偏/桡偏

患者取仰卧位或坐位,将前臂手放置在治疗台上,掌心向上,治疗师一手固定腕部,另一手握住掌骨,被动做尺偏/桡偏动作(图1-2-11)。

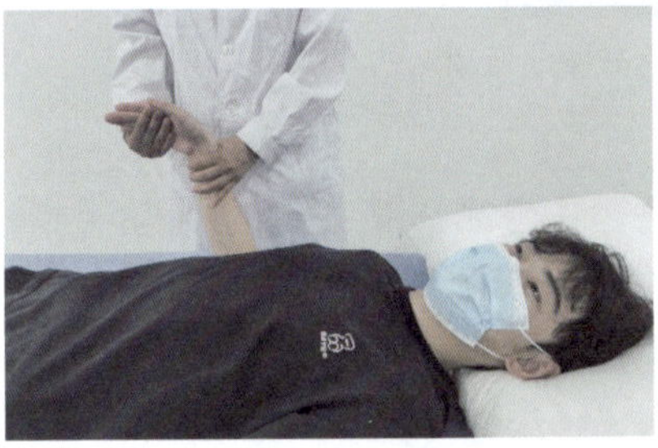

(a)腕关节尺偏

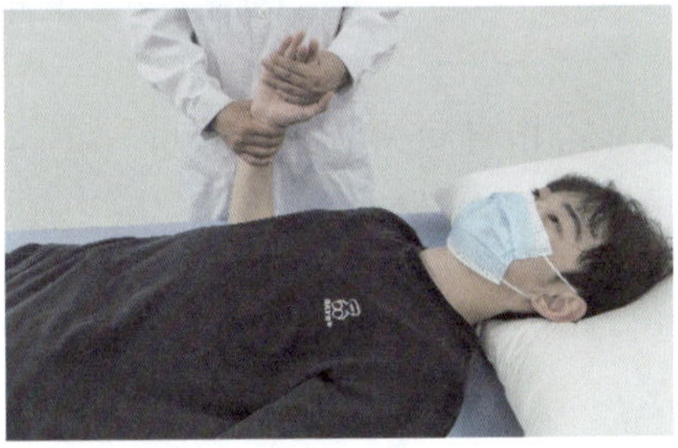

(b)腕关节桡偏

图1-2-11　腕关节尺偏/桡偏

(3)自主训练

学生两两分组,交替扮演患者和治疗师,完成腕部关节活动范围训练,并将训练情况记录在表1-2-3中。

表1-2-3　腕部关节活动范围自主训练情况记录表

训练项目	患者体位	训练要点	患者反应	备注
1.腕掌屈				
2.腕背伸				
3.尺偏/桡偏				

手部解剖

(四)上肢手部关节活动范围训练

技能操作

(1)主动活动

患者结合日常生活,进行掌指关节的屈曲、伸展、内收、外展活动,及指骨间关节的屈曲、伸展活动。例如,握拳是手指弯曲,放开是手指伸直;也可以五指伸直,向手腕外侧打开后再夹紧。

(2)被动活动

1)掌指关节被动活动

患者取仰卧位或坐位,治疗师一手握住患侧掌部,另一手活动手指,分别做掌指关节的屈曲、伸展、内收、外展动作(图1-2-12)。

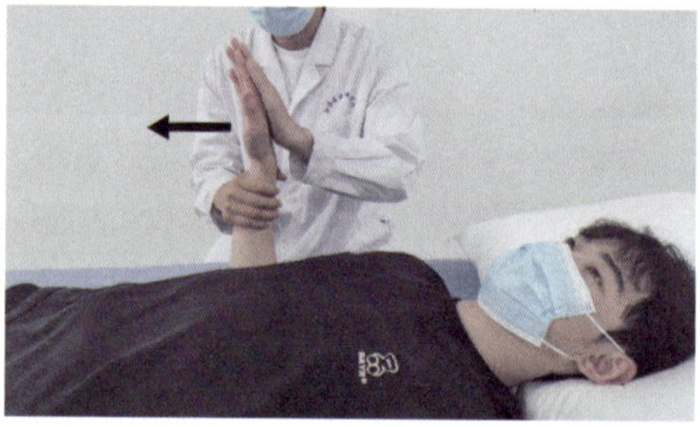

图1-2-12　掌指关节被动活动

2)指骨间关节被动活动

患者取仰卧位或坐位,治疗师一手握住患侧掌部,另一手活动手指,分别做近侧和远侧指骨间关节屈曲、伸展动作(图1-2-13)。

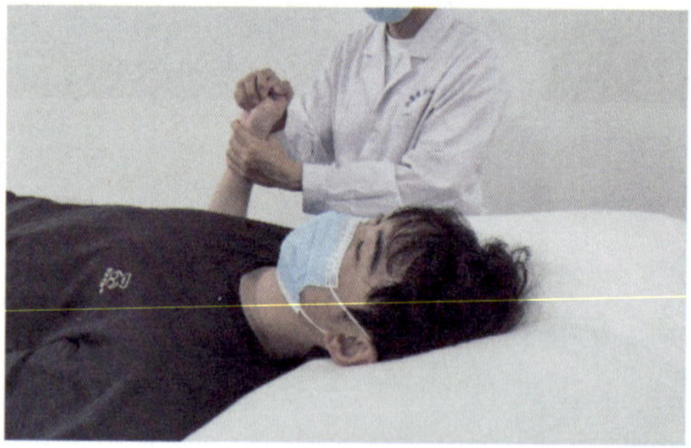

图1-2-13　指骨间关节被动活动

(3)自主训练

学生两两分组,交替扮演患者和治疗师,完成手部关节活动范围训练,并将训练情况记录在表1-2-4中。

表1-2-4　手部关节活动范围自主训练情况记录表

训练项目	患者体位	训练要点	患者反应	备注
1.掌指关节被动活动				
2.指骨间关节被动活动				

（五）下肢髋关节活动范围训练

髋关节解剖

技能操作

(1) 主动活动

患者可以结合日常生活训练前屈/后伸、内收/外展、内旋/外旋三种基本动作。训练时，动作要平稳，并且每个关节必须达到关节可动的全范围。

(2) 被动活动

1）髋关节屈曲

患者取仰卧位，治疗师立于患侧，一手托住患者小腿近膝关节处，另一手托住足跟，双手将患侧大腿沿矢状面向上弯曲，使大腿前部尽量接近患者腹部（图 1-2-14）。髋关节完全屈曲需要屈曲膝关节以释放腘绳肌。

2）髋关节后伸

患者取俯卧位，治疗师立于患侧，一手抓握患侧踝关节上方，另一手从下方抓住患者膝关节前部，并用前臂托住患侧小腿和膝关节部位，用力向上抬，被动伸展髋部（图 1-2-15）。

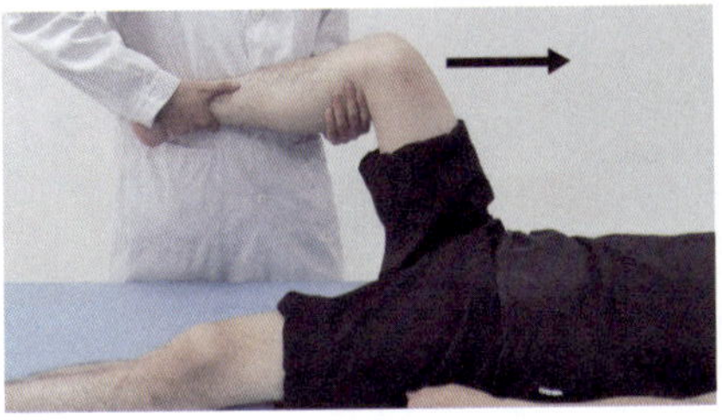

图 1-2-14　髋关节屈曲

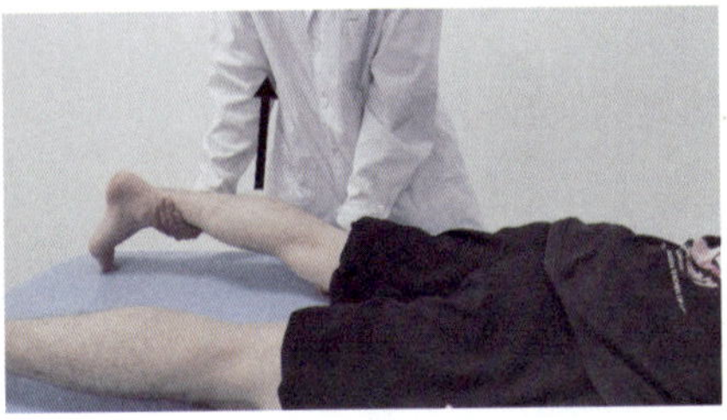

图 1-2-15　髋关节后伸

3）髋关节外展/内收

患者取仰卧位或侧卧位，治疗师一手固定膝关节，另一手握住足跟，水平向外移动下肢，完成髋外展；水平向内跨过正中矢状面做髋内收。训练时要注意避免骨盆代偿移动（图 1-2-16）。

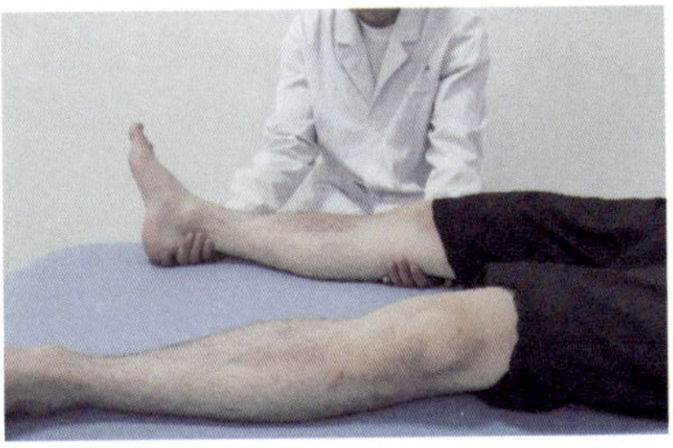

（a）髋关节外展

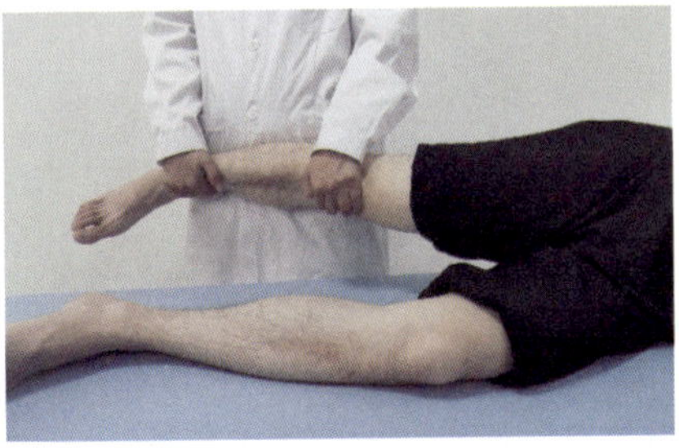

（b）髋关节内收

图 1-2-16　髋关节外展/内收

4）髋关节内旋/外旋

患者取仰卧位，屈髋、屈膝 90°，治疗师一手固定大腿，另一手握住足跟，以股骨为轴心，向内、外侧转动小腿，完成髋关节的内旋、外旋（图 1-2-17）。

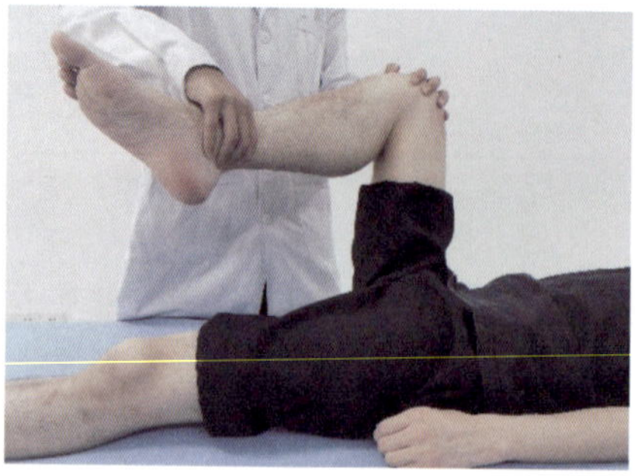

(a)髋关节内旋

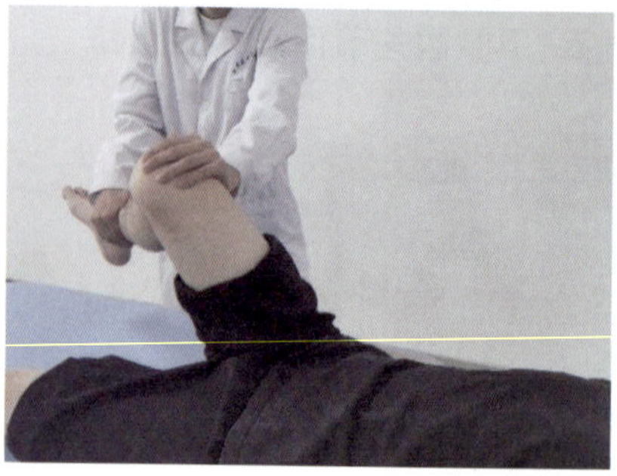

(b)髋关节外旋

图1-2-17 髋关节内旋/外旋

(3)自主训练

学生两两分组，交替扮演患者和治疗师，完成髋部关节活动范围训练，并将训练情况记录在表1-2-5中。

表1-2-5 髋部关节活动范围自主训练情况记录表

训练项目	患者体位	训练要点	患者反应	备注
1.髋关节屈曲				
2.髋关节后伸				
3.髋关节外展/内收				
4.髋关节内旋/外旋				

(六)下肢膝部关节活动范围训练

膝部关节解剖

技能操作

(1)主动活动

患者取坐位或卧位主动进行膝关节屈伸活动，须达到关节可动的全范围。

(2)被动活动

活动方法同髋关节屈伸活动。

(3)自主训练

学生两两分组，交替扮演患者和治疗师，完成膝部关节活动范围训练，并将训练情况记录在表1-2-6中。

表1-2-6 膝部关节活动范围自主训练情况记录表

训练项目	患者体位	训练要点	患者反应	备注
膝部关节被动屈伸训练				

(七)下肢踝、足部关节活动范围训练

技能操作

(1)主动活动

1)踝背屈/跖屈

可借助踝关节屈伸训练器完成。患者取坐位,双足置于训练器上并固定足前部,双手抓住助力杆做前后摆动。

2)踝内翻/外翻

可借助踝关节内外翻训练器完成。患者取坐位,双足置于训练器上并固定足前部,双手抓住助力杆做内外翻摆动。

(2)被动活动

1)踝背屈/跖屈

患者取仰卧位,踝中立位,治疗师一手固定小腿远端,另一手握住足跟,足底接触前臂掌侧,将足跟向远端牵引,同时前臂将足底向头侧活动[图1-2-18(a)],踝跖屈[图1-2-18(b)]反之。

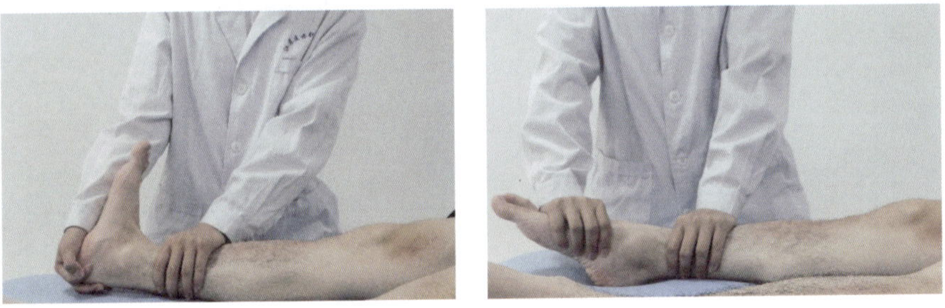

(a)踝背屈　(b)踝跖屈

图1-2-18　踝背屈/跖屈

2)踝内翻/外翻

患者取仰卧位,踝中立位,治疗师一手固定小腿远端,另一手握住足底,被动将足向内侧转动(内翻)[图1-2-19(a)],踝外翻[图1-2-19(b)]反之。

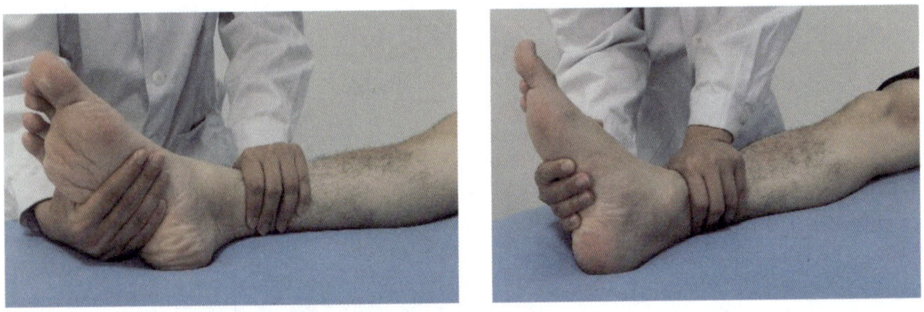

(a)踝内翻　(b)踝外翻

图1-2-19　踝内翻/外翻

踝、足部关节解剖

3)跗跖关节旋转

患者取仰卧位,下肢伸展。治疗师一手固定距骨和跟骨,另一手握住足舟骨和骰骨,轻柔地进行旋转活动。

4)趾间关节和跖趾关节的屈伸和外展、内收

患者取仰卧位,下肢伸展。治疗师用手先固定拟活动的近端关节,再活动远端关节,依次活动到每一个关节。

(3)自主训练

学生两两分组,交替扮演患者和治疗师,完成踝、足部关节活动范围训练,并将训练情况记录在表1-2-7中。

表1-2-7 踝、足部关节活动范围自主训练情况记录表

训练项目	患者体位	训练要点	患者反应	备注
1.踝背屈/跖屈				
2.踝内翻/外翻				
3.跗跖关节旋转				
4.趾间关节和跖趾关节的屈伸和外展、内收				

检查评估

(1)评估准备

在操作前,需要与患者及陪护人员充分沟通,询问病史及相关辅助检查结果,充分了解患者的康复期望,正确评估患者现有关节活动度等功能情况,结合患者具体情况,确定训练方案。在进行四肢关节活动范围训练前,需要准备相关设备,见表1-2-8。

表1-2-8 四肢关节活动范围训练常用设备

序号	设备名称	备注
1	肋木/肩梯组合	靠墙安装,多为木制
2	体操棒、体操球	
3	PT床/凳	
4	多体位治疗床	
5	悬吊装置、滑轮	
6	肩关节训练器、肘关节训练器、腕关节训练器	

续表

序号	设备名称	备注
7	髋关节训练器、膝关节训练器、踝关节训练器	
8	上肢CPM、下肢CPM	持续性被动运动训练器
9	关节活动度测量仪器	

(2)实施评估

对本任务的学习情况进行检查,并将相关内容填写在表1-2-9中。

表1-2-9　四肢关节活动范围训练检查表

检查项目	操作是否合格	结果点评
1.肩部关节被动活动技术		
肩前屈	是□ 否□	
肩后伸	是□ 否□	
肩外展	是□ 否□	
肩水平外展/内收	是□ 否□	
肩内旋/外旋	是□ 否□	
肩胛骨	是□ 否□	
2.肘部关节被动活动技术		
肘关节屈伸	是□ 否□	
前臂旋前/旋后	是□ 否□	
3.腕部关节被动活动技术		
腕掌屈	是□ 否□	
腕背伸	是□ 否□	
尺偏/桡偏	是□ 否□	
4.手部关节被动活动技术		
掌指关节被动活动	是□ 否□	
指骨间关节被动活动	是□ 否□	
5.髋关节被动活动技术		
髋关节屈曲	是□ 否□	

续表

检查项目	操作是否合格	结果点评
髋关节后伸	是□ 否□	
髋关节外展/内收	是□ 否□	
髋关节内旋/外旋	是□ 否□	
6.膝部关节被动活动技术		
膝部关节被动屈伸训练	是□ 否□	
7.踝、足部关节被动活动技术		
踝背屈/跖屈	是□ 否□	
踝内翻/外翻	是□ 否□	
跗跖关节旋转	是□ 否□	
趾间关节和跖趾关节的屈伸和外展、内收	是□ 否□	

结果点评时要结合:①选用合理治疗设备;②治疗操作规范;③治疗成效;④患者满意度。

任务小结

- 四肢关节活动范围训练
  - 上肢关节活动范围训练
    - 肩部关节活动范围训练
      - 主动活动
      - 被动活动
        - 肩前屈
        - 肩后伸
        - 肩外展
        - 肩水平外展/内收
        - 肩内旋/外旋
        - 肩胛骨
    - 肘部关节活动范围训练
      - 主动活动
      - 被动活动
        - 肘关节屈伸
        - 前臂旋前/旋后
    - 腕部关节活动范围训练
      - 主动活动
      - 被动活动
        - 腕掌屈
        - 腕背伸
        - 尺偏/桡偏
    - 手部关节活动范围训练
      - 主动活动
      - 被动活动
        - 掌指关节被动活动
        - 指骨间关节被动活动
  - 下肢关节活动范围训练
    - 髋关节活动范围训练
      - 主动活动
      - 被动活动
        - 髋关节屈曲
        - 髋关节后伸
        - 髋关节外展/内收
        - 髋关节内旋/外旋
    - 膝部关节活动范围训练
      - 主动活动
      - 被动活动
    - 踝、足部关节活动范围训练
      - 主动活动
        - 踝背屈/跖屈
        - 踝内翻/外翻
      - 被动活动
        - 踝背屈/跖屈
        - 踝内翻/外翻
        - 跗跖关节旋转
        - 趾间关节和跖趾关节的屈伸和外展、内收

情境二
关节松动训练

情境介绍

关节松动技术是现代康复治疗技术中的基本技能之一，是治疗师在患者关节活动允许范围内完成的一种手法操作技术，临床上用来治疗关节因力学因素引发的功能障碍，如疼痛、活动受限或僵硬等，具有针对性强、见效快、患者痛苦小、容易接受等特点。

关节松动训练项目包括脊柱关节松动训练和四肢关节松动训练两项任务。脊柱关节松动训练包括脊柱关节的解剖、脊柱关节松动训练的技术要点等知识；四肢关节松动训练包括四肢关节的解剖、四肢关节松动的基础理论、四肢关节松动训练的技术要点等知识。

情境目标

- 能针对患者上肢关节、下肢关节的功能障碍情况，选用合适类型、强度的松动技术，完成上肢关节、下肢关节的关节松动训练。
- 能针对患者躯干受限的具体情况，合理选用滑动、牵伸、摆动等松动技术，完成躯干的关节松动训练。
- 在治疗前能与患者进行良好的有效沟通，治疗后及时询问患者反应，并根据不同情况调整治疗处方。

任务一 脊柱关节松动训练

任务二 四肢关节松动训练

教学资源

微课 关节松动技术的适应证与禁忌证

任务一 脊柱关节松动训练

任务导入

场景：某康复医院运动治疗室

人物：患者薛某、治疗师小韩

情节：患者薛某，男，76岁，半个月前无明显诱因出现左下肢麻木，伴左下肢和腰臀部酸痛，下肢无红肿，无间歇性跛行，来院就诊。

查体：一般情况尚可，意识清醒，生命体征平稳，L4/L5椎体及两侧椎旁有压痛，左侧臀部及下肢有放射性麻木，直腿抬高试验阳性，腰椎前屈为0°~20°、后伸为0°、左右侧屈/旋转均为0°~25°。CT结果显示L4/L5左侧椎间盘突出。假如你是治疗师小韩，针对腰椎疼痛伴单侧下肢麻木的情况，该如何处理？

任务目标

- 能针对患者躯干受限的具体情况，合理选用脊柱关节松动方法。
- 能按照康复治疗技术操作规范，帮助患者完成脊柱关节松动训练。
- 治疗前能进行合理的有效沟通，治疗后根据患者反应及时调整治疗手法等级。

关节松动训练的基础理论

任务实施

（一）颈椎关节松动训练

技能操作

（1）颈椎分离牵引

治疗作用：松动颈椎，缓解疼痛。

患者体位：仰卧，头部伸出治疗床外，尽可能放松。

治疗师体位：位于床头，以双手支撑患者头部。手部的位置可根据患者头部位置进行调整。

操作方法：一手置于前额，另一手置于枕骨下方；手指置于欲移动椎体上方的棘突，这样可针对手指放置下方的椎体提供特定的牵引。可利用皮带围绕于治疗师的髋关节来强化手指力量，并且可降低牵引难度。

松动手法：双手固定。躯干后倾，利用躯体重力将头部向后持续牵引。上段颈椎病变，在颈部中立位时牵引；中、下段颈椎病变，在头前屈10°~15°位置牵引（图2-1-1）。

（2）颈椎垂直按压棘突

治疗作用：改善颈椎屈伸活动度。

患者体位：去枕俯卧，双手放于体侧，颈部中立位。

治疗师体位：位于床头，双拇指并置于同一椎体的棘突上，其余四指分别放在颈椎两侧。

松动手法：双手固定，身体前倾，经由大拇指施加力量，将棘突向腹侧垂直推动，C2和C7的棘突在体表比较容易摸到，操作时可以C2或C7的棘突为标准，依次向下（从C2开始）或向上（从C7开始）移动（图2-1-2）。

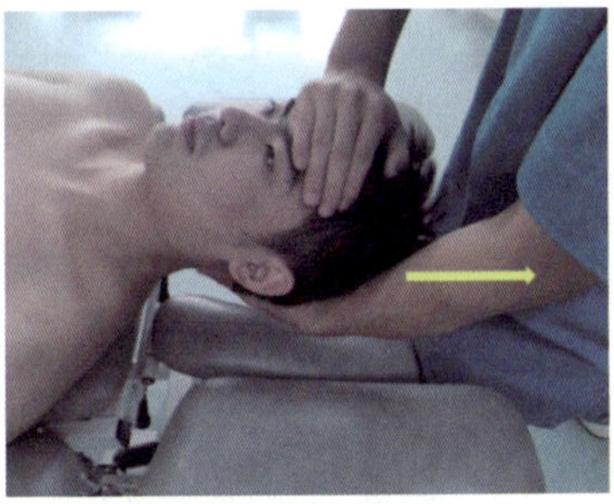

图2-1-1　颈椎分离牵引

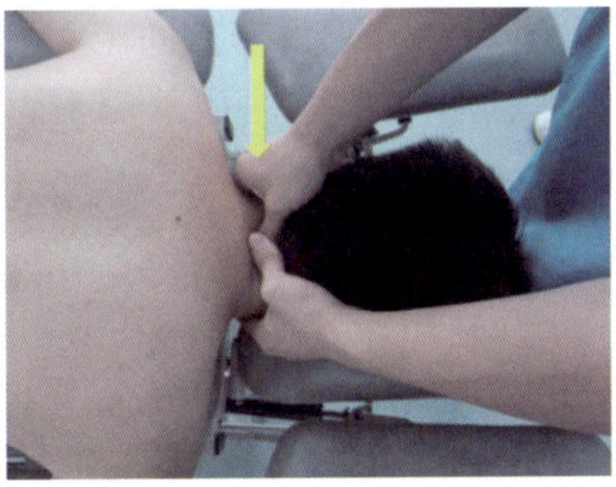

图2-1-2　颈椎垂直按压棘突

（3）颈椎垂直按压横突

治疗作用：增加颈椎旋转的活动范围。

患者体位：去枕俯卧，双手放于体侧，颈部中立位。

治疗师体位：面对患者头部站立，双手拇指指背相接触并置于同一椎体的一侧横突。

松动手法：内侧手拇指固定，外侧手借助上肢力量向腹侧垂直推动横突。如果疼痛明显，外侧手的拇指靠近横突尖，轻微的松动即可产生明显的力学效应；如果关节僵硬明显，外侧手的拇指靠近横突根部（图2-1-3）。

（4）颈椎侧方推棘突

治疗作用：可改善颈椎侧屈活动度。

患者体位：去枕俯卧，双手五指交叉，掌心向上托住前额，下颌稍内收，颈部中立位。

治疗师体位：面向患者位于患侧，双手拇指并置放在相邻棘突的一侧,指尖相对,其余四指分别放在颈后或枕后部。

松动手法:一手固定,另一手借助上肢力量将棘突向对侧推动(图2-1-4)。

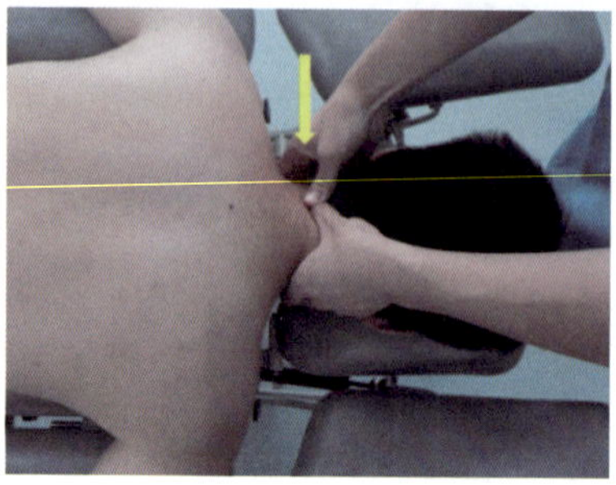

图2-1-3 颈椎垂直按压横突

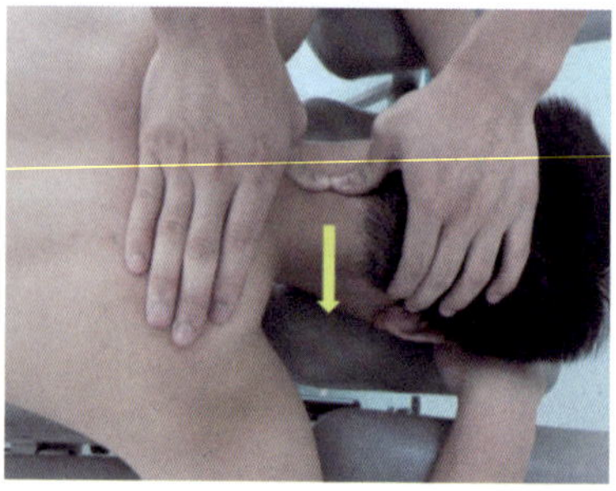

图2-1-4 颈椎侧方推棘突

(5)颈椎椎间关节后前向滑动

治疗作用:改善颈椎侧屈和旋转活动度。

患者体位:去枕俯卧,双手五指交叉,掌心向上托住前额,头部向患侧旋转约30°。

治疗师体位:面向患者头部站立,双手拇指放在横突与棘突之间,其余四指放在颈部前侧。

松动手法:双手拇指固定,身体前倾,双上肢用力同时向腹侧推动。如果症状偏向棘突,可以外侧手固定,内侧手稍偏向棘突用力;如果症状偏向横突,可以内侧手固定,外侧手稍偏向横突用力(图2-1-5)。

(6)颈椎屈伸摆动

治疗作用:改善颈椎屈伸活动度。

患者体位:去枕仰卧,头部伸出治疗床外。

治疗师体位:面对患者头部站立,双手托起枕部两侧,双手拇指放在两侧。

松动手法:双手固定,通过治疗师的双肩上举和下降使患者颈椎前屈、后伸(图2-1-6)。

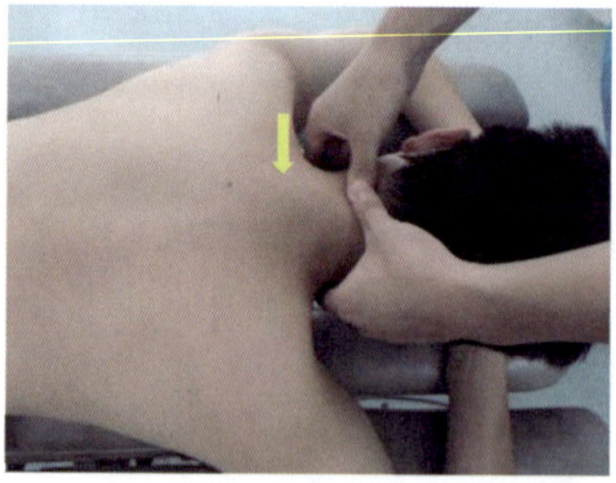

图2-1-5 颈椎椎间关节后前向滑动

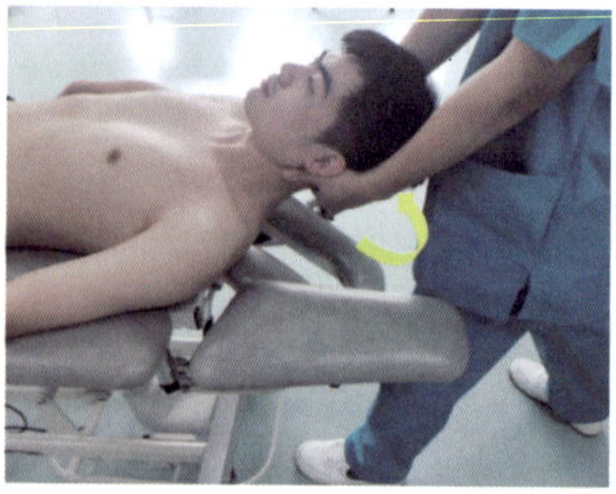

图2-1-6 颈椎屈伸摆动

(7)颈椎侧屈摆动

治疗作用:改善颈椎侧屈活动度。

患者体位:去枕仰卧,头部伸出治疗床外。

治疗师体位：面对患者头部站立。向右侧屈时，右手放在颈部右侧，示指和中指放在拟松动的相邻椎体横突上，左手托住下颌，前臂掌侧放在左侧面部托住头部。向左侧屈时，则相反。

松动手法：左手及前臂固定，上身左转，使颈椎向右侧屈。向左侧屈时，则相反（图2-1-7）。

(8)颈椎旋转摆动

治疗作用：改善颈椎旋转活动度。

患者体位：去枕仰卧，头部伸出治疗床外。

治疗师体位：面对患者头部站立。向左旋转时，左手托住下颌，右手放在枕骨部位。向右旋转时，则相反。

松动手法：双手固定，向左旋转时，左手向左，右手向右，同时用力使头部向左转动；向右旋转时，则相反（图2-1-8）。

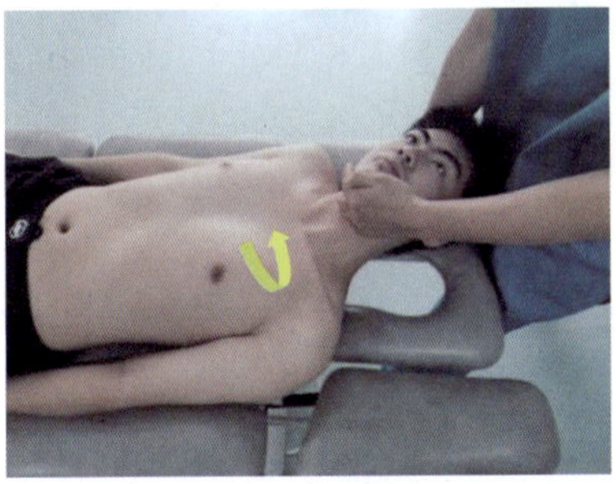

图2-1-7　颈椎侧屈摆动

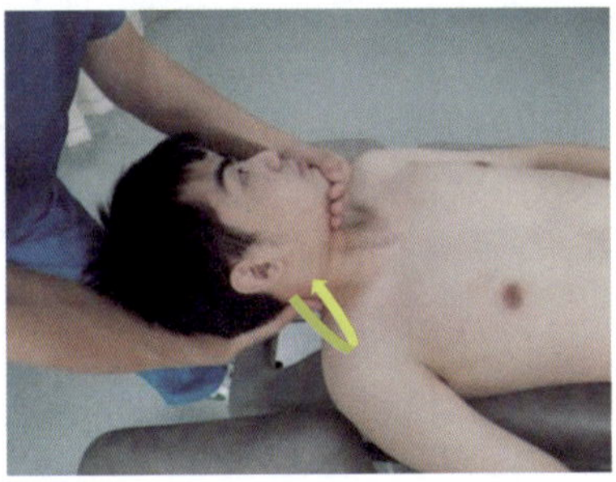

图2-1-8　颈椎旋转摆动

(9)自主训练

学生两两分组，交替扮演患者和治疗师，完成颈椎关节松动训练，并将训练情况记录在表2-1-1中。

表2-1-1　颈椎关节松动自主训练情况记录表

训练项目	患者体位	训练要点	患者反应	备注
1.颈椎分离牵引				
2.颈椎垂直按压棘突				
3.颈椎垂直按压横突				
4.颈椎侧方推棘突				
5.颈椎椎间关节后前向滑动				
6.颈椎屈伸摆动				
7.颈椎侧屈摆动				
8.颈椎旋转摆动				

温馨提示

○训练应尽可能在患者取舒适体位的情况下进行。治疗师应保持耐心、体贴的心态，要尊重患者、关爱伤残，做到态度和蔼、言语亲切，取得患者的配合。颈部训练时，切忌使用暴力，以免发生损伤。遇到感觉障碍患者，应谨慎处理。

胸椎解剖

(二)胸椎关节松动训练

技能操作

(1)胸椎垂直按压棘突

治疗作用:改善胸椎屈伸活动度,缓解疼痛。

患者体位:俯卧,上段胸椎(T1~T4)病变时,双手交叉,手掌置于前额;中、下段胸椎(T5~T8,T9~T12)病变时,头转向一侧,上肢放在体侧,胸部放松。

治疗师体位:上段胸椎病变时,面向患者头部站立;中、下段胸椎病变时,站在患者体侧。双手拇指放在胸椎棘突上,其余四指分开放在胸椎两侧。

松动手法:治疗师身体前倾,肘关节微屈。双手拇指指腹放在棘突上,拇指指间关节过伸、掌指关节微屈。作用于患者椎体上的压力来自治疗师自身的重力而不是仅用拇指挤压,使患者胸椎在垂直体表的方向上产生节律性振动(图2-1-9)。

(2)胸椎侧方推棘突

治疗作用:改善胸椎旋转活动度。

患者体位:俯卧,上肢放于体侧或外展90° ,屈肘,前臂垂于治疗床两侧。

治疗师体位:面对患者站在患侧,双手拇指分别放在相邻的棘突侧方,或双手拇指重叠放在拟松动棘突的侧方,其余四指分开放在胸背部。

松动手法:拇指固定,借助上身稍前倾的作用力,将棘突向对侧推动(图2-1-10)。

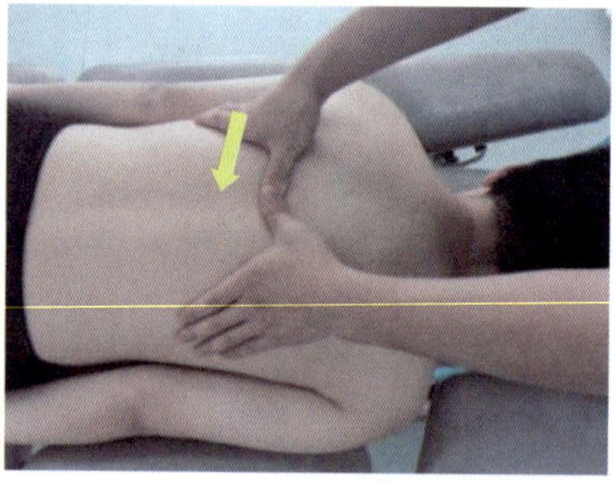

图2-1-9 胸椎垂直按压棘突

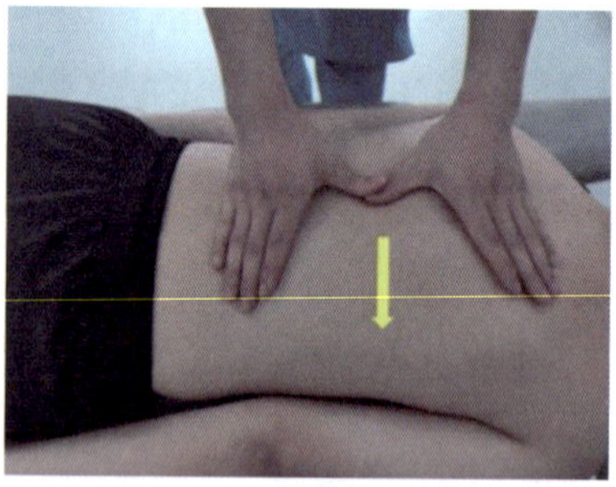

图2-1-10 胸椎侧方推棘突

(3)胸椎垂直按压横突

治疗作用:改善胸椎侧屈及旋转活动度。

患者体位:同侧方推棘突的体位。

治疗师体位:面对患者站在患侧,双手拇指放在拟松动胸椎的一侧横突上,指尖相对或重叠。

松动手法:双手固定,借助上身前倾的作用力,将横突垂直向腹侧按压(图2-1-11)。

(4)胸椎旋转摆动

治疗作用:改善胸椎旋转活动度。

患者体位:坐位,双上肢胸前交叉,双手分别放在对侧肩部。

治疗师体位:站在患者左侧。向右旋转时,左手放在患者右肩部侧面,右手放在患者右侧肩背部。向左旋转时,治疗师站位相反。

松动手法:双手固定。向右旋转时,双上肢同时用力,使胸椎随身体上部向右转动。向左旋转时,则相反(图2-1-12)。

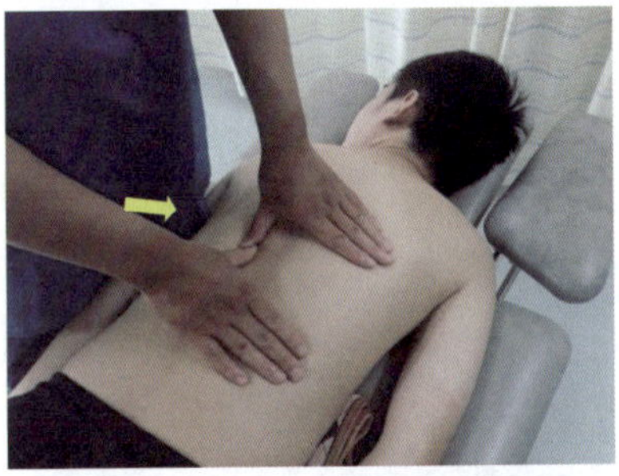

图2-1-11　胸椎垂直按压横突

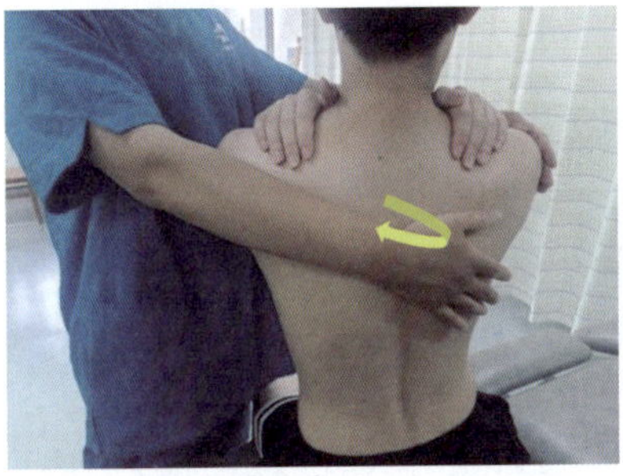

图2-1-12　胸椎旋转摆动

(5)自主训练

学生两两分组,交替扮演患者和治疗师,完成胸椎关节松动训练,并将训练情况记录在表2-1-2中。

表2-1-2　胸椎关节松动自主训练情况记录表

训练项目	患者体位	训练要点	患者反应	备注
1.胸椎垂直按压棘突				
2.胸椎侧方推棘突				
3.胸椎垂直按压横突				
4.胸椎旋转摆动				

(三)腰椎关节松动训练

技能操作

(1)腰椎垂直按压棘突

治疗作用:增加腰椎屈伸活动范围。

患者体位:俯卧,可在腹部底下放置枕头,以提供正中的腰椎曲线,上肢放置于体侧或垂于床沿。

治疗师体位:将豆状骨(小鱼际肌)置于需要松动的棘突上,手部其余部分放松置于患者背部。

松动手法:以小鱼际肌向前推动,施力方向为垂直向下、无夹角(图2-1-13)。

温馨提示

○胸椎关节松动应尽可能在患者、治疗师取舒适体位的情况下进行。治疗师应保持耐心、体贴的心态,要尊重患者、关爱伤残,做到态度和蔼、言语亲切,取得患者的配合。操作时,胸椎节段定位须精准,多询问患者感受,消除患者的恐惧,切忌使用暴力,以免发生损伤。遇到感觉障碍患者,应谨慎处理。

腰椎解剖

(2)腰椎垂直按压横突

治疗作用:增加腰椎旋转活动范围。

患者体位:俯卧,可在腹部底下放置枕头,以提供正中的腰椎曲线,上肢放置于体侧或垂于床沿。

治疗师体位:将豆状骨(小鱼际肌)置于要诱发动作相反方向一侧的横突处(如诱发左侧,则小鱼际肌置于右侧横突处),手部其余部分放松置于患者背部。

松动手法:以小鱼际肌向前侧、内侧方向推动(图2-1-14)。

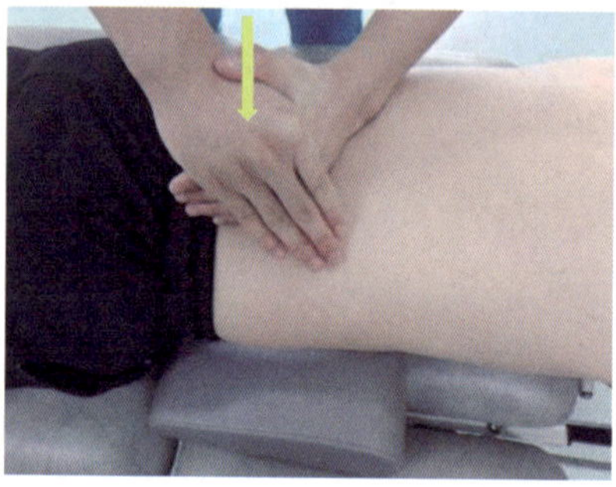

图2-1-13　腰椎垂直按压棘突

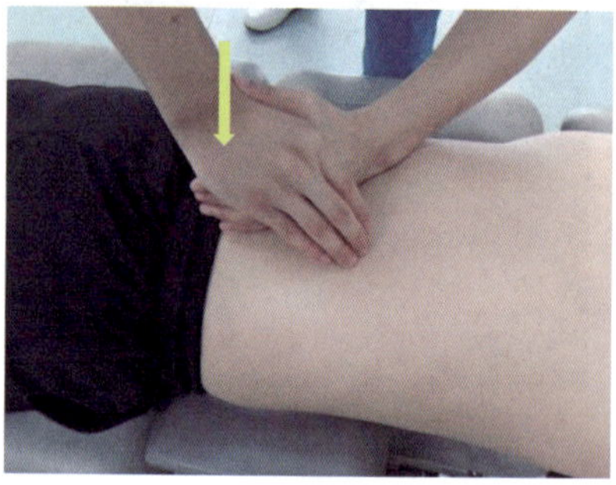

图2-1-14　腰椎垂直按压横突

(3)腰椎侧方推棘突

治疗作用:增加腰椎旋转活动范围。

患者体位:俯卧,可在腹部底下放置枕头,以提供正中的腰椎曲线,上肢放置于体侧或垂于床沿。

治疗师体位:面向患者站立,双手拇指置于需要松动的腰椎侧棘突位置,手部其余部分放松。

松动手法:双手固定,利用上肢力量将棘突推向对侧(图2-1-15)。

(4)腰椎旋转

治疗作用:增加腰椎旋转活动范围。

患者体位:健侧卧位,尽可能接近床沿,屈髋、屈膝。上段腰椎屈髋角度偏小;下段腰椎屈髋角度偏大。

治疗师体位:面向患者站立,上方肘部放于患者肩前,下方肘部置于髂嵴,手指放于需要松动的关节处棘突。

松动手法:治疗师上方前臂朝向床面,施加向下旋转的力,下方肘部施加反方向的力(肩向后,髂嵴向前),手指置于需要松动的棘突处固定(图2-1-16)。

温馨提示

○腰椎关节松动应尽可能在患者、治疗师取舒适体位的情况下进行。治疗师体位须便于发力。操作时,腰椎节段定位须精准,多询问患者感受,消除患者的恐惧,切忌使用暴力,以免发生损伤。遇到感觉障碍患者,应谨慎处理。

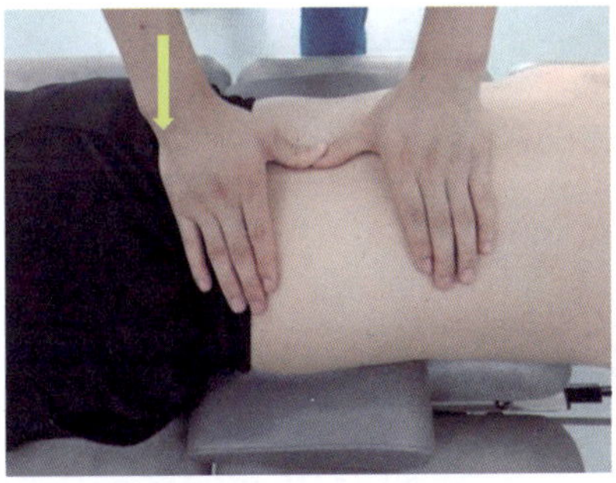

图2-1-15　腰椎侧方推棘突

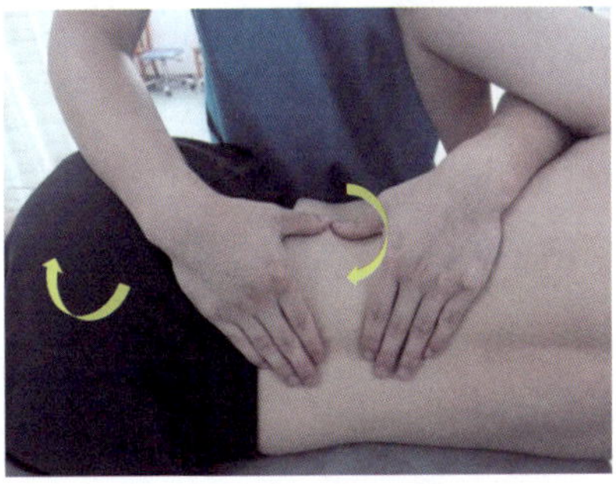

图2-1-16　腰椎旋转

(5)自主训练

学生两两分组，交替扮演患者和治疗师，完成腰椎关节松动训练，并将训练情况记录在表2-1-3中。

表2-1-3　腰椎关节松动自主训练情况记录表

训练项目	患者体位	训练要点	患者反应	备注
1.腰椎垂直按压棘突				
2.腰椎垂直按压横突				
3.腰椎侧方推棘突				
4.腰椎旋转				

(四)骨盆关节松动训练

技能操作

(1)骨盆屈曲

治疗作用：增加腰骶关节屈曲活动范围。

患者体位：俯卧，可在腹部底下放置枕头，以提供正中的腰椎曲线，上肢放置于体侧或垂于床沿。

治疗师体位：将豆状骨(小鱼际肌)置于骶髂关节(S1)区域，手部其余部分放松置于患者背部。

松动手法：以小鱼际肌向前下方(足侧)推动(图2-1-17)。

(2)骨盆后伸

治疗作用：增加腰骶关节后伸活动范围。

患者体位：俯卧，可在腹部底下放置枕头，以提供正中的腰椎曲线，上肢放置于体侧或垂于床沿。

治疗师体位：将豆状骨(小鱼际肌)置于骶髂关节(S5)区域，手部其余部分放松置于患者背部。

松动手法：以小鱼际肌向前上方(头侧)推动(图2-1-18)。

骨盆解剖

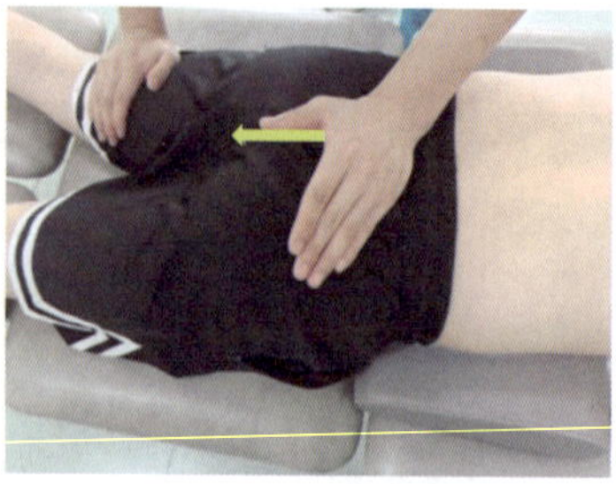

图2-1-17 骨盆屈曲

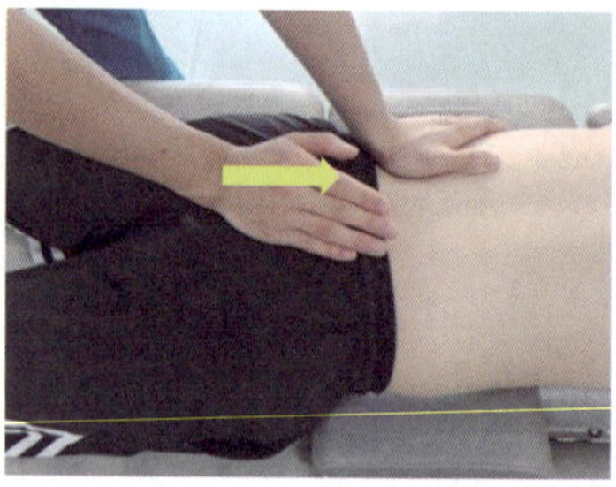

图2-1-18 骨盆后伸

(3)骨盆分离

治疗作用:增加耻骨联合活动范围。

患者体位:仰卧,髋关节外旋。

治疗师体位:双手交叉置于两侧髂前上棘处,双手固定。

松动手法:双上肢同时向外、向下施力,分离骨盆(图2-1-19)。

(4)骨盆向头侧滑动

治疗作用:增加骨盆前后活动范围。

患者体位:仰卧。

治疗师体位:双手交叉置于需要松动的侧髂前上棘下方。

松动手法:上身前倾,利用上肢力量将骨盆向头侧并稍向后推动(图2-1-20)。

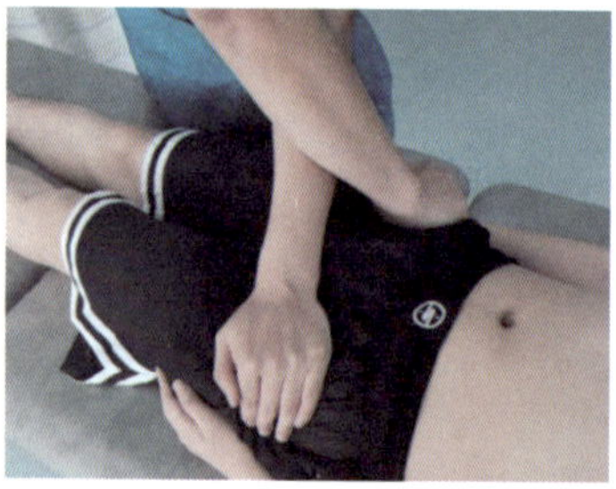

图2-1-19 骨盆分离

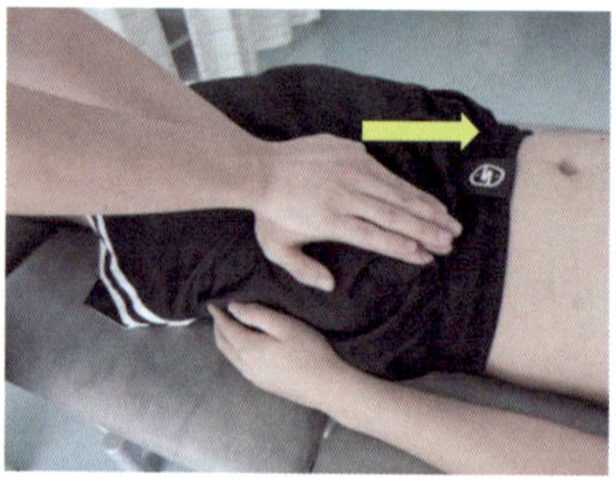

图2-1-20 骨盆向头侧滑动

(5)骨盆向足侧滑动

治疗作用:增加骨盆前后活动范围。

患者体位:仰卧。

治疗师体位:双手交叉置于需要松动的侧髂前上棘下方。

松动手法:上身前倾,利用上肢力量将骨盆向足侧并稍向前推动(图2-1-21)。

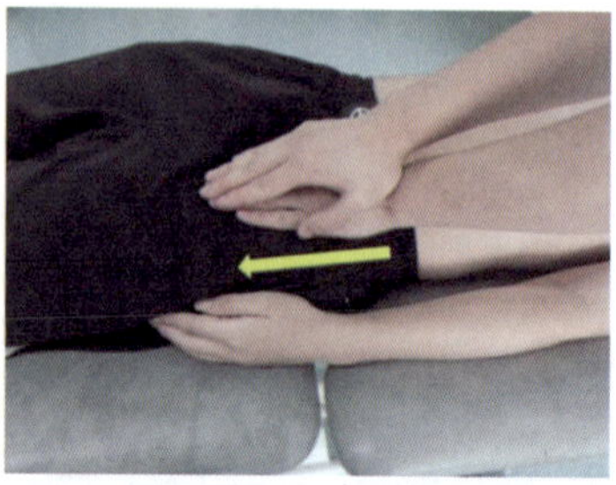

图2-1-21 骨盆向足侧滑动

温馨提示

○骨盆关节松动应尽可能在患者、治疗师取舒适体位的情况下进行。治疗师体位须便于发力。操作时,多询问患者感受,切忌使用暴力,以免发生损伤。遇到感觉障碍患者,应谨慎处理。

(6)自主训练

学生两两分组,交替扮演患者和治疗师,完成骨盆关节松动训练,并将训练情况记录在表2-1-4中。

表2-1-4　骨盆关节松动自主训练情况记录表

训练项目	患者体位	训练要点	患者反应	备注
1.骨盆屈曲				
2.骨盆后伸				
3.骨盆分离				
4.骨盆向头侧滑动				
5.骨盆向足侧滑动				

检查评估

(1)评估准备

在操作前,需要与患者及陪护人员充分沟通,询问病史及相关辅助检查结果,充分了解患者的康复期望,正确评估患者现有关节活动度等功能情况,结合患者具体情况,确定训练方案。在进行脊柱关节松动训练前,需要准备相关设备,见表2-1-5。

表2-1-5　脊柱关节松动训练常用设备

序号	设备名称	备注
1	PT床/凳	
2	多体位治疗床	
3	关节松动带	
4	毛巾	

(2)实施评估

对本任务的学习情况进行检查,并将相关内容填写在表2-1-6中。

表2-1-6　脊柱关节松动训练检查表

检查项目	操作是否合格	结果点评
1.颈椎关节松动技术		
颈椎分离牵引	是□　否□	
颈椎垂直按压棘突	是□　否□	

续表

检查项目	操作是否合格	结果点评
颈椎垂直按压横突	是□ 否□	
颈椎侧方推棘突	是□ 否□	
颈椎椎间关节后前向滑动	是□ 否□	
颈椎屈伸摆动	是□ 否□	
颈椎侧屈摆动	是□ 否□	
颈椎旋转摆动	是□ 否□	
2.胸椎关节松动技术		
胸椎垂直按压棘突	是□ 否□	
胸椎侧方推棘突	是□ 否□	
胸椎垂直按压横突	是□ 否□	
胸椎旋转摆动	是□ 否□	
3.腰椎关节松动技术		
腰椎垂直按压棘突	是□ 否□	
腰椎垂直按压横突	是□ 否□	
腰椎侧方推棘突	是□ 否□	
腰椎旋转	是□ 否□	
4.骨盆关节松动技术		
骨盆屈曲	是□ 否□	
骨盆后伸	是□ 否□	
骨盆分离	是□ 否□	
骨盆向头侧滑动	是□ 否□	
骨盆向足侧滑动	是□ 否□	

结果点评时要结合:①选用合理治疗设备;②治疗操作规范;③治疗成效;④患者满意度。

任务小结

- 脊柱关节松动训练
  - 颈椎关节松动训练
    - 分离牵引
    - 垂直按压棘突
    - 垂直按压横突
    - 侧方推棘突
    - 椎间关节后前向滑动
    - 屈伸摆动
    - 侧屈摆动
    - 旋转摆动
  - 胸椎关节松动训练
    - 垂直按压棘突
    - 侧方推棘突
    - 垂直按压横突
    - 旋转摆动
  - 腰椎关节松动训练
    - 垂直按压棘突
    - 垂直按压横突
    - 侧方推棘突
    - 旋转
  - 骨盆关节松动训练
    - 屈曲
    - 后伸
    - 分离
    - 向头侧滑动
    - 向足侧滑动

教学资源

微课 四肢关节的附属运动

任务二 四肢关节松动训练

任务导入

场景：某康复医院运动治疗室

人物：患者周某、治疗师小杨

情节：患者周某，女，47岁，2个月前家务劳动后出现左肩关节酸痛，呈持续性，夜间加重，伴左肩关节活动受限，左肩关节前屈为0°~120°、外展为0°~110°，不能完成内旋或外旋动作，不能完成系围裙和左手梳头动作，来院就诊。

查体：一般情况尚可，意识清醒，生命体征平稳，双肩关节对称，左肩关节无红肿，皮肤颜色无明显改变，局部肌肉无明显萎缩。左肩关节后部及外侧压痛明显，伴关节活动受限，臂丛牵拉试验阴性。假如你是治疗师小杨，针对左肩关节疼痛伴活动受限的情况，该如何处理？

任务目标

- 能针对患者四肢活动受限的具体情况，合理选用关节松动技术操作手法。
- 能按照康复治疗技术操作规范，指导并协助患者完成四肢关节松动训练。
- 治疗前能进行合理的有效沟通，治疗后根据患者反应及时调整治疗手法等级。

任务实施

(一)上肢及肩部关节松动训练

技能操作

(1)盂肱关节

休息位:肩关节外展55°,水平内收30°,前臂放在相对水平面上。

固定:以皮带或助手协助固定肩胛骨。

治疗平面:位于关节窝,并随着肩胛骨旋转而移动。

1)分离牵引

治疗作用:治疗起始,使用第Ⅱ级牵张;放松关节囊,减缓疼痛,使用第Ⅰ或Ⅱ级牵张;一般活动可持续第Ⅲ级牵张。

患者体位:仰卧,上肢休息位,前臂置于治疗师的躯干和肘关节之间。

治疗师体位:站在患侧,面向患者患肢,外侧手抓住肱骨远端,内侧手置于腋窝下肱骨头内侧,拇指在前,其余四指位于后侧。

松动手法:内侧手持续向外侧手推肱骨,保持持续分离牵引约10 s,然后放松,重复3~5次(图2-2-1)。

2)长轴牵引

治疗作用:治疗起始,使用第Ⅱ级牵张;放松关节囊,减缓疼痛,使用第Ⅰ或Ⅱ级牵张;一般活动可持续第Ⅲ级牵张。

患者体位:仰卧,上肢稍外展。

治疗师体位:站在患侧,位于患者的躯干和外展上肢之间,外侧手握住肱骨远端,内侧手置于腋下,拇指在腋前。

松动手法:外侧手向足的方向持续牵拉肱骨约10 s,然后放松,重复3~5次(图2-2-2)。

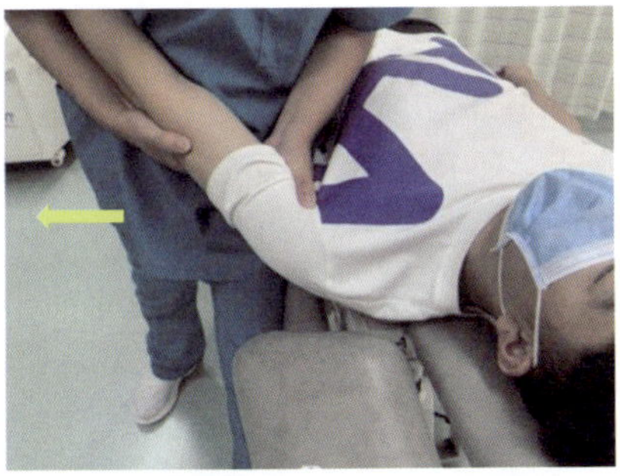

图2-2-1　盂肱关节分离牵引

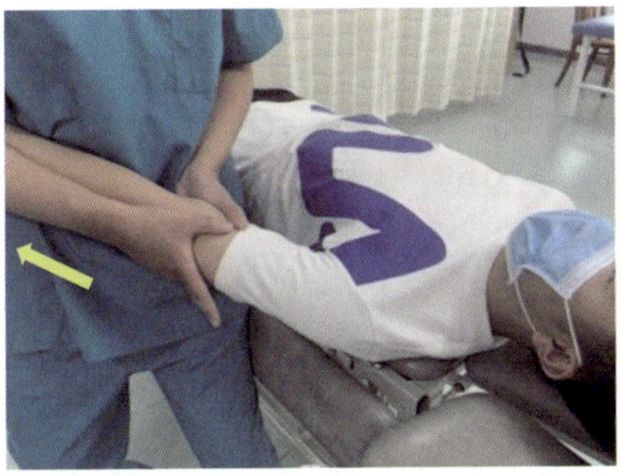

图2-2-2　盂肱关节长轴牵引

3)外展向足侧滑动

治疗作用:改善外展活动度,肱骨头上移时可完成复位。

患者体位:仰卧,上肢休息位,肘关节屈曲放松。

基础知识

上肢关节松动训练的基础理论

治疗师体位：一手置于患者腋下，提供第Ⅰ级牵张，另一手虎口置于肩峰远端抵住。

松动手法：置于上侧的手将肱骨往下方滑动。在肩前屈 90° 或外展 90° 时，向足侧滑动肱骨为进阶动作(图 2-2-3)。

4）前后向滑动

治疗作用：改善肩关节前屈和内旋活动度。

患者体位：仰卧，上肢休息位，肘关节屈曲放松。

治疗师体位：面对患者，站在患者上肢和躯干之间，以躯干支撑患侧上肢，下方手从内侧握住肱骨远端，提供第Ⅰ级牵张，上方手置于肱骨头，提供松动力量。

松动手法：下方手固定，上方手推动肱骨头向后侧滑动。肩关节外展 90° 时，推动肱骨头向后滑动为进阶动作，可改善肩关节水平内收活动度(图 2-2-4)。

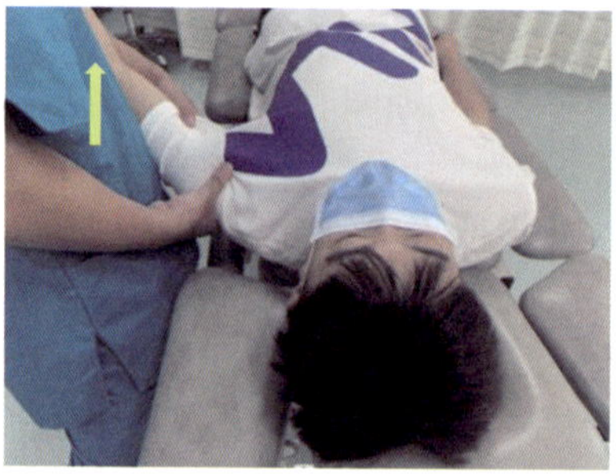

图 2-2-3　盂肱关节外展向足侧滑动

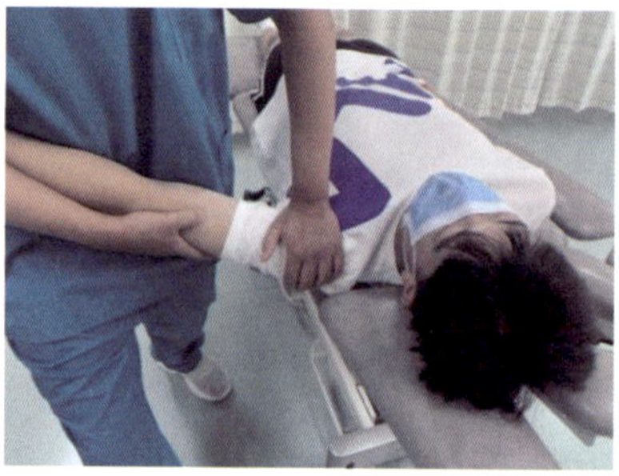

图 2-2-4　盂肱关节前后向滑动

5）后前向滑动

治疗作用：改善肩关节后伸和外旋活动度。

患者体位：俯卧，上肢自然放松，垂放于治疗床沿，以治疗师大腿支撑，肩峰用软垫固定。

治疗师体位：面对治疗床头站立，靠近治疗床的下肢用弓箭步姿势，外侧手支撑患者上肢于大腿上，为肩部提供第Ⅰ级牵张，内侧手尺侧外缘置于肩峰突后角远端，提供松动力量。

松动手法：将肱骨向前微向内滑动，屈膝带动整个上肢进行松动。在肩关节休息时肱骨外旋，给予垂直于关节窝平面的第Ⅲ级牵张为进阶动作(图 2-2-5)。

注意：进阶动作不可在外展 90° 时外旋向前滑动，有肱骨头向前半脱位的风险。

6）外展摆动

治疗作用：改善肩外展活动度。

患者体位：仰卧，肩外展至活动受限处，屈肘 90°，前臂旋前位。

治疗师体位：面对患者，站在患者上肢和躯干之间，内侧手从肩背部下方穿过，固定肩胛骨，外侧手托住肘部。

松动手法：使肩稍外旋和后伸，将肱骨在外展终点范围内摆动（图2-2-6）。

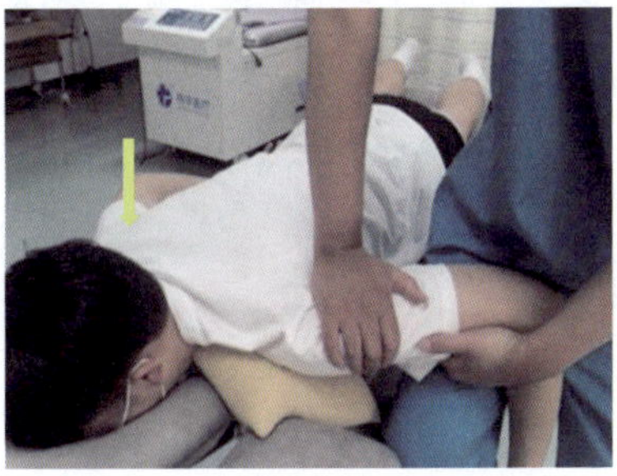

图2-2-5　盂肱关节后前向滑动

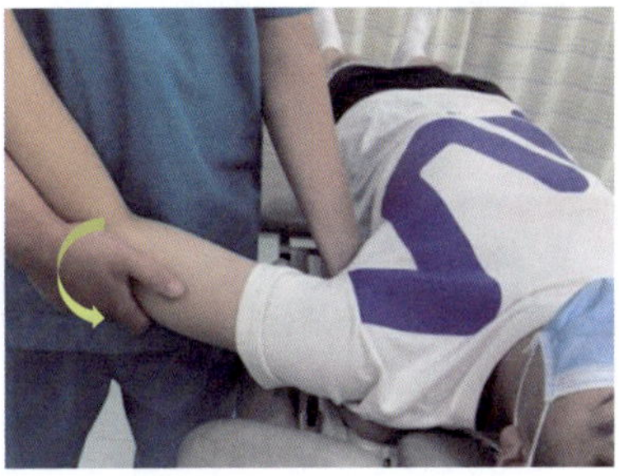

图2-2-6　盂肱关节外展摆动

7）水平内收摆动

治疗作用：改善肩关节水平内收活动度。

患者体位：坐位，肩前屈90°，屈肘，前臂旋前，手搭到对侧肩上。

治疗师体位：站在患侧肩关节外侧，一手置于患者肱骨远端外侧，另一手握住肱骨近端。

松动手法：双手同时使患侧上肢做水平内收摆动（图2-2-7）。

8）内旋/外旋摆动

治疗作用：改善肩关节内旋、外旋活动度。

患者体位：仰卧，肩外展90°，屈肘90°，前臂旋前。

治疗师体位：站在患侧肩关节外侧，一手托住肘部，另一手握住前臂远端及腕部。

松动手法：推前臂向头侧移动，完成外旋摆动（图2-2-8）。双手互换位置，向足侧移动，完成内旋摆动（图2-2-9）。

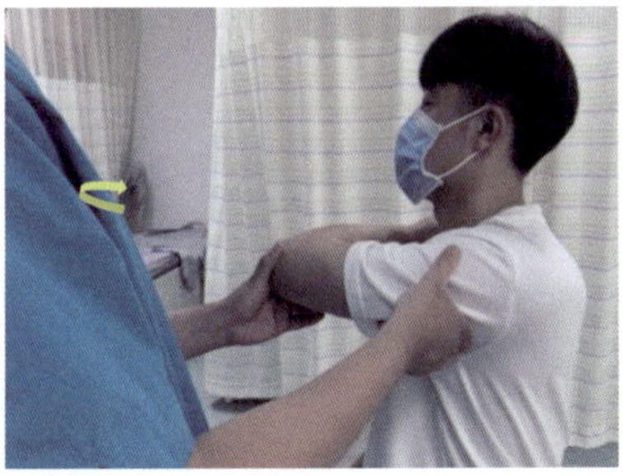

图2-2-7　盂肱关节水平内收摆动

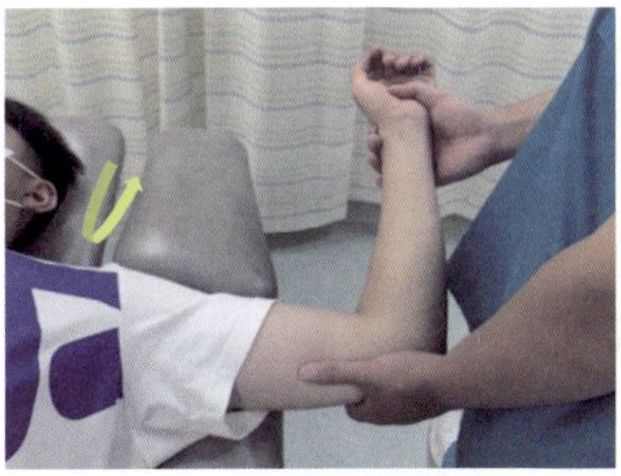

图2-2-8　盂肱关节外旋摆动

（2）肩锁关节

治疗作用：改善关节活动度。

患者体位：坐位，外侧手于肩峰处固定肩胛骨。

治疗师体位：站在患侧肩关节后方，用外侧手固定肩峰，内侧手拇指置于锁骨后方。

松动手法：利用拇指将锁骨向前侧推（图2-2-10）。

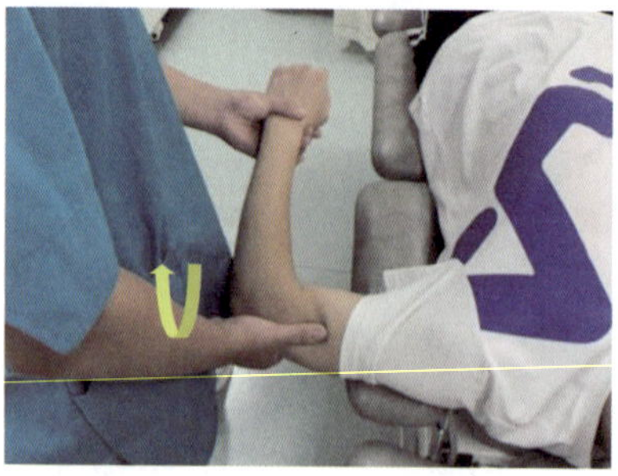

图2-2-9 盂肱关节内旋摆动

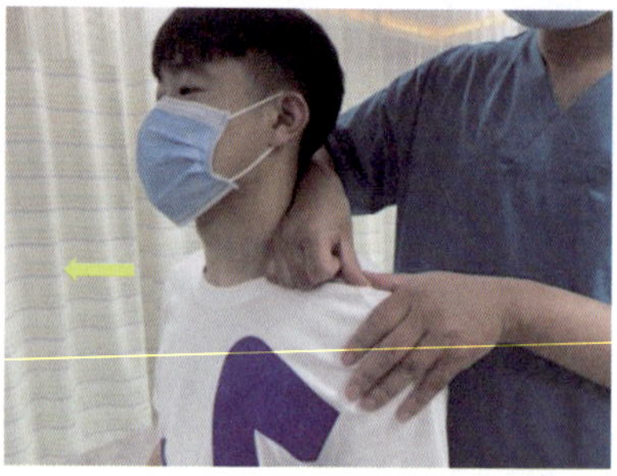

图2-2-10 肩锁关节松动

(3)胸锁关节

1)向后滑动及向上滑动

治疗作用:向后滑动改善后缩活动度;向上滑动改善下压活动度。

患者体位:仰卧。

治疗师体位:将拇指放在患侧锁骨近端前侧,示指屈曲且中指沿着患侧锁骨尾侧放置以支持拇指。

松动手法:用拇指向后侧推,完成向后滑动;以示指向上侧推,完成向上滑动(图2-2-11)。

2)向前滑动及向下滑动

治疗作用:向前滑动改善关节前突活动度;向下滑动改善关节上举活动度。

患者体位:仰卧。

治疗师体位:手指位于锁骨上方,同时拇指抓住下方锁骨。

松动手法:用拇指及其余四指将锁骨向前提起,完成向前滑动;用手指将锁骨向下压,完成向下滑动(图2-2-12)。

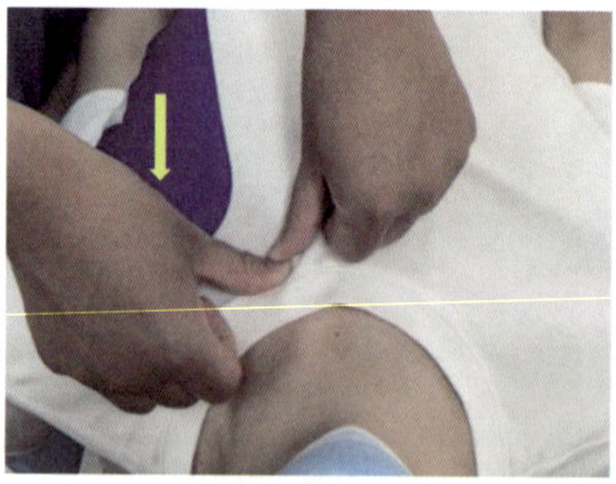

图2-2-11 胸锁关节向上滑动

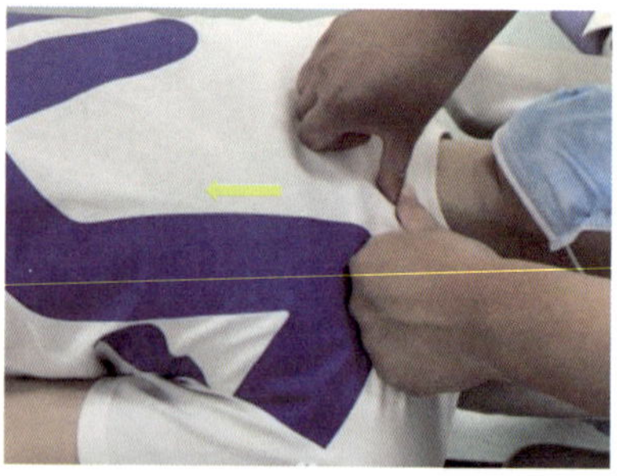

图2-2-12 胸锁关节向下滑动

(4)肩胛胸壁关节

治疗作用:改善肩胛上举、下压、前突、后缩、上下回旋等活动。

患者体位:侧卧,如果受限比较严重,可由俯卧开始进展到侧卧(面对治疗师)。

治疗师体位:上方手置于肩峰以控制运动方向,下方手用手指扣住肩胛内侧缘和下角。下方手臂支撑患者垂放的手臂,使患侧肩胛肌肉放松。

松动手法:提起肩胛骨或推动肩峰以完成肩胛骨各方向松动(图2-2-13)。

温馨提示

○训练应尽可能在患者取舒适体位的情况下进行。治疗师应保持耐心、体贴的心态,要尊重患者、关爱伤残,做到态度和蔼、言语亲切,取得患者的配合。训练要循序渐进,动作轻柔,避免使用暴力,时刻注意患者反应。

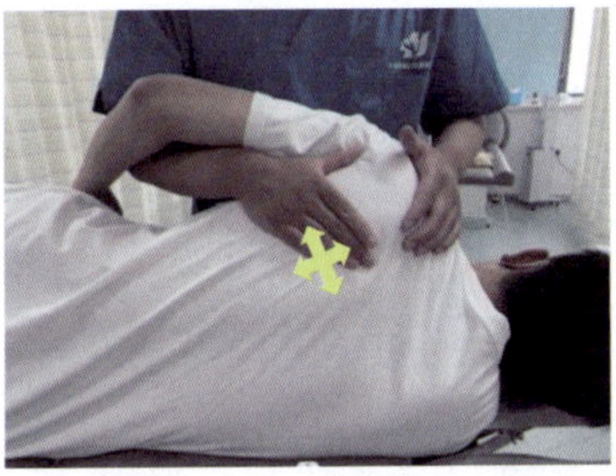

图2-2-13　肩胛胸壁关节松动

(5)自主训练

学生两两分组,交替扮演患者和治疗师,完成肩部关节松动训练,并将训练情况记录在表2-2-1中。

表2-2-1　肩部关节松动自主训练情况记录表

训练项目	患者体位	训练要点	患者反应	备注
1. 盂肱关节分离牵引				
2. 盂肱关节长轴牵引				
3. 盂肱关节外展向足侧滑动				
4. 盂肱关节前后向滑动				
5. 盂肱关节后前向滑动				
6. 盂肱关节外展摆动				
7. 盂肱关节水平内收摆动				
8. 盂肱关节内旋/外旋摆动				
9. 肩锁关节松动				
10. 胸锁关节向后滑动及向上滑动				
11. 胸锁关节向前滑动及向下滑动				
12. 肩胛胸壁关节松动				

(二)肘关节及前臂关节松动训练

技能操作

(1)肱尺关节

休息位:肘关节屈曲70°,前臂旋后10°。

肘关节解剖

固定：将肱骨以松紧带或助手协助固定于治疗床上。

治疗平面：位于尺骨鹰嘴窝，与尺骨长轴夹角约成45°。

1）分离牵引

治疗作用：测试和治疗起始采用第Ⅱ级牵张；缓解疼痛采用第Ⅰ级或Ⅱ级牵张；改善屈伸活动度采用第Ⅲ级或Ⅳ级牵张。

患者体位：仰卧，屈肘45°，前臂旋后位。

治疗师体位：站在患侧，一手抓握尺骨近端，另一手加强抓握。

松动手法：与肱骨干成45°，对尺骨近端进行牵拉，产生分离运动（图2-2-14）。

2）长轴牵引

治疗作用：测试和治疗起始采用第Ⅱ级牵张；缓解疼痛采用第Ⅰ级或Ⅱ级牵张；改善屈伸活动度采用第Ⅲ级或者Ⅳ级牵张。

患者体位：仰卧，肩稍外展，肘关节屈曲45°，前臂旋前。

治疗师体位：站在患侧，内侧手握住肱骨远端内侧，外侧手握住前臂远端尺侧。

松动手法：内侧手固定肱骨，外侧手沿长轴牵引肘关节，注意避免肩关节和上臂产生运动代偿（图2-2-15）。

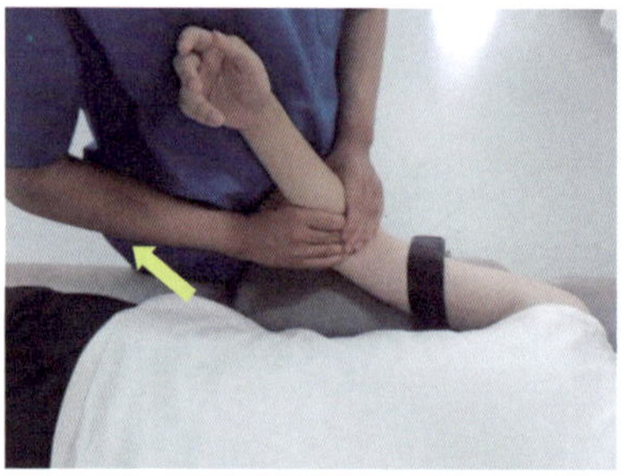

图2-2-14 肱尺关节分离牵引

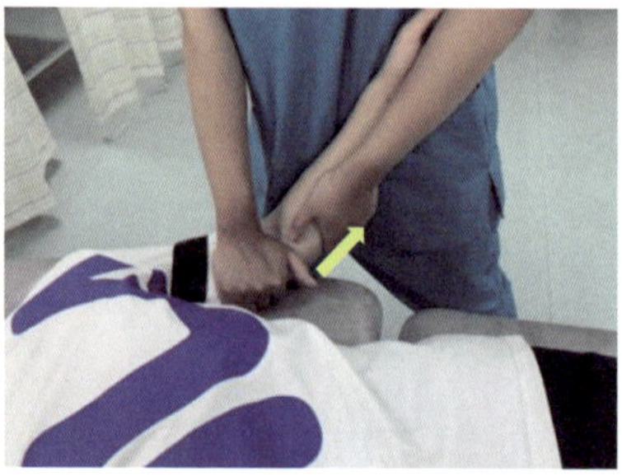

图2-2-15 肱尺关节长轴牵引

3）侧方滑动

治疗作用：增加肱尺关节的侧方活动范围。

患者体位：仰卧，肩外展，伸肘，前臂旋后。

治疗师体位：站在患侧，一手固定肱骨远端外侧，另一手握住前臂近端尺侧。

松动手法：固定后由尺侧向桡侧推动尺骨（图2-2-16）。

4）屈肘摆动

治疗作用：改善肘关节屈曲活动度。

患者体位：仰卧，肩外展，屈肘，前臂旋前或旋后。

治疗师体位：站在患侧，一手固定肱骨，另一手握住前臂远端。

松动手法：固定后，将前臂稍做长轴牵引后进行屈肘摆动（图2-2-17）。

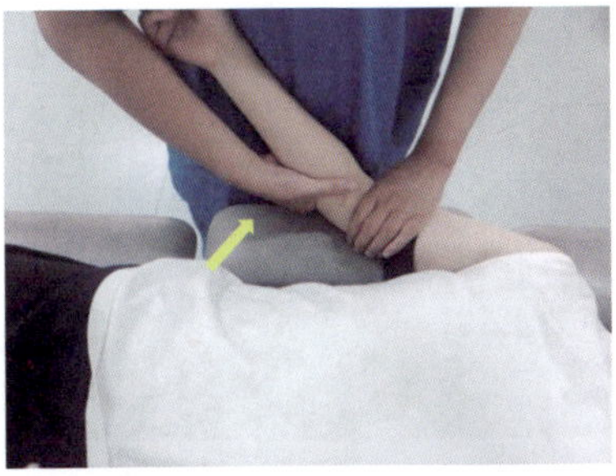

图2-2-16　肱尺关节侧方滑动

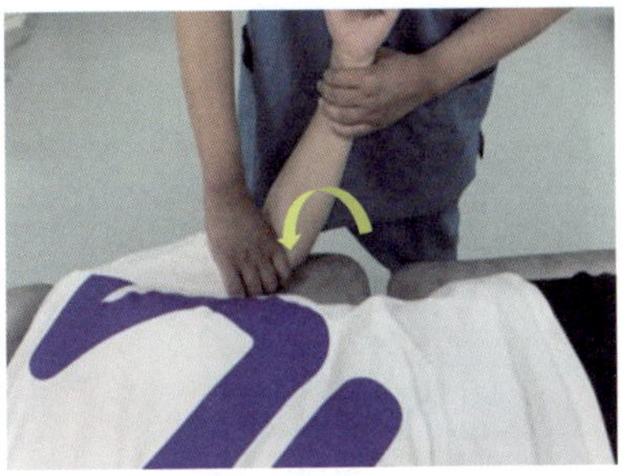

图2-2-17　肱尺关节屈肘摆动

5)伸肘摆动

治疗作用:改善肘关节伸展活动度。

患者体位:仰卧,肩外展,前臂旋后。

治疗师体位:站在患侧,一手固定肱骨,另一手握住前臂远端。

松动手法:固定肱骨后,在伸肘活动受限的终点摆动前臂(图2-2-18)。

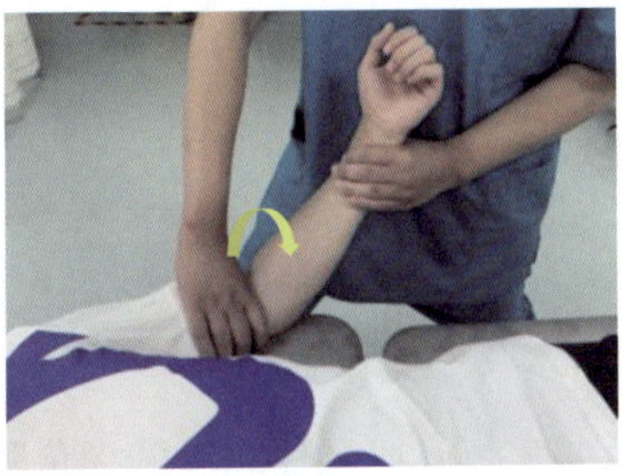

图2-2-18　肱尺关节伸肘摆动

(2)肱桡关节

休息位:肘关节伸直,前臂旋后。

治疗平面:桡骨头凹面并垂直于桡骨长轴。

1)分离牵引

治疗作用:改善肱桡关节活动度。

患者体位:仰卧,肩外展,屈肘,前臂中立位。

治疗师体位:站在患侧,内侧手固定肱骨远端,外侧手握住前臂近端尺侧。

松动手法:固定肱骨后,向外侧推动桡骨,做肱桡关节分离动作(图2-2-19)。

2)长轴牵引

治疗作用:改善肱桡关节活动度。

患者体位:仰卧,肩外展,肘伸展至终末端,前臂旋后。

治疗师体位:站在患者外展上肢和躯干之间,内侧手固定肱骨远端,外侧手握住前臂桡侧。

松动手法:内侧手固定,外侧手沿桡骨长轴向远端完成牵引(图2-2-20)。

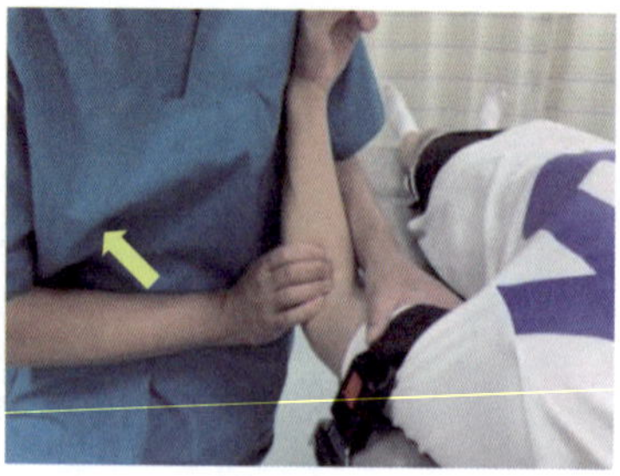

图2-2-19 肱桡关节分离牵引

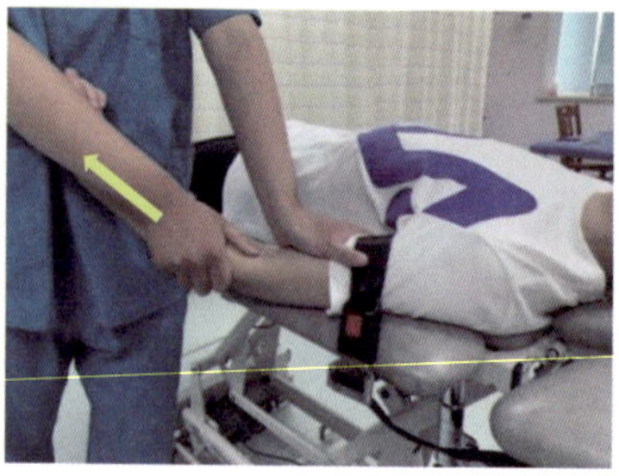

图2-2-20 肱桡关节长轴牵引

3)背侧/掌侧滑动

治疗作用:桡骨头背侧滑动可改善肘关节伸展活动度;掌侧滑动可改善肘关节屈曲活动度。

患者体位:仰卧或坐位,肘伸直且旋后到最大活动末端。

治疗师体位:内侧手固定肱骨,外侧手掌面置于桡骨掌面,手指置于桡骨背面。

松动手法:使用手掌将桡骨头向背侧推动,完成背侧滑动;以手指将桡骨头向掌侧推动,完成掌侧滑动(图2-2-21)。

4)关节挤压

治疗作用:改善肘关节半脱位。

患者体位:仰卧或坐位。

治疗师体位:一手的大鱼际肌抵住患者的大鱼际肌,另一手从后方固定肘关节。

松动手法:患者腕关节伸展,治疗师使用大鱼际沿桡骨长轴进行挤压,同时前臂旋后(图2-2-22)。

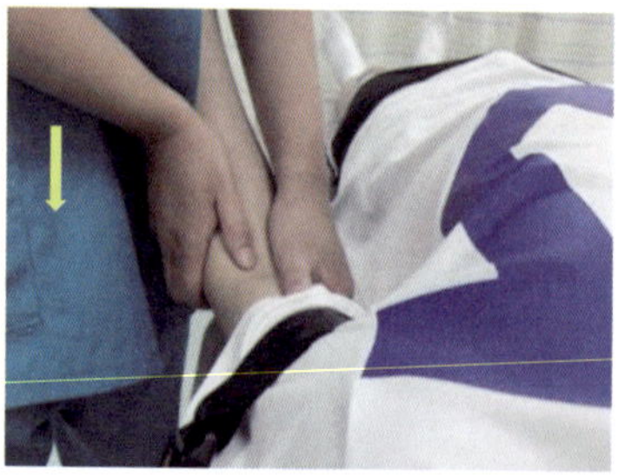

图2-2-21 肱桡关节背侧/掌侧滑动

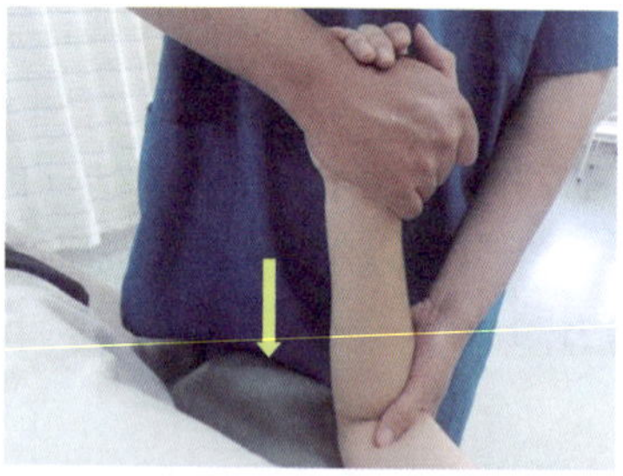

图2-2-22 肱桡关节挤压

(3)桡尺近端关节

休息位:肘关节屈曲70°,前臂旋后35°。

治疗平面:在尺骨上的桡骨切迹与尺骨长轴平行。

背侧/掌侧滑动

治疗作用:背侧滑动增加前臂旋前活动范围;掌侧滑动增加旋后活动范围。

患者体位:仰卧或坐位,从休息位开始。

治疗师体位:内侧手从前臂内侧固定尺骨,外侧手握住桡骨头。

松动手法：将桡骨头用手指向背侧拉动，完成背侧滑动；用手掌向掌侧推动，完成掌侧滑动（图2-2-23）。

（4）桡尺远端关节

休息位：前臂旋后10°。

治疗平面：桡骨关节面与桡骨长轴平行。

背侧/掌侧滑动

治疗作用：背侧滑动增加前臂旋后活动范围；掌侧滑动增加旋前活动范围。

患者体位：仰卧或坐位，从休息位开始。

治疗师体位：一手的大鱼际及拇指置于掌面，其余四指置于背面，固定尺骨远端，另一手以同样方法固定桡骨远端。

松动手法：固定尺骨，将桡骨远端向背侧滑动，增加旋后活动范围；平行尺骨，向掌侧滑动，增加旋前活动范围（图2-2-24）。

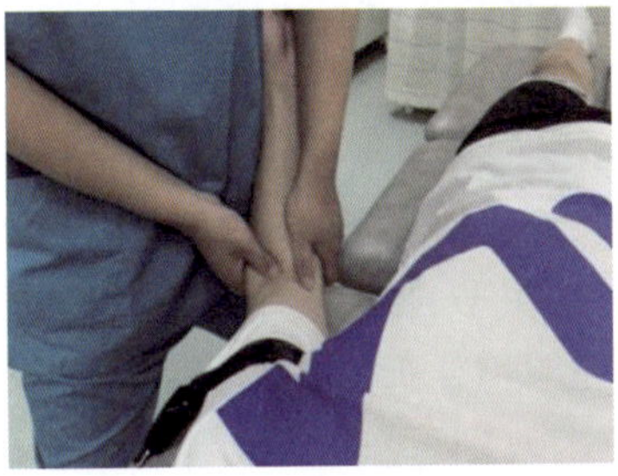

图2-2-23 桡尺近端关节背侧/掌侧滑动

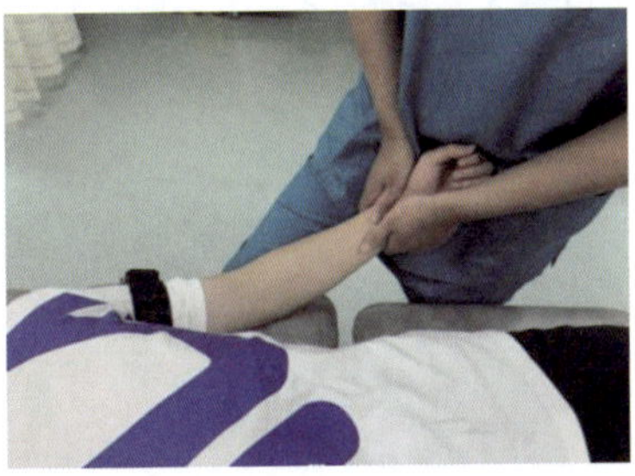

图2-2-24 桡尺远端关节背侧/掌侧滑动

（5）自主训练

学生两两分组，交替扮演患者和治疗师，完成肘关节及前臂关节松动训练，并将训练情况记录在表2-2-2中。

表2-2-2 肘关节及前臂关节松动自主训练情况记录表

训练项目	患者体位	训练要点	患者反应	备注
1.肱尺关节分离牵引				
2.肱尺关节长轴牵引				
3.肱尺关节侧方滑动				
4.肱尺关节屈肘摆动				
5.肱尺关节伸肘摆动				
6.肱桡关节分离牵引				
7.肱桡关节长轴牵引				
8.肱桡关节背侧/掌侧滑动				
9.肱桡关节挤压				

续表

训练项目	患者体位	训练要点	患者反应	备注
10. 桡尺近端关节背侧/掌侧滑动				
11. 桡尺远端关节背侧/掌侧滑动				

腕部及手部解剖

(三)腕关节及手部关节松动训练

技能操作

(1)桡腕关节

休息位:桡骨和第三掌骨平行,掌骨稍向尺侧偏移。

固定:远端桡骨与尺骨。

治疗平面:位于桡骨关节面内,与桡骨长轴垂直。

1)分离牵引

治疗作用:测试;治疗起始;控制疼痛;增加腕关节的灵活性。

患者体位:仰卧,前臂置于治疗床上,腕关节自然垂于床沿外。

治疗师体位:一手固定前臂远端,另一手握住远排腕骨。

松动手法:固定手臂,将腕骨向远端牵拉(图 2-2-25)。

2)整体滑动

治疗作用:背侧滑动增加掌屈,掌侧滑动增加背伸,桡侧滑动增加尺偏,尺侧滑动增加桡偏。

患者体位:仰卧,前臂置于治疗床上,腕关节自然垂于床沿外。

治疗师体位:一手固定前臂远端,另一手握住远排腕骨。

松动手法:固定前臂远端,握住远排腕骨的手进行各方向的关节滑动(图 2-2-26)。

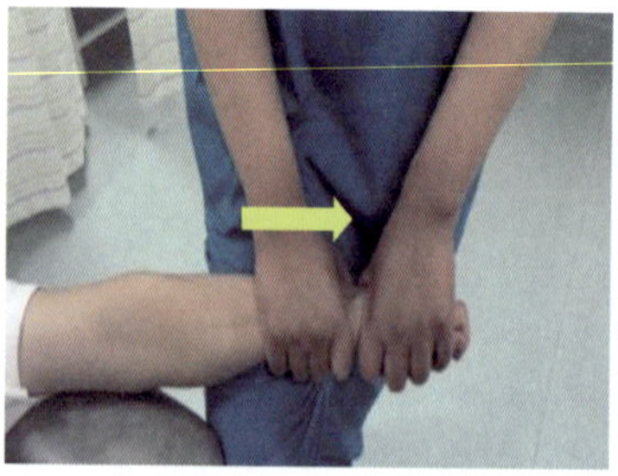

图 2-2-25　桡腕关节分离牵引

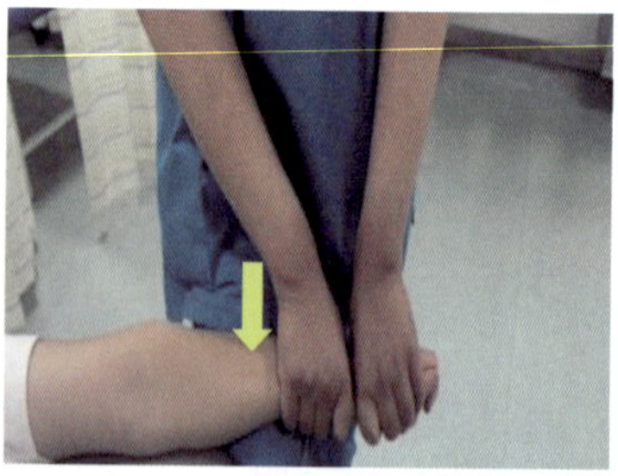

图 2-2-26　桡腕关节整体滑动

(2)腕骨间关节

1)后前向滑动

治疗作用:增加伸展活动范围。

患者体位:坐位,将前臂和手置于治疗床上。

治疗师体位：示指置于凹面腕骨的掌面，拇指置于凸面腕骨的背面，同时施力进行松动。

松动手法：示指固定桡骨，拇指作用于舟状骨；示指固定桡骨，拇指作用于月状骨；示指固定大多角骨与小多角骨连接处，拇指作用于舟状骨；示指固定月状骨，拇指作用于头状骨；示指固定三角骨，拇指作用于钩状骨（图2-2-27）。

2）前后向滑动

治疗作用：增加屈曲活动范围。

患者体位：坐位，将前臂和手置于治疗床上。

治疗师体位：示指置于凸面腕骨的掌面，拇指置于凹面腕骨的背面，同时施力进行松动。

松动手法：示指固定舟状骨，拇指作用于桡骨；示指固定月状骨，拇指作用于桡骨；示指固定舟状骨，拇指作用于大多角骨与小多角骨连接处；示指固定头状骨，拇指作用于月状骨；示指固定钩状骨，拇指作用于三角骨（图2-2-28）。

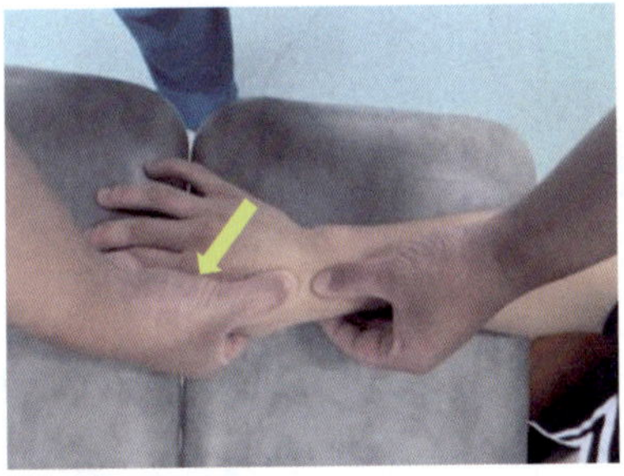

图2-2-27　腕骨间关节后前向滑动

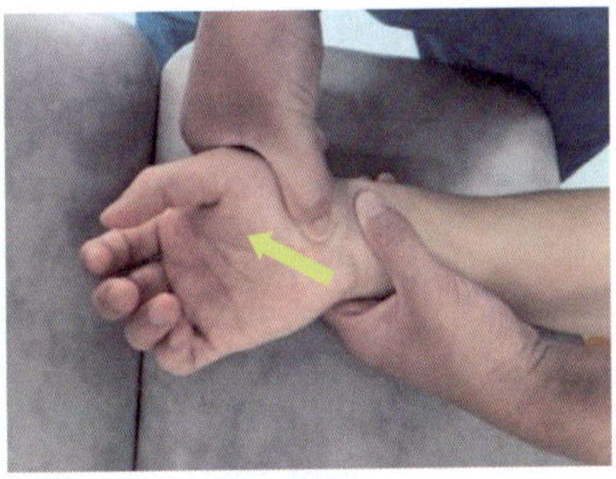

图2-2-28　腕骨间关节前后向滑动

（3）拇指腕掌关节

1）分离牵引

治疗作用：测试；治疗起始；控制疼痛；改善腕掌关节活动度。

患者体位：仰卧或坐位，将前臂和手置于治疗床上。

治疗师体位：内侧手固定大多角骨，外侧手握住拇指掌骨。

松动手法：将掌骨沿长轴向远端牵拉（图2-2-29）。

2）多方向松动

治疗作用：向尺侧滑动，改善屈曲活动度；向桡侧滑动，改善伸展活动度；向背侧滑动，改善外展功能；向掌侧滑动，改善内收功能。

患者体位：仰卧或坐位，将前臂和手置于治疗床上。

治疗师体位：一手固定大多角骨，另一手的大鱼际对准第一掌骨根部。

松动手法：调整方向，完成相应滑动（图2-2-30）。

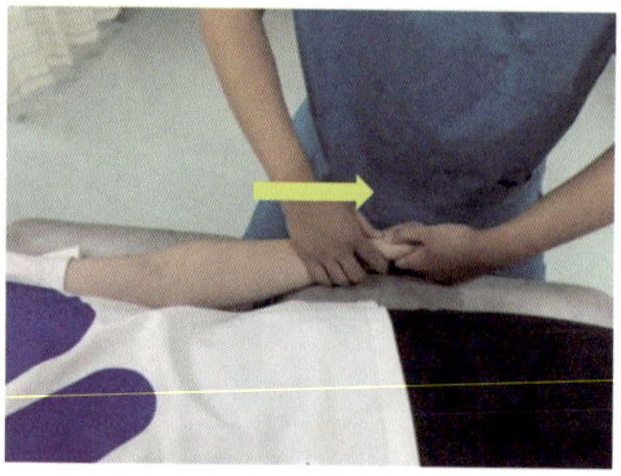

图2-2-29 拇指腕掌关节分离牵引

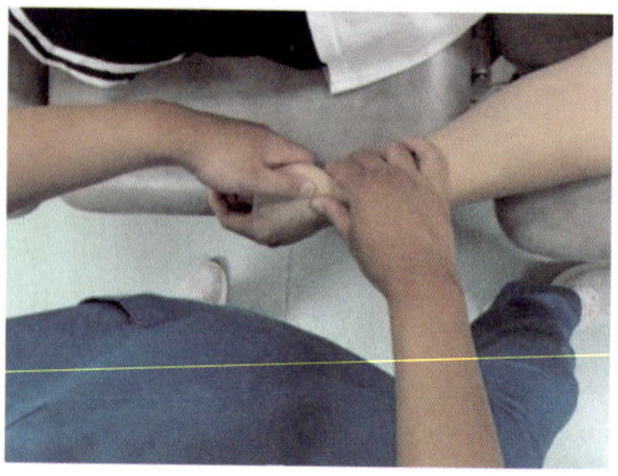

图2-2-30 拇指腕掌关节多方向松动

(4)二到五指腕掌关节和掌骨间关节

1)二到五指腕掌关节分离牵引

治疗作用:改善腕掌关节活动度。

患者体位:仰卧或坐位,将前臂和手置于治疗床上。

治疗师体位:一手的示指和大拇指固定腕骨,另一手握住掌骨近端。

松动手法:将掌骨沿长轴向远端牵拉(图2-2-31)。

2)掌骨间关节松动

治疗作用:增加手弓的灵活性。

患者体位:仰卧或坐位,将前臂和手置于治疗床上。

治疗师体位:一手的示指和大拇指固定腕骨,另一手的大鱼际对准掌骨背侧。

松动手法:大鱼际肌发力,完成掌骨背面向掌面的滑动(图2-2-32)。

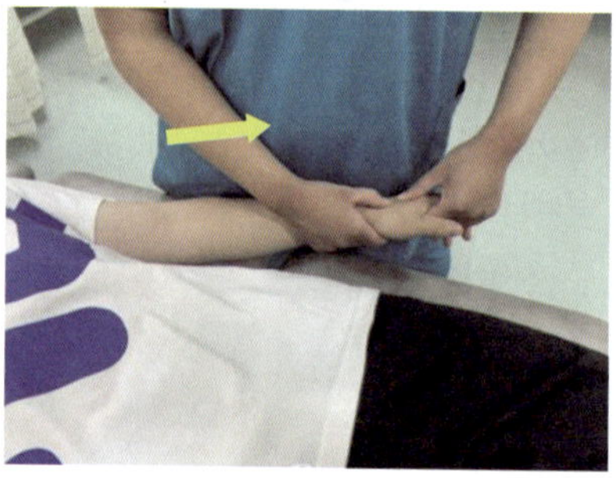

图2-2-31 二到五指腕掌关节分离牵引

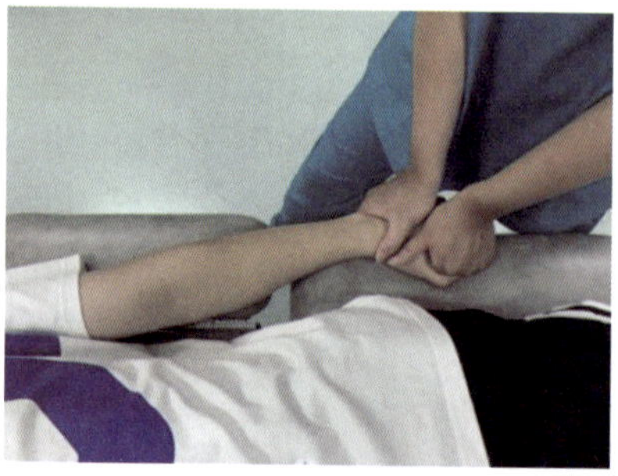

图2-2-32 掌骨间关节松动

(5)自主训练

学生两两分组,交替扮演患者和治疗师,完成腕关节及手部关节松动训练,并将训练情况记录在表2-2-3中。

表2-2-3 腕关节及手部关节松动自主训练情况记录表

训练项目	患者体位	训练要点	患者反应	备注
1.桡腕关节分离牵引				
2.桡腕关节整体滑动				
3.腕骨间关节后前向滑动				

手部关节

续表

训练项目	患者体位	训练要点	患者反应	备注
4.腕骨间关节前后向滑动				
5.拇指腕掌关节分离牵引				
6.拇指腕掌关节多方向松动				
7.二到五指腕掌关节分离牵引				
8.掌骨间关节松动				

(四)髋关节松动训练

髋关节解剖

技能操作

休息位:髋关节屈曲30°、外展30°,略微外旋。

固定:用皮带将骨盆固定于治疗床上。

治疗平面:位于髋臼。

(1)髋关节长轴牵引/尾端滑动

由于髋关节较深,垂直于治疗平面的牵引会让上方的承重表面向外侧滑动,因此若要让承重表面分离,应使用尾端滑动。

治疗作用:测试;起始治疗;控制疼痛;改善整体活动度。

患者体位:仰卧,髋关节在休息位且膝关节伸直。

治疗师体位:站在治疗床尾,将皮带环绕躯干和患者的足部与踝关节,手抓握患者踝骨近端并置于皮带下方,使用皮带可利用体重施加松动力量。

松动手法:利用身体向后靠来拉动患者下肢,施行长轴牵引(图2-2-33)。

髋关节尾端滑动的替代姿势:患者仰卧,髋关节及膝关节屈曲并将足部置于床面,抓握股骨上髁和大腿远端,但不要压迫髌骨,双手施力,在向后靠时令患者下肢往尾端方向滑动。

(2)髋关节前后向滑动

治疗作用:增加屈曲;增加内旋。

患者体位:仰卧,髋关节置于治疗床尾。患者屈曲对侧髋关节,并将大腿抱在胸前,协助固定骨盆和腰椎。刚开始时,要松动的髋关节置于休息位,接着进展到动作范围末端。

治疗师体位:站在患者大腿内侧,用皮带绕过肩膀和患者大腿下方,协助支撑下肢重量,远端手放在皮带及大腿远端下方,近端手抓住大腿近端前侧。

松动手法：维持手肘伸直并屈曲双膝，以近端手向后侧施力（图2-2-34）。

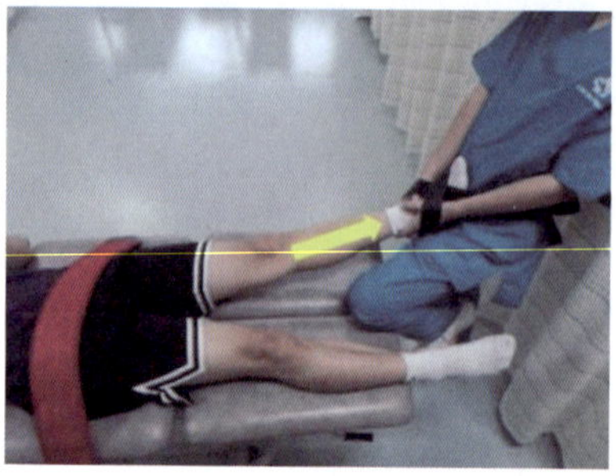

图2-2-33 髋关节长轴牵引/尾端滑动

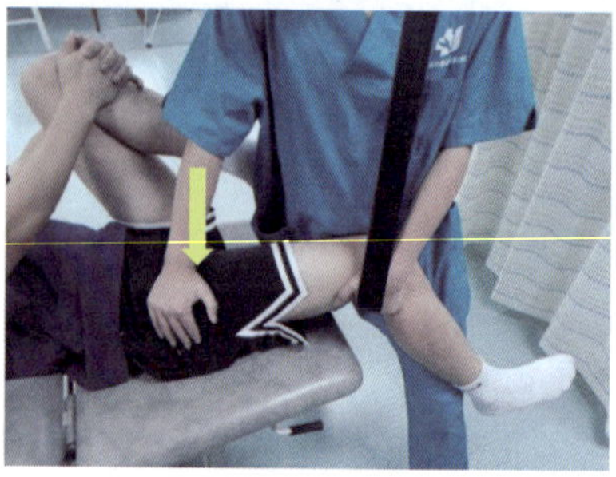

图2-2-34 髋关节前后向滑动

(3)髋关节后前向滑动

治疗作用：增加伸直；增加外旋。

患者体位：俯卧，躯干置于治疗床上，髋关节在床沿外，对侧足部置于地上。

治疗师体位：站在患者大腿内侧，用皮带绕过肩膀与患者大腿，协助支撑下肢重量，远端手握住患者下肢，近端手放在患者大腿近端后侧，约在臀部下方。

松动手法：维持手肘伸直并屈曲双膝，以近端手向前侧施力（图2-2-35）。

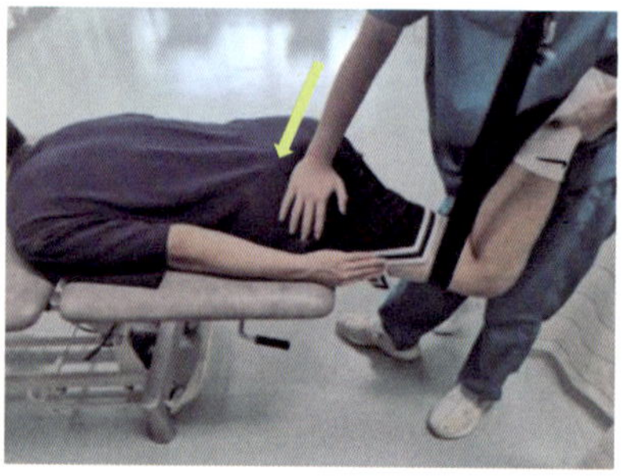

图2-2-35 髋关节后前向滑动

(4)自主训练

学生两两分组，交替扮演患者和治疗师，完成髋关节松动训练，并将训练情况记录在表2-2-4中。

表2-2-4 髋关节松动自主训练情况记录表

训练项目	患者体位	训练要点	患者反应	备注
1.髋关节长轴牵引/尾端滑动				
2.髋关节前后向滑动				
3.髋关节后前向滑动				

(五)膝关节松动训练

技能操作

(1)胫股关节

休息位:膝关节屈曲25°。

固定:大部分情形下用皮带或治疗床固定股骨。

治疗平面:沿着胫骨平台表面,当膝关节角度改变时,治疗平面也会随着胫骨移动。

1)长轴牵引

治疗作用:测试;起始治疗;控制疼痛;改善整体活动性。

患者体位:坐位、仰卧或俯卧,膝关节从休息位开始,进展到将膝关节摆在屈曲或伸直的动作限制范围内。在执行牵引前,可加入胫骨旋转,在屈曲末端角度加入内旋,在伸直末端角度加入外旋。

治疗师体位:双手抓住患者下肢远端的脚踝近端。

松动手法:沿胫骨长轴拉开,以分离关节表面(图2-2-36)。

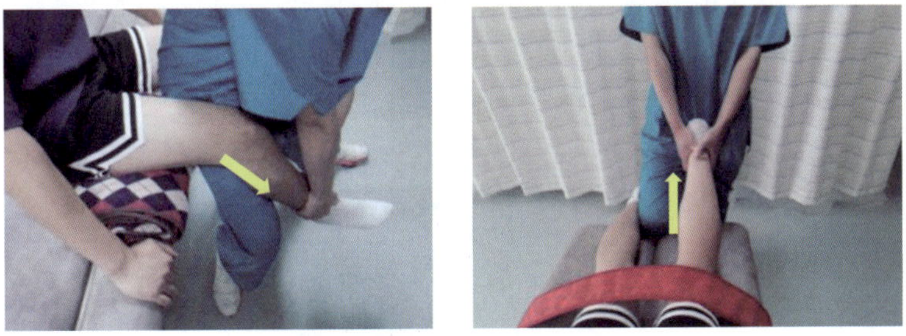

图2-2-36　胫股关节长轴牵引

2)前后向滑动

治疗作用:测试;改善膝关节屈曲活动度。

患者体位:仰卧,足部置于治疗床上。使用牵曳测试的姿势,向前或向后松动胫骨,虽然第Ⅰ级牵张无法与滑动同时执行。

治疗师体位:坐在床上并以大腿固定患者足部,双手抓握患者胫骨,大拇指朝前而其余四指朝后。

松动手法:伸直肘关节并将身体前倾,用大拇指将胫骨向后侧推动(图2-2-37)。

3)前后向滑动替代姿势

患者体位:坐位,膝关节屈曲于治疗床沿外,从休息位开始,进展到接近屈曲90°时将胫骨内旋。一旦膝关节屈曲超过90°,就让患者俯卧,将一小捆毛巾摆在髌骨近端,减轻执行松动术时髌骨受到的压迫。

治疗师体位:休息位时,站在患者下肢内侧,远端手抓住下肢远端,近端手抓住胫骨平台前侧。接近90°时,坐在矮凳上,双膝固定患者一肢,一手抓住胫骨平台前侧。俯卧时,一手固定股骨而另一手抓住胫骨平台前侧。

膝关节解剖

松动手法：将手肘伸直，利用体重向前靠时，将胫骨向后滑动。进展到屈曲时，在屈曲动作范围末端伴随胫骨内旋，将胫骨内侧向后侧推动（图2-2-38）。

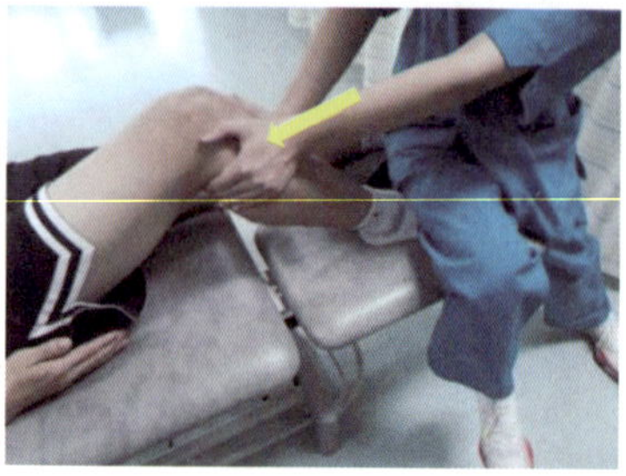

图2-2-37 胫股关节前后向滑动

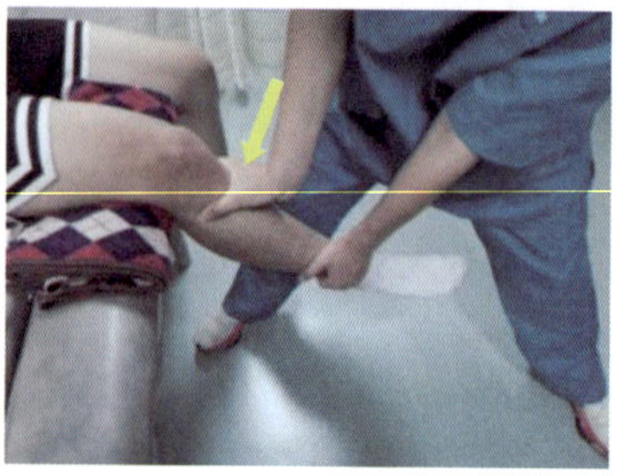

图2-2-38 胫股关节前后向滑动替代姿势

4）后前向滑动

治疗作用：改善膝关节伸展活动度。

患者体位：俯卧，由膝关节的休息位开始，进展到允许动作范围末端，可将一小块垫子摆在股骨远端，避免髌骨受压。使用牵曳测试的姿势，当躯干后倾时，置于胫骨后侧的手将提供松动力量。

治疗师体位：近端手抓住胫骨近端后侧，远端手抓住胫骨远端。

松动手法：在胫骨近端的手向前施力，力量的方向可朝胫骨平台外侧或内侧，以单独松动关节的一侧（图2-2-39）。

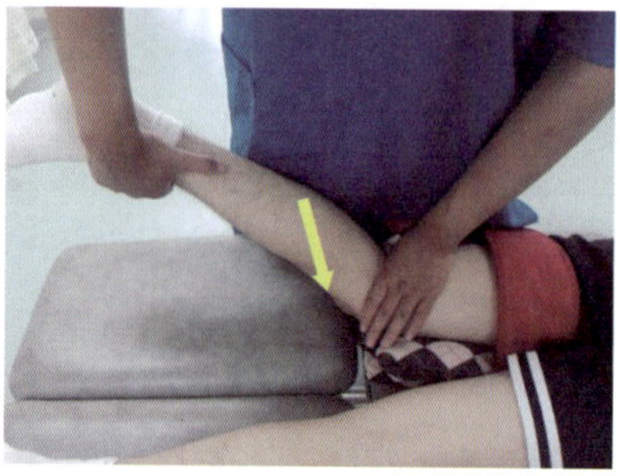

图2-2-39 胫股关节后前向滑动

替代姿势和技巧：若患者无法俯卧，可以让其仰卧，并以固定垫置于胫骨下方，施加松动力量将股骨向后侧推动。

（2）髌股关节

要有正常的膝关节屈曲，髌骨必须有在股骨上向远端滑动的活动性，而要有正常的膝关节伸直，则髌骨必须有向近端滑动的活动性。

1）远端滑动

治疗作用：增加髌骨活动性。

患者体位：仰卧，从膝关节伸直进展到膝关节屈曲的允许动作范围末端。

治疗师体位：坐在患者大腿旁，面对患者双足。较靠近大腿的一手虎口由上方将髌骨扣住，另一手加强。

松动手法：将髌骨向尾端滑动并平行于股骨（图2-2-40）。

注意事项：执行此操作时，不要令髌骨往下压迫股骨。

2）内侧/外侧滑动

治疗作用：增加髌骨活动性。

患者体位：仰卧，膝关节伸直。

治疗师体位：若站在治疗床对侧，将一手根部沿着内缘放置；若站在治疗床同侧，则将一手根部沿着外缘放置；另一手放在股骨下方以固定股骨。

松动手法：抵抗阻力将髌骨朝内侧或外侧滑动（图2-2-41）。

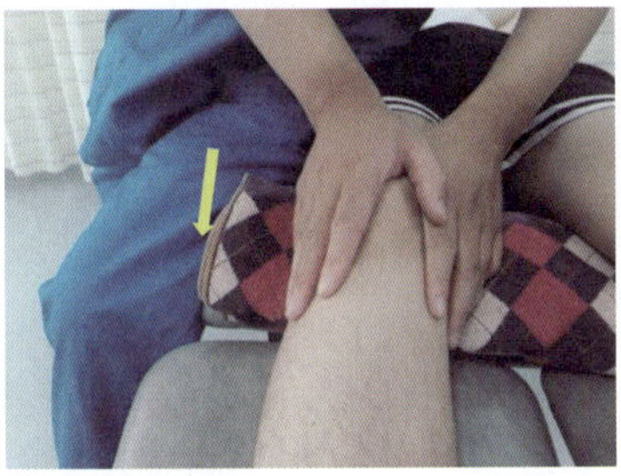

图2-2-40　髌骨关节远端滑动

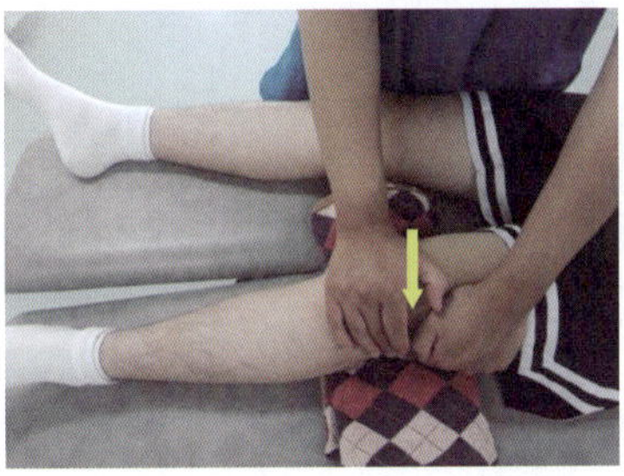

图2-2-41　髌骨关节外侧滑动

（3）近端胫腓关节

1）后前向滑动

治疗作用：增加腓骨头的活动性；将向后脱位的腓骨头复位。

患者体位：侧卧，躯干和髋关节部分朝俯卧位旋转。上侧的下肢向前屈曲，膝关节及下肢可置于治疗床上或用枕头支撑。

治疗师体位：站在患者后侧，一手抓住胫骨下方以固定胫骨，另一手根部放在腓骨头后方，并用其他手指向前包覆住腓骨头。

松动手法：手根部施力于腓骨头后侧，向前外侧方向推动（图2-2-42）。

2）前后向滑动

治疗作用：一般松动，缓解疼痛。

患者体位：仰卧，小腿下方垫一个枕头或将小腿放在治疗师的大腿上。

治疗师体位：站在患侧或将自己的内侧腿屈膝放在治疗床上以托住患者的小腿。

松动手法：双手拇指放在腓骨小头前面，其余四指放在小腿两侧。双上肢同时用力，将腓骨小头向后推动（图2-2-43）。

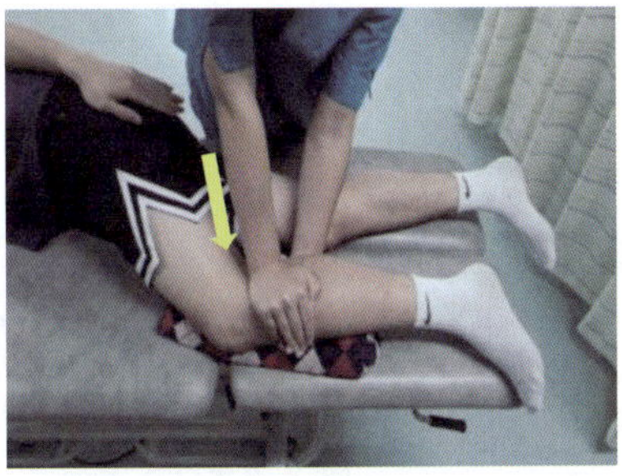

图2-2-42　近端胫腓关节后前向滑动

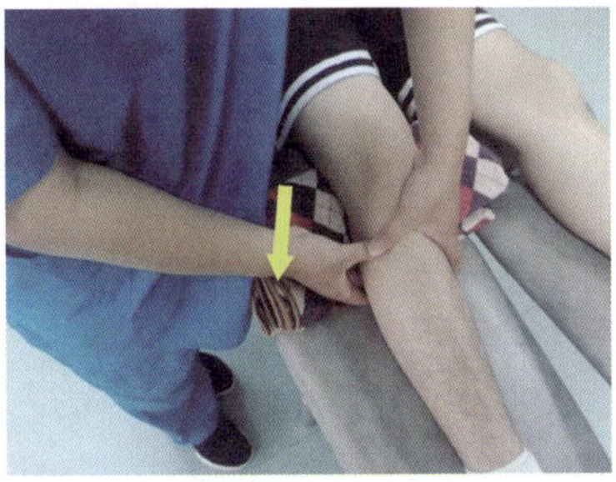

图2-2-43　近端胫腓关节前后向滑动

温馨提示

○治疗时应尽可能在患者取舒适体位的情况下进行。治疗师应保持耐心、体贴的心态，要尊重患者、关爱伤残，做到态度和蔼、言语亲切，取得患者的配合。训练要循序渐进，动作轻柔，避免使用暴力，时刻注意患者反应。

(4)自主训练

学生两两分组，交替扮演患者和治疗师，完成膝关节松动训练，并将训练情况记录在表2-2-5中。

表2-2-5 膝关节松动自主训练情况记录表

训练项目	患者体位	训练要点	患者反应	备注
1.胫股关节长轴牵引				
2.胫股关节前后向滑动				
3.胫股关节后前向滑动				
4.髌股关节远端滑动				
5.髌股关节内侧/外侧滑动				
6.近端胫腓关节后前向滑动				
7.近端胫腓关节前后向滑动				

(六)踝关节松动训练

踝关节解剖

技能操作

(1)远端胫腓关节

后前向或前后向滑动

治疗作用：增加踝关节活动范围，缓解疼痛或僵硬。

患者体位：俯卧或仰卧。

治疗师体位：站在治疗床尾，一手手指抓住患者胫骨下方，用拇指固定胫骨，另一手根部放在外踝上，其余四指置于下方。

松动手法：俯卧时，将腓骨向前推动（图2-2-44）；仰卧时，向后推动（图2-2-45）。

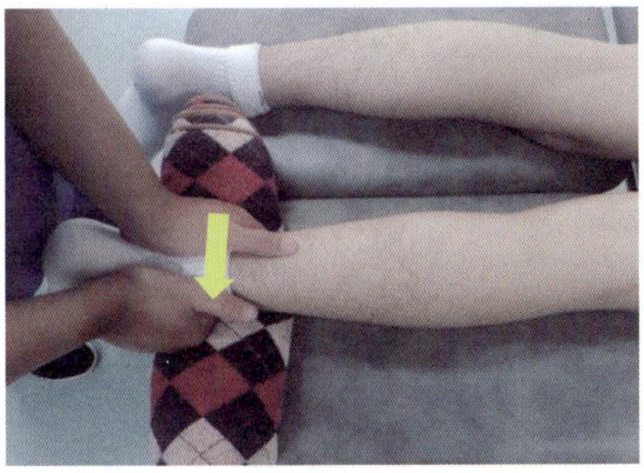

图2-2-44　远端胫腓关节后前向滑动

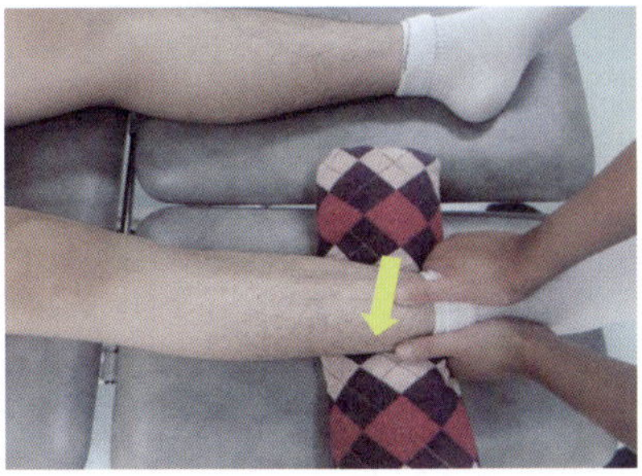

图2-2-45　远端胫腓关节前后向滑动

(2)距小腿关节

1)分离牵引

治疗作用:测试;起始治疗;控制疼痛;改善整体活动度。

患者体位:仰卧且下肢伸直,由踝关节休息位开始,进展到背屈或跖屈的允许动作范围末端。

治疗师体位:站在治疗床尾,双手手指由足背抓住患者足部,双手拇指放在足部跖面,将足部摆在休息位。

松动手法:身体向后靠时,将足部沿着下肢长轴向远端拉(图2-2-46)。

2)前后向滑动

治疗作用:改善踝关节背屈活动度。

患者体位:仰卧,下肢支撑于治疗床面且足跟垂出床沿。

治疗师体位:站在患者侧边,用一手固定患者下肢,或使用皮带将下肢固定于治疗床上,另一手虎口的掌侧抓住距骨,以手指包围足部,使踝关节维持休息位。

松动手法:相对于胫骨,使距骨向后滑动(图2-2-47)。

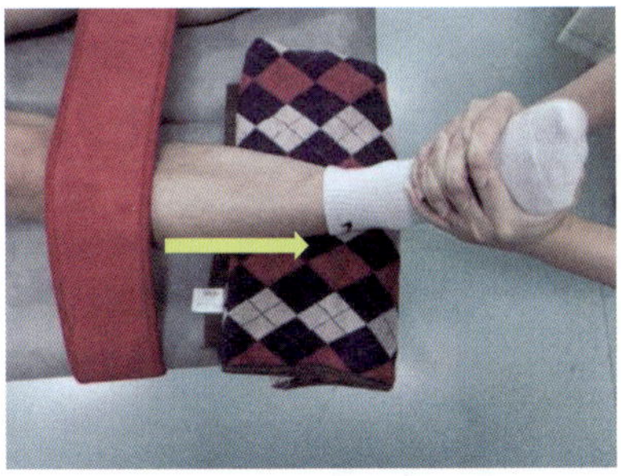

图2-2-46　距小腿关节分离牵引

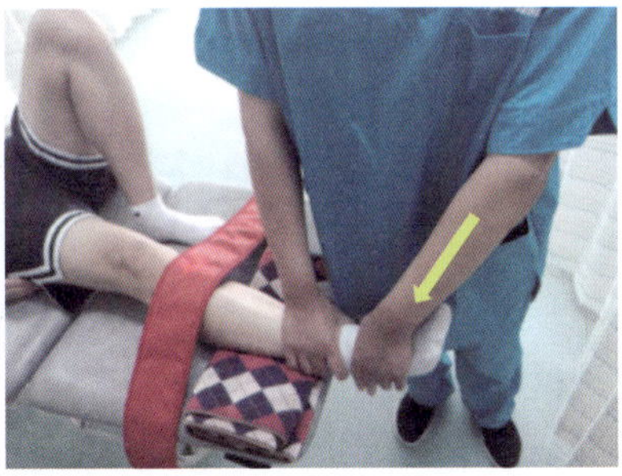

图2-2-47　距小腿关节前后向滑动

3)后前向滑动

治疗作用:改善踝关节跖屈活动度。

患者体位:俯卧,足部垂于床沿外。

治疗师体位:站在治疗床尾,一手握住患者足背施加第Ⅰ级牵张,另一手的虎口握住距骨和跟骨后侧。

松动手法:将跟骨向前推动(相对于胫骨),从而让距骨向前滑动(图2-2-48)。

(3)距骨下关节

1)分离牵引

治疗作用:测试;起始治疗;控制疼痛;改善内翻/外翻的整体活动度。

患者体位:仰卧,髋关节外旋,下肢支撑于治疗床上且足跟垂出床沿。

治疗师体位:以大腿顶住患者足部跖面,并将距小腿关节固定成背屈姿势。一手从足部后方握住跟骨,另一手将距骨和内、外踝固定在治疗床上。

松动手法:将跟骨相对于下肢长轴往远端拉(图 2-2-49)。

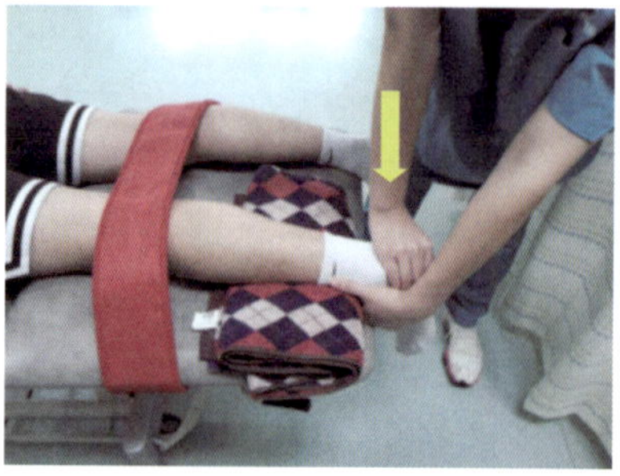

图 2-2-48　距小腿关节后前向滑动

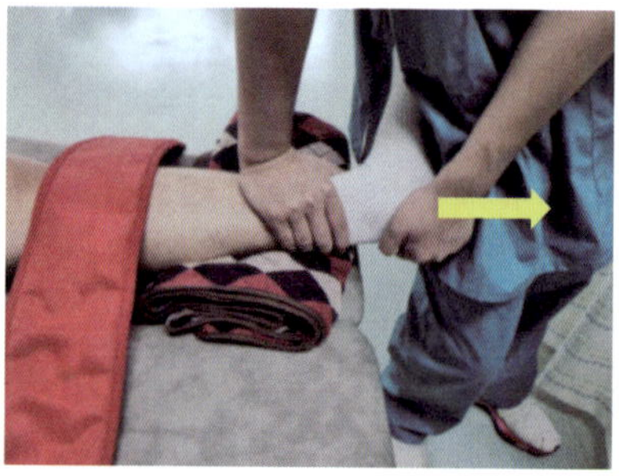

图 2-2-49　距骨下关节分离牵引

2)内侧/外侧滑动

治疗作用:内侧滑动改善外翻活动度;外侧滑动(图 2-2-50)改善内翻活动度。

患者体位:侧卧或俯卧,下肢以治疗床或一个毛巾卷支撑。

治疗师体位:肩关节和手臂平行于患者足底,用近端手固定患者距骨。若远端手根部摆在跟骨内侧,则造成跟骨向外滑动;若摆在外侧,则造成跟骨向内滑动。以其他手指包裹住跖面。

松动手法:向尾端方向施行第Ⅰ级牵张,再用手根部平行于足部跖面,推动跟骨侧面。

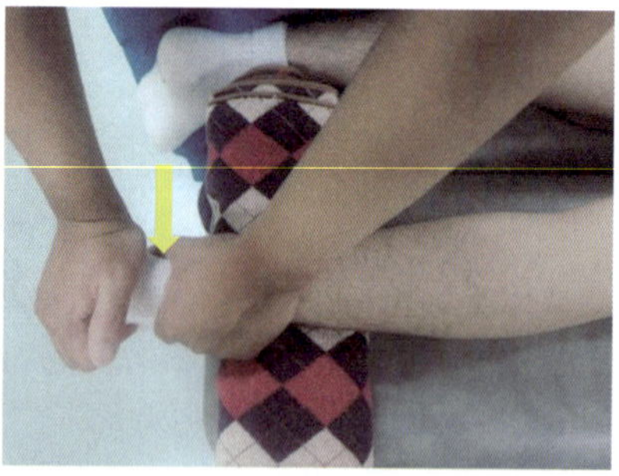

图 2-2-50　距骨下关节外侧滑动

(4)跗骨间与跗跖关节

在相对于足部执行背屈/跖屈方向的动作时,所有关节面在相同方向上为凹面与凸面。例如,近端关节面是凸的而远端关节面是凹的,因此每个关节的松动技巧是相同的,可调整手部放置固定近端骨骼,让远端骨骼能被移动。

1)跖面滑动

治疗作用:改善跗跖关节活动度。

患者体位:仰卧,髋关节与膝关节屈曲,膝关节屈曲于床沿外,足跟放松放于治疗师大腿上。

治疗师体位:示指置于跗骨底,固定近端跗骨。若松动足部内侧跗骨,须站在足部外侧位置,将近端手置于足背上,其他手指向内,远端手的大鱼际肌摆在要松动的骨骼背侧,其他手指包裹跖面;若松动足部外侧跗骨,须站在足部内侧位置,其他手指向外,手指抓握方式如前述。

松动手法:由足背将远端骨骼朝跖侧推动(图2-2-51)。

2)背面滑动

治疗作用:改善跗跖关节活动度。

患者体位:俯卧,膝关节屈曲。

治疗师体位:固定近端的跗骨。若松动外侧跗骨(也就是骰骨相对跟骨),须站在下肢内侧位置,用其他四指抓住足部外侧;若松动内侧跗骨(也就是舟状骨相对距骨),须站在下肢外侧位置,用其他四指抓住足部内侧。以第二掌指关节置于要推动的骨骼上。

松动手法:由跖侧向背侧推动(图2-2-52)。

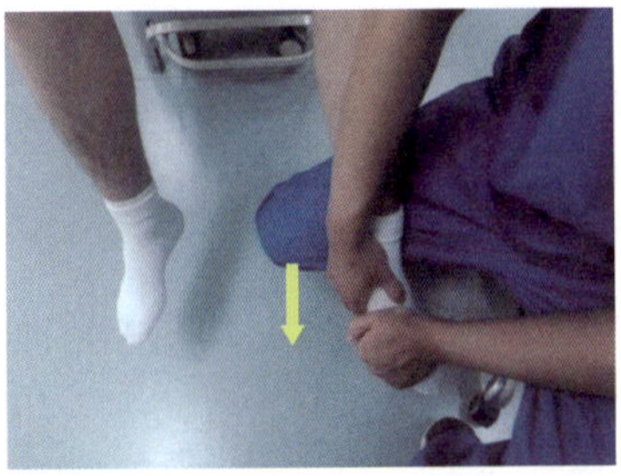

图2-2-51 跗骨间与跗跖关节跖面滑动

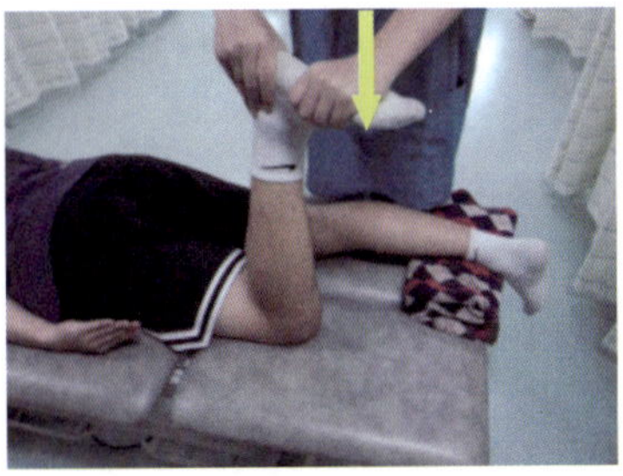

图2-2-52 跗骨间与附跖关节背面滑动

(5)自主训练

学生两两分组,交替扮演患者和治疗师,完成踝关节松动训练,并将训练情况记录在表2-2-6中。

表2-2-6 踝关节松动自主训练情况记录表

训练项目	患者体位	训练要点	患者反应	备注
1.远端胫腓关节后前向或前后向滑动				
2.距小腿关节分离牵引				
3.距小腿关节前后向滑动				

跖骨间、跖趾和趾骨间关节滑动

温馨提示

○治疗时应尽可能在患者取舒适体位的情况下进行。治疗师应保持耐心、体贴的心态,要尊重患者、关爱伤残,做到态度和蔼、言语亲切,取得患者的配合。训练要循序渐进,动作轻柔,避免使用暴力,时刻注意患者反应。

续表

训练项目	患者体位	训练要点	患者反应	备注
4. 距小腿关节后前向滑动				
5. 距骨下关节分离牵引				
6. 距骨下关节内侧/外侧滑动				
7. 跗骨间与跗跖关节跖面滑动				
8. 跗骨间与跗跖关节背面滑动				

检查评估

(1)评估准备

在操作前，需要与患者及陪护人员充分沟通，询问病史及相关辅助检查结果，充分了解患者的康复期望，正确评估患者现有关节活动度等功能情况，结合患者具体情况，确定训练方案。在进行四肢关节松动训练前，需要准备相关设备，见表2–2–7。

表2-2-7 四肢关节松动训练常用设备

序号	设备名称	备注
1	PT床/凳	
2	多体位治疗床	
3	关节松动带	
4	毛巾	

(2)实施评估

对本任务的学习情况进行检查，并将相关内容填写在表2-2-8中。

表 2-2-8 四肢关节松动训练检查表

检查项目	操作是否合格	结果点评
1. 上肢及肩部关节松动技术		
盂肱关节分离牵引	是□ 否□	
盂肱关节长轴牵引	是□ 否□	
盂肱关节外展向足侧滑动	是□ 否□	
盂肱关节前后向滑动	是□ 否□	
盂肱关节后前向滑动	是□ 否□	
盂肱关节外展摆动	是□ 否□	
盂肱关节水平内收摆动	是□ 否□	
盂肱关节内旋/外旋摆动	是□ 否□	
肩锁关节松动	是□ 否□	
胸锁关节向后滑动及向上滑动	是□ 否□	
胸锁关节向前滑动及向下滑动	是□ 否□	
肩胛胸壁关节松动	是□ 否□	
2. 肘关节及前臂关节松动技术		
肱尺关节分离牵引	是□ 否□	
肱尺关节长轴牵引	是□ 否□	
肱尺关节侧方滑动	是□ 否□	
肱尺关节屈肘摆动	是□ 否□	
肱尺关节伸肘摆动	是□ 否□	
肱桡关节分离牵引	是□ 否□	
肱桡关节长轴牵引	是□ 否□	
肱桡关节背侧/掌侧滑动	是□ 否□	
肱桡关节挤压	是□ 否□	
桡尺近端关节背侧/掌侧滑动	是□ 否□	
桡尺远端关节背侧/掌侧滑动	是□ 否□	

续表

检查项目	操作是否合格	结果点评
3.腕关节及手部关节松动技术		
桡腕关节分离牵引	是□ 否□	
桡腕关节整体滑动	是□ 否□	
腕骨间关节后前向滑动	是□ 否□	
腕骨间关节前后向滑动	是□ 否□	
拇指腕掌关节分离牵引	是□ 否□	
拇指腕掌关节多方向松动	是□ 否□	
二到五指腕掌关节分离牵引	是□ 否□	
掌骨间关节松动	是□ 否□	
4.髋关节松动技术		
髋关节长轴牵引/尾端滑动	是□ 否□	
髋关节前后向滑动	是□ 否□	
髋关节后前向滑动	是□ 否□	
5.膝关节松动技术		
胫股关节长轴牵引	是□ 否□	
胫股关节前后向滑动	是□ 否□	
胫股关节后前向滑动	是□ 否□	
髌股关节远端滑动	是□ 否□	
髌股关节内侧/外侧滑动	是□ 否□	
近端胫腓关节后前向滑动	是□ 否□	
近端胫腓关节前后向滑动	是□ 否□	
6.踝关节松动技术		
远端胫腓关节后前向或前后向滑动	是□ 否□	
距小腿关节分离牵引	是□ 否□	
距小腿关节前后向滑动	是□ 否□	

续表

检查项目	操作是否合格	结果点评
距小腿关节后前向滑动	是□ 否□	
距骨下关节分离牵引	是□ 否□	
距骨下关节内侧/外侧滑动	是□ 否□	
跗骨间与跗跖关节跖面滑动	是□ 否□	
跗骨间与跗跖关节背面滑动	是□ 否□	

结果点评时要结合:①选用合理治疗设备;②治疗操作规范;③治疗成效;④患者满意度。

任务小结

- 四肢关节松动训练
  - 上肢及肩部关节松动训练
    - 盂肱关节
      - 分离牵引
      - 长轴牵引
      - 外展向足侧滑动
      - 前后向滑动
      - 后前向滑动
      - 外展摆动
      - 水平内收摆动
      - 内旋/外旋摆动
    - 肩锁关节
    - 胸锁关节
      - 向后滑动及向上滑动
      - 向前滑动及向下滑动
    - 肩胛胸壁关节
  - 肘关节及前臂关节松动训练
    - 肱尺关节
      - 分离牵引
      - 长轴牵引
      - 侧方滑动
      - 屈肘摆动
      - 伸肘摆动
    - 肱桡关节
      - 分离牵引
      - 长轴牵引
      - 背侧/掌侧滑动
      - 关节挤压
    - 桡尺近端关节
    - 桡尺远端关节

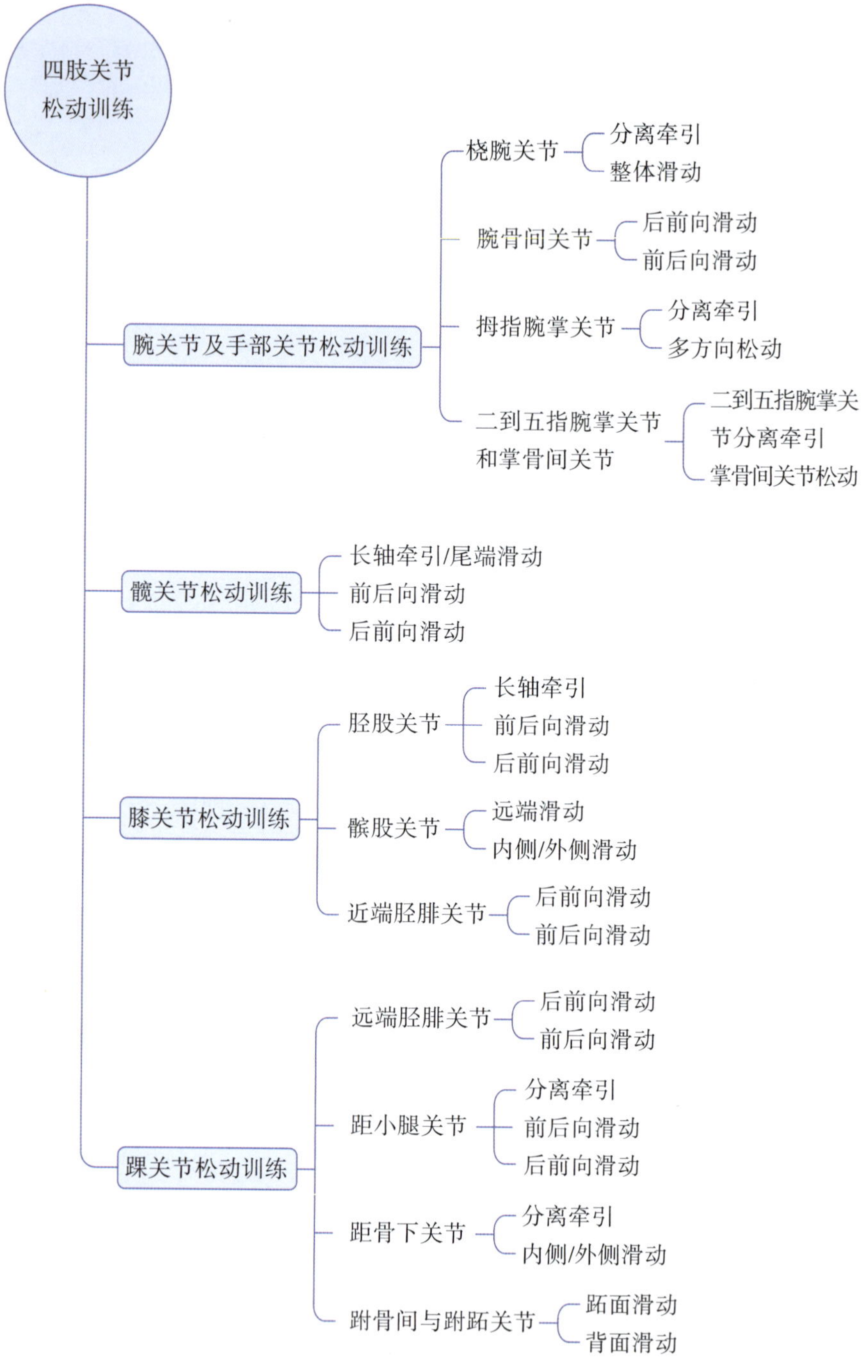

四肢关节松动训练
腕关节及手部关节松动训练
桡腕关节
分离牵引
整体滑动
腕骨间关节
后前向滑动
前后向滑动
拇指腕掌关节
分离牵引
多方向松动
二到五指腕掌关节和掌骨间关节
二到五指腕掌关节分离牵引
掌骨间关节松动
髋关节松动训练
长轴牵引/尾端滑动
前后向滑动
后前向滑动
膝关节松动训练
胫股关节
长轴牵引
前后向滑动
后前向滑动
髌股关节
远端滑动
内侧/外侧滑动
近端胫腓关节
后前向滑动
前后向滑动
踝关节松动训练
远端胫腓关节
后前向滑动
前后向滑动
距小腿关节
分离牵引
前后向滑动
后前向滑动
距骨下关节
分离牵引
内侧/外侧滑动
跗骨间与跗跖关节
跖面滑动
背面滑动

情境三
肌肉牵伸训练

情境介绍

肌肉牵伸训练指利用人体软组织的生理特性，运用外力牵伸短缩或挛缩组织使其延长，达到重新获得关节周围软组织的伸展性，降低肌张力，改善或恢复肌肉牵伸目的的治疗技术，包括手法被动牵伸、器械被动牵伸、主动牵伸和主动抑制等。

肌肉牵伸训练项目包括躯干肌肉牵伸训练和四肢肌肉牵伸训练两项任务。躯干肌肉牵伸训练涵盖肌肉牵伸训练的基础理论、躯干关节的生理功能、躯干肌肉牵伸训练的技术要点等知识；四肢肌肉牵伸训练涵盖四肢关节的生理功能、四肢肌肉牵伸训练的技术要点等知识。

情境目标

- 能针对患者躯干因肌张力升高或软组织短缩等因素导致的活动受限的具体情况，合理选用主动牵伸、被动牵伸、主动抑制等治疗技术，完成躯干活动受限患者的肌肉牵伸训练。
- 能针对患者四肢关节因肌张力升高或软组织短缩等因素导致的活动受限的具体情况，合理选用主动牵伸、被动牵伸、主动抑制等治疗技术，完成四肢关节活动受限患者的肌肉牵伸训练。

教学资源

微课 软组织挛缩分类

软组织的特性

任务一 躯干肌肉牵伸训练

任务导入

场景：某康复医院运动治疗室

人物：患者刘某、治疗师小梁

情节：患者刘某，女，52岁。3天前因用力过度，出现腰背部持续性疼痛。医院影像学检查腰椎，未见明显异常，口服外用止痛药后，症状得到部分缓解，但仍影响生活，现来院治疗。

入院评定如下：腰背部僵硬，压痛，腰部关节活动度为前屈30°、后伸10°、侧屈10°。假如你是治疗师小梁，针对患者以上躯干活动受限的情况，该如何处理？

任务目标

- 能针对患者躯干活动受限的具体情况，合理选用主动牵伸、被动牵伸、主动抑制等治疗技术，完成躯干活动受限患者的肌肉牵伸训练。
- 能按照康复治疗技术操作规范，指导并协助患者完成躯干肌肉和软组织的主动牵伸训练、被动牵伸训练、主动抑制训练。

任务实施

（一）健康风险因素的识别

1.知识学习

（1）肌肉牵伸训练的基础理论

1）牵伸技术的基本原理

牵伸技术旨在增加软组织的延伸性和改善关节活动的柔韧性。每种软组织都有其生理特性，影响制动作用和延长能力。当牵拉这些软组织时，速度、强度、持续时间和温度不同，不同软组织会有不同的反应结果。收缩性和非收缩性的软组织都具有弹性和可塑性。

非收缩性的软组织，如韧带、肌腱及肌肉中非收缩性组织成分，都含有一定比例的胶原纤维。当受到轻微拉力时，胶原纤维就会开始延伸，波浪状纤维的前端部分会变直，张力越大或持续时间越长，胶原纤维与分子间的连接越会被打开，应变也会增加。但当应力过大或持续时间过长时，很多连接就会断裂，纤维就会衰竭。应根据患者的反应及疗效来掌握适宜的强度和时间。少量、长时间的外力较易为患者所接受。

对于收缩性的软组织，肌梭是一种感受肌肉长度变化和(或)牵拉刺激的特殊的梭形感受装置，属于本体感受器。肌梭囊内有梭内肌纤维、梭外肌纤维。当梭外肌纤维收缩时，感受装置所受的牵拉刺激减少；当梭内肌纤维收缩时，感受装置对牵拉刺激的敏感度增高。中枢系统以运动传出神经纤维支配梭外肌纤维和梭内肌纤维，前者称为α传出纤维，后者称为γ传出纤维。当γ传出纤维活动加强时，梭内肌纤维收缩，可提高肌梭内感受装置的敏感性。因此，γ传出纤维的活动对调节牵张反射具有重要作用。位于肌肉-肌腱结合处的高尔基腱器是肌肉接受牵伸刺激的感受器。当肌肉受到快速牵伸时，肌梭兴奋，刺激传入神经纤维，增加肌肉张力，这一过程被称为单突触牵伸反射；当肌肉受到缓慢持续牵伸时，高尔基腱器兴奋，激发抑制反应，使肌肉张力降低，肌肉放松，长度变长，从而逐步恢复肌肉的柔韧度，故牵伸时宜缓慢。另外，紧绷肌肉在被牵伸前先收缩，会出现自体性抑制，紧绷肌肉的对侧肌肉收缩可使紧绷肌肉产生交互性抑制。故牵伸时，可以结合自体性抑制及交互性抑制使肌肉放松后再进行。

2)牵伸技术的治疗作用、适应证和禁忌证

①治疗作用

a.预防肌肉挛缩。疾病使身体某部位长期制动，肌腱单位适应性缩短，可导致肌肉紧张、挛缩，关节活动度明显缺失。通过牵伸治疗，可以预防肌肉的挛缩，同时恢复和保持关节的正常活动范围。

b.调节肌张力。通过牵伸，刺激肌肉内的本体感受器，调节肌张力。对于中枢神经系统损伤或疾病导致的肌张力增高、肌痉挛，也可以通过牵伸技术降低肌张力，保持肌肉的初始态长度，改善或重新获得关节周围软组织的伸展性。

c.防止结缔组织发生不可逆性挛缩。被动牵伸技术在拉长挛缩的肌纤维的同时，也能降低韧带、肌腱、关节囊这些非收缩性的软组织挛缩的可能性，使结缔组织在牵伸应力作用下逐渐延长。

d.提高肌肉的兴奋性。对于肌张力低下的肌群，进行快速牵拉，刺激传入纤维，促使梭外肌纤维收缩，可以直接或间接反射性地提高肌肉的兴奋性，增强肌肉的相关能力。

e.预防软组织损伤躯体。在活动或从事某项运动之前，应预先对关节和软组织进行适当的牵伸活动，使肌肉、肌腱等软组织对应力有适应过程，以增加关节的灵活性，减少肌肉、肌腱等软组织的损伤或疼痛。

②适应证

a.适用于短缩和挛缩组织的牵伸。如肩关节周围炎、各种原因引起的关节炎等。

b.预防由于固定、制动、失用造成的肌力减弱和相应组织短缩等造成的畸形。例如，制动或外周神经损伤所致的失用性肌无力造成的挛缩等。

c.缓解软组织挛缩、粘连或瘢痕的形成，如皮肤严重挫伤后所致的粘连和瘢痕等。

d.肌张力高导致的挛缩，如血管意外、小儿脑瘫、脊髓损伤、颅脑损伤所致的肌张力异常和挛缩等。

e.体育锻炼前后牵伸，预防肌肉、骨骼损伤，减轻运动后的肌肉疼痛。

③禁忌证

a.关节内或关节周围组织有病变，如结核、感染、肿瘤，特别是在各种炎症急性期。

b.新近发生的骨折、肌肉和韧带损伤，组织内有血肿存在。

c.骨性原因导致的关节活动度下降。

d.神经损伤或神经吻合术后1个月内。

e.关节活动或肌肉被拉长时，有剧烈疼痛。

f.肌肉组织为了维持关节的稳定性，或为了保持一定的肌肉力量，增强功能活动的基础而出现的挛缩或短缩，特别是严重肌无力的患者，牵伸应慎重。

g.挛缩或软组织已经造成关节固定，形成了不可逆性挛缩。

3)牵伸技术的注意事项

①明确目标。通过评估明确需要牵伸的部位，明确需要限制可能出现代偿作用的肌肉和关节。

②避免过度牵伸。过度牵伸指牵伸超过正常的关节活动度，导致运动过度。过度牵伸对长时间制动或不活动的组织有害无益。长时间制动后，结缔组织失去了正常的张力，特别是大强度、短时间的牵伸更容易引起损伤，造成关节不稳定，又增加了骨骼肌再次损伤的风险。

③避免牵伸水肿组织。水肿组织比正常组织更易受到损伤，同时牵伸后，水肿加剧，会增加疼痛和肿胀。

④避免过度牵伸肌力较弱的肌肉。对于肌力较弱的肌肉，应结合肌力训练，使患者在伸展性和力量之间保持平衡。

⑤牵伸中避免挤压关节。对于关节，可先稍加分离牵引力，牵伸要力量适度、缓慢、持久，既能使软组织产生张力，又不会引起或加重疼痛。避免跳跃性牵伸，在关节活动末端应避免弹动关节，因其可刺激被牵伸肌肉的牵张反射，反射性引起收缩，影响牵伸效果。

⑥了解治疗反应。牵伸后的肌肉酸胀，属于正常反应，但是不能持续

温馨提示

○在进行肌肉牵伸时，治疗师的力量控制是否得当关系到治疗的安全性和患者配合度，进一步影响康复治疗是否能正常进行。此技术是康复治疗师从事临床治疗的基本技能，需要准确、熟练地掌握。

超过 24 h。大强度、短时间的牵伸容易引起软组织炎症、损伤和无力，尤其是老年人。要教会患者牵伸后保暖，或放入温热水中熏蒸，以巩固牵伸效果。

⑦骨折刚愈合，邻近关节应受到保护。

⑧如患者已知或怀疑有因疾病、长期卧床、年龄、长期服用类固醇所引起的骨质疏松症时，要特别小心。

⑨避免过度牵伸已长时间制动或不活动的结缔组织。长时间制动后，结缔组织失去了正常的张力，特别是大强度、短时间的牵伸比小强度、长时间的牵伸更容易引起损伤。

⑩其他方法与牵伸技术相配合，这样可以帮助肌肉放松，提高牵伸效果。

a. 热疗及冷疗：在牵伸肌肉前，局部可进行热疗。其方法有高频电疗（超短波、微波）、传导热疗（蜡疗、水疗）、红外线照射、超声波等，加热后的肌肉更容易放松和被牵伸。牵伸时，患者感觉舒服，可增加软组织的伸展性，以及降低发生损伤的可能性。在牵伸后给予冷疗，可减少软组织牵伸后的肿痛，促进关节活动范围的改善。

b. 按摩：深部按摩可以增加局部的血液循环，降低肌痉挛和肌紧张。如在热疗后按摩，可使软组织放松，改善软组织的伸展性。

c. 关节松动技术：牵伸前，应用关节松动技术中的轻手法，如关节分离牵引，可以缓解关节疼痛和关节周围软组织的痉挛。

d. 支具：牵伸治疗后，次日被牵伸的关节功能会出现回弹。可在牵伸之后应用支具或动力夹板，使肌肉保持在最大有效长度，进行长时间、持续的牵伸，达到牵伸挛缩部位、增加关节活动度的目的。

⑪应配合作业疗法并在日常生活活动中应用以巩固治疗。

(2)肌肉牵伸训练的操作

1)技术分类

根据牵伸技术动力来源把牵伸分为以下几种。

①被动牵伸。被动牵伸是利用外界力量，如治疗师、器械或患者自身健侧肢体力量来牵伸的一种方法。根据是否使用器械，又分为徒手被动牵伸和机械被动牵伸两种。

a. 徒手被动牵伸指治疗师对发生紧张和挛缩的组织或活动受限的关节，徒手施加外力进行牵伸，并通过控制牵伸方向、速度和持续时间，来增加挛缩组织的延展性，达到扩大关节活动范围的一种牵伸方法。徒手被动牵伸是常用的一种牵伸技术。与关节的被动活动不同，软组织的被动牵伸是使活动受限的关节活动范围扩大，而关节被动活动是在关节活动未受限、可利用的范围内进行的，目的是维持关节现有的活动范围，但无明显扩大关节活动范围的作用。徒手被动牵伸是一种短时间的牵伸，每次牵伸持续 15 s 左右，重复多次。牵伸的强度与时间长短根据患者的耐受程度而定。在具体应用时，常以维持性牵伸为主，即缓慢、轻手法牵伸，

温馨提示

○关注治疗反应是每一名治疗师需要重视的一项必要日常工作。通过对治疗反应的解释，不仅可以让患者熟知正常治疗效果，减少对治疗师治疗的误解，还可以体现医者仁心的良好道德品质。

持续10~40 s或更长时间。这种牵伸不容易引起肌肉的牵伸反射和增加已被拉长了的肌肉的张力，有时也被称为静力性牵伸。

b.机械被动牵伸指借助机械装置，使用小强度的外部力量，较长时间作用于短缩组织的一种牵伸方法。其牵伸力量通过重量牵引、滑轮系统或系列夹板而发生作用。牵伸方式可以采用持续式或周期性断续式。持续牵伸时间至少每次15~30 min，甚至长达数小时。断续式可以通过机械装置进行设置，如15 s末端调整牵伸力量并短暂休息，如此重复多次。无论是持续式还是断续式，机械牵伸都比徒手牵伸效果好，因为牵伸力量能维持较长的一段时间，而徒手被动牵伸是短暂的。机械被动牵伸节省人力，牵伸强度小，时间长，较徒手被动牵伸更安全、更舒适，疗效也更好。

利用将沙袋、哑铃等重物直接或间接地放在患者的肢体上的方法进行牵伸，可根据患者的病情需求，逐渐加大或减少重物的重量或延长牵伸的时间。

利用滑轮系统将重力牵伸的方向进行调整，可以拉伸不同的肢体，达到更好的治疗目的。此方法可弥补手法牵引有困难或效果欠佳的不足。可以利用弹力，结合治疗体位的固定准确调整，还可以让患者自主调节牵引力，进行动态牵伸。

②主动牵伸又称自我主动牵伸，是患者按照治疗师的讲解，在治疗师的指导下，独自完成的一种肌肉伸展性训练。牵伸力量为自身重量或周围环境中的物体，也可以利用主动抑制作用来进行牵伸，从而完成独立地进行保持或增加关节活动度的治疗活动。自我牵伸方法多样，患者可以因地制宜选择适合自己需要的正确方式进行。牵伸强度和持续时间与被动牵伸(徒手、器械)相同。患者处于固定而舒适的体位进行牵伸训练，经过严格的指导训练后，患者自我合理调节牵伸参数，这是巩固疗效的重要措施。

③主动抑制适用于具有收缩性的软组织，患者可通过主动活动有意识地放松该肌肉(主动抑制)，使被动牵伸阻力较小，牵伸因此更容易。紧绷肌肉在被牵伸前先收缩，后会产生自体性抑制而放松。另外，紧绷肌肉的对侧肌肉收缩可使紧绷肌肉产生交互性抑制而放松。牵伸时，可以结合这两种主动抑制的方法，使肌肉放松后再进行。这种牵伸主要用于肌肉神经支配完整，且患者能自主控制的情况下。对于那些因神经-肌肉障碍引起的肌无力、痉挛或瘫痪，以及没有很好收缩性的挛缩组织则没有作用。

临床上常用的主动抑制方法有3种：收缩—放松；收缩—放松—收缩；拮抗肌收缩。分述如下：

a.收缩—放松：牵伸的肌肉处于该肌肉的末端范围，或者为舒适的拉长位置；紧张或挛缩的肌肉先进行无痛性、中等强度、较长时间的等长抗阻收缩5~10 s，使肌肉感觉疲劳。让患者主动放松肌肉。治疗师被动活动肢体，并继续牵伸肌肉。休息几秒钟后，重复上述过程。

b.收缩—放松—收缩：牵伸的肌肉处于该肌肉的末端范围，或者为舒适的拉长位置；紧张或挛缩的肌肉先进行无痛性、中等强度、较长时间的等长抗阻收缩5~10 s，使肌肉感觉疲劳。让患者主动放松肌肉。对治疗肌肉的拮抗肌进行向心性收缩，对抗挛缩肌，改善关节活动度。

c.拮抗肌收缩：先把紧张的肌肉被动拉长到一个舒适的位置。紧张肌肉的拮抗肌做等张收缩。无论是向心还是离心运动，都要对收缩肌肉施加允许关节运动的轻微阻力。当关节运动时，由于交互抑制的结果，紧张的肌肉可以放松。

2)牵伸程序

①治疗前评估：牵伸前，治疗师必须对患者进行系统的检查和评估，了解其关节活动受限的部位、性质、原因及功能情况。例如，是否有炎症性疼痛，挛缩组织处于什么阶段等。同时，还要评估活动受限的肌力，年龄、认知、身体状况如何，能否主动参与及预后等。

②治疗交流：牵伸前，应选择最有效的牵伸方法，并向患者解释牵伸的目标和牵伸步骤，以及放松的重要性，以取得配合。告知可能出现的反应，叮嘱其及时沟通。

③患者体位：将患者安置在舒适、放松的体位，一般选择卧位或坐位，尽量暴露治疗的部位，以利于治疗时关节被牵伸至最大的活动范围。上肢被动牵伸时，患者也可取坐位，将前臂放置在治疗床上或者治疗台上，这样很容易固定被牵伸的近端结构。

④治疗师位置及操作手法：治疗时，治疗师应面向患者站在牵伸侧，双手固定在被牵伸肌肉的两端；靠近患者身体的称内侧手，远离患者身体的称外侧手；靠近患者头部的为上方手，靠近患者足部的为下方手。其他位置术语与标准解剖位相同，即靠近腹部为前，靠近背部为后，靠近头部为上，靠近足部为下。

⑤技术参数

a.牵伸方向：牵伸用力的方向应与肌肉紧张或挛缩的方向相反。先在可控制的关节活动范围内活动，缓慢移动肢体至受限的终末端，固定近端，牵伸远端，可以对关节施加分离牵引力，以避免挤压关节。

b.牵伸强度：牵伸要力量适度、缓慢、持久，能足够拉紧软组织的结构，但不至于导致疼痛或损伤。实践证明，低强度、长时间的持续牵伸效果优于高强度、短时间的牵伸效果。

c.牵伸时间：被动徒手牵伸持续时间为每次10~20 s，也可达30~60 s，然后重复10~20次，反复使被牵伸肌肉在长度上延伸、局部有紧张牵拉感。每次牵伸之间要休息30 s左右，并配合轻手法按摩，有利于组织修复并缓解治疗反应。机械牵伸时间为每次15~20 min。患者每天进行1~2次。10次为1个疗程，一般为3~5个疗程。如果规范治疗一个星期无明显疗效，应该进行重新评估，调整参数或改用其他治疗方法。

⑥治疗反应：在牵伸过程中，患者感到轻微疼痛是正常的，要以患者

能够耐受为原则。当患者感到明显疼痛或剧痛难忍时，应视为负荷过度，容易造成被牵伸组织损伤，应及时调整强度，避免造成医源性损伤。

一般牵伸治疗后，患者可以感到被牵伸部位关节周围软组织放松，关节活动范围改善。如果第二天被牵伸部位仍然有肿胀和明显的疼痛，说明牵伸强度太大，应降低牵伸强度或休息一天。牵伸治疗的效果因治疗强度和时间及损伤的部位、病情而异。

2. 技能操作

(1)徒手被动牵伸

①牵伸伸颈肌群。患者取坐位。治疗师站于患者身侧，下方手固定脊柱，上方手轻柔地向下压患者头部，使颈部最大限度前屈，牵伸伸颈肌群。

②牵伸屈颈肌群。患者取坐位。治疗师站于患者身侧，下方手固定脊柱，上方手在前额部轻柔地向后推，使颈部后伸达到最大的活动范围，牵伸屈颈肌群。

③牵伸颈部侧屈肌群。患者取坐位。治疗师站于患者身后，上方手放于牵拉侧的颞部，下方手放于同侧的肩部，固定牵拉侧肩部，防止肩关节代偿运动。

(2)自我主动牵伸

①颈部后伸肌群牵伸。患者坐在有靠背的椅子上，双上肢放松放于躯干的两侧，前屈颈椎，牵伸颈部后伸肌群，增加颈椎前屈活动范围。

②颈部前屈肌群牵伸。患者体位同上，后伸颈椎，牵伸颈部前屈肌群，增加颈椎后伸活动范围。

③颈部侧屈肌群牵伸。患者体位同上，颈部向一侧做侧屈运动，牵伸对侧颈屈肌群。

(3)自主训练

学生两两分组，交替扮演患者和治疗师，完成颈部肌肉牵伸训练，并将训练情况记录在表3-1-1颈部肌肉牵伸自主训练情况记录表中。

表3-1-1　颈部肌肉牵伸自主训练情况记录表

训练项目	患者体位	训练要点	患者反应	备注
1.伸颈/屈颈肌群牵伸训练				
2.颈部侧屈肌群牵伸训练				

颈部肌肉与功能

注意事项

○训练中，治疗师应恪守职业规范，保证患者体位舒适，保持耐心体贴的心态，要尊重患者，密切关注患者治疗反应。颈部训练时，切忌使用暴力，以免发生损伤。

温馨提示

○自主练习时尤其要注意手法的规范性，保证安全，不可违反要求，造成损伤。切记：牵伸手法要轻柔。

(二)腰部肌肉牵伸训练

腰部肌肉与功能

技能操作

(1)徒手被动牵伸

①牵伸腰部屈肌群。患者取站立位。治疗师站于患者身侧，下方手固定腰骶部，防止伸髋代偿，上方手向后推，牵伸腰部屈肌群。注意动作应缓慢，保持身体平衡。

②牵伸腰部伸肌群。患者取坐位或站立位。治疗师站于患者身侧，上方手放于胸椎上部，下方手固定腰骶部。如果取站立位，应注意控制屈髋代偿。治疗师上方手在患者背部轻轻向下压，牵伸腰部伸肌群。

③牵伸腰部侧屈肌群。患者取站立位。治疗师站于患者身后，上方手放于牵伸侧肩峰，下方手放于非牵伸侧髂部，固定骨盆。上方手在肩部轻轻向对侧推，牵伸腰部侧屈肌群。

(2)自我主动牵伸

①腰部后伸肌群牵伸。患者取站立位，双上肢放松放于躯干的两侧，做腰椎前屈运动至最大的活动范围，牵伸腰部后伸肌群。

②腰部前屈肌群牵伸。患者取站立位，双手叉腰，做后伸腰运动至最大的活动范围。

③腰部侧屈肌群牵伸。患者取站立位，双手叉腰，牵伸腰部侧屈肌群。一手上举，向对侧做腰侧屈运动至最大的活动范围。

(3)自主训练

学生两两分组，交替扮演患者和治疗师，完成腰部肌肉牵伸训练，并将训练情况记录在表3-1-2中。

表3-1-2 腰部肌肉牵伸自主训练情况记录表

训练项目	患者体位	训练要点	患者反应	备注
1.腰部屈肌群/伸肌群牵伸训练				
2.腰部侧屈肌群牵伸训练				

检查评估

(1)评估准备

在操作前，需要与患者及陪护人员充分沟通，询问病史及相关辅助检查结果，充分了解患者的康复期望，正确评估患者现有软组织状态和关节活动度等功能情况，结合患者具体情况，确定训练方案。躯干肌肉牵伸训练前，需要准备好相关训练设备，见表3-1-3。

表3-1-3 躯干肌肉牵伸训练常用设备

序号	设备名称	备注
1	PT床/凳	
2	肋木、套凳、阶梯等	
3	关节活动度测量仪器	

(2)实施评估

对本任务的学习情况进行检查，并将相关内容填写在表3-1-4中。

表3-1-4 躯干肌肉牵伸训练记录单

检查项目	操作是否合格	结果点评
1.颈部肌肉牵伸训练		
伸颈/屈颈肌群牵伸训练	是□ 否□	
颈部侧屈肌群牵伸训练	是□ 否□	
2.腰部肌肉牵伸训练		
腰部屈肌群/伸肌群牵伸训练	是□ 否□	
腰部侧屈肌群牵伸训练	是□ 否□	

结果点评时要结合：①选用合理治疗设备；②治疗操作规范；③治疗成效；④患者满意度。

任务小结

- 躯干肌肉牵伸训练
  - 健康风险因素的识别
    - 知识学习
      - 肌肉牵伸训练的基础理论
        - 牵伸技术的基本原理
        - 牵伸技术的治疗作用、适应证和禁忌证
        - 牵伸技术的注意事项
      - 肌肉牵伸训练的操作
        - 技术分类
        - 牵伸程序
    - 技能操作
      - 徒手被动牵伸
        - 牵伸伸颈肌群
        - 牵伸屈颈肌群
        - 牵伸颈部侧屈肌群
      - 自我主动牵伸
        - 颈部后伸肌群牵伸
        - 颈部前屈肌群牵伸
        - 颈部侧屈肌群牵伸
  - 腰部肌肉牵伸训练
    - 徒手被动牵伸
      - 牵伸腰部屈肌群
      - 牵伸腰部伸肌群
      - 牵伸腰部侧屈肌群
    - 自我主动牵伸
      - 腰部后伸肌群牵伸
      - 腰部前屈肌群牵伸
      - 腰部侧屈肌群牵伸

教学资源

微课 肘部肌肉与功能

任务二 四肢肌肉牵伸训练

任务导入

场景:某康复医院运动治疗室

人物:患者李某、治疗师小梁

情节:患者李某,男,21岁,半年前外伤导致右侧踝关节扭伤,外院行石膏绷带固定手术,2周后局部肿胀消除,疼痛减轻。固定未按医嘱定时去除。现因踝关节活动受限来院就诊。

查体:一般情况尚可,意识清醒,生命体征平稳,右侧踝关节活动受限,拖拽步态。廓清欠佳。局部轻微疼痛,关节周围软组织粘连,X线片未见异常。假如你是治疗师小梁,针对患者目前的情况,该如何处理?

任务目标

- 能针对患者四肢活动受限的具体情况,合理选用主动牵伸、被动牵伸、主动抑制等治疗技术,完成四肢活动受限患者的肌肉牵伸训练。
- 能按照康复治疗技术操作规范,指导并协助患者完成四肢肌肉和软组织的主动牵伸训练、被动牵伸训练、主动抑制训练。

任务实施

上肢肩部肌肉与功能

(一)上肢肩部肌肉牵伸训练

技能操作

(1)徒手被动牵伸

①牵伸肩后伸肌群。患者取仰卧位,上肢尽量前屈,屈肘,前臂及手放松。治疗师站在患侧,上方手将上肢沿矢状面向上缓慢用力抬高,肱骨

被动前屈到最大范围，以拉长肩后伸肌群。患者前屈受限角度不同，为了达到更好的治疗效果，治疗师可适当调整体位进行牵伸（图3-2-1）。

②牵伸肩前屈肌群。患者取俯卧位，上肢放在体侧，前臂及手放松。治疗师站在患侧，下方手提拉起肱骨远端，将肱骨被动后伸至最大范围，以拉长肩前屈肌群。注意固定好肩胛骨。

③牵伸肩内收肌群。患者取仰卧位，肩放松，尽量外展，屈肘90°。治疗师坐在患侧，上方手将肱骨被动外展到最大范围，当上肢沿额状面被动移到外展90°时，要注意将上肢稍外旋后再继续移动，以牵伸肩内收肌群（图3-2-2）。

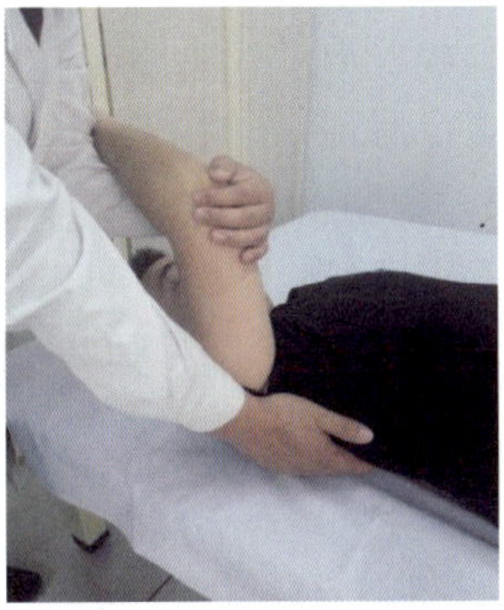

图3-2-1　牵伸肩后伸肌群

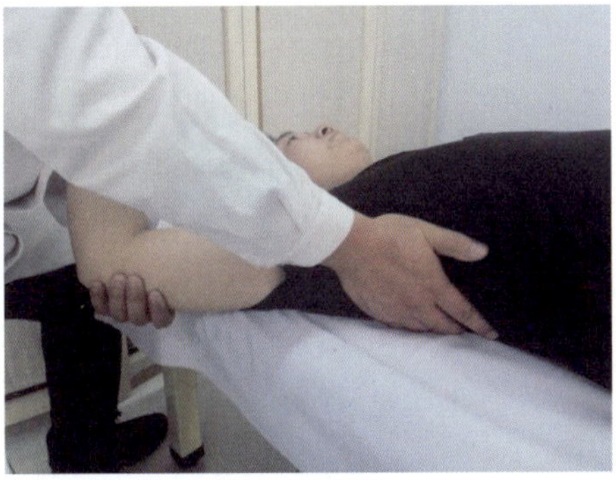

图3-2-2　牵伸肩内收肌群

④牵伸肩外展肌群。患者取仰卧位，肩放松，尽量内收，屈肘90°，前臂放松。治疗师站在患侧，下方手将肱骨被动内收到最大范围，以牵伸肩外展肌群。

⑤牵伸肩内旋肌群。患者取仰卧位，肩外展90°，屈肘90°。如不能充分外展，可外展至舒服的位置（30°~60°）。治疗师站在患侧，内侧手移动前臂，使肩关节外旋。以肘关节为原点，在确保肘关节稳定且无痛的情况下，将前臂向上朝床面被动牵伸至最大范围，充分拉长肩关节内旋肌群。

⑥牵伸肩外旋肌群。患者体位同上。治疗师站在患侧，外侧手移动前臂，使肩关节内旋。以肘关节为原点，在确保肘关节稳定且无痛的情况下，将前臂向下朝床面被动牵伸至最大范围，充分拉长肩关节外旋肌群（图3-2-3）。

⑦牵伸肩水平内收肌群。患者取仰卧位，患侧肩部位于床沿，肩关节前屈90°，肘关节可以屈曲。治疗师内侧手固定肩部，外侧手握住肱骨远端，使肩关节完全水平外展至最大范围。另外，牵伸还可以在坐位下进行。患者双手交叉放在枕部，治疗师位于患者身后，双手分别握住肘，向后水平外展，同时让患者配合做深吸气后深呼气的运动（图3-2-4）。

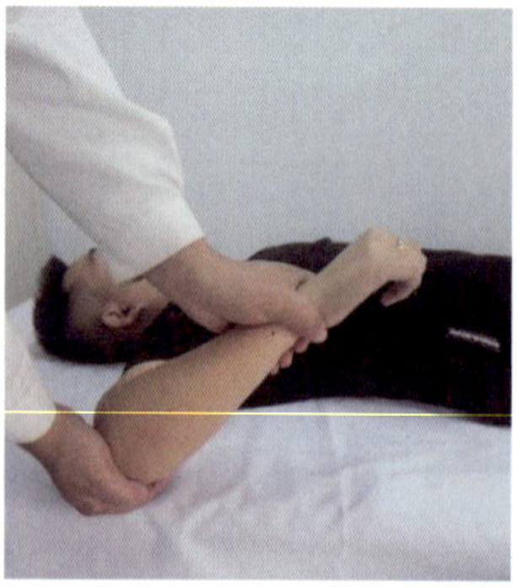

图3-2-3　牵伸肩外旋肌群

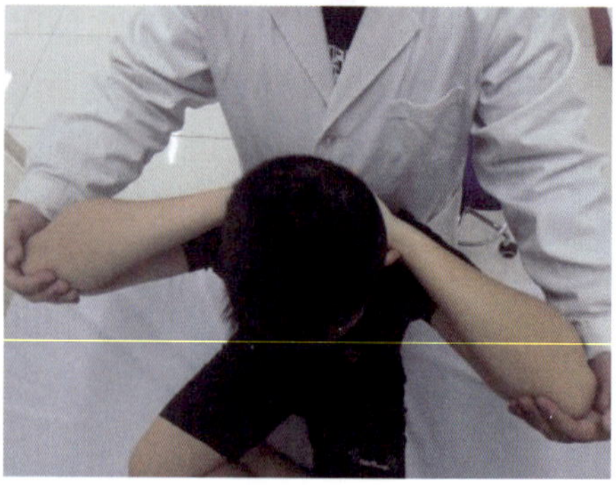

图3-2-4　牵伸肩水平内收肌群

⑧牵伸肩水平外展肌群。患者取仰卧位，患侧肩部位于床沿，肩关节外展90°，肘关节可以屈曲。治疗师内侧手固定肩部，外侧手握住肱骨远端，使肩关节完全水平内收至最大范围。

⑨牵伸提肩胛肌。患者坐在椅子上，头转向健侧，稍向前屈，直至颈部后外侧有酸胀感。牵伸侧上肢外展，屈肘，手放枕部。治疗师站在患者身后牵伸侧，外侧手向上抬，内侧手向下压，同时，让患者深吸气后深呼气，以牵伸提肩胛肌（图3-2-5）。

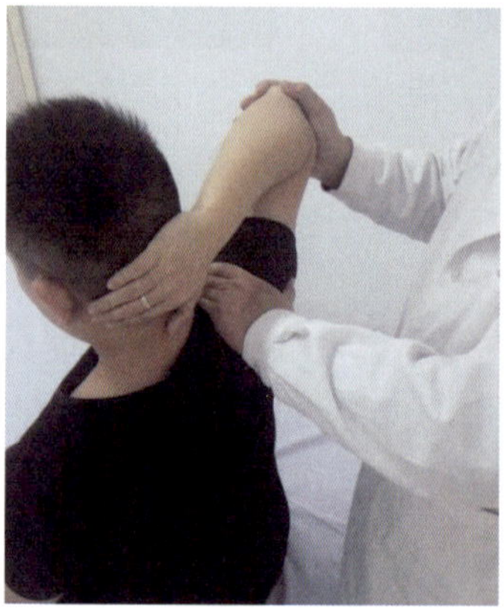

图3-2-5　牵伸提肩胛肌

注意事项

○训练中，治疗师应恪守职业规范，保证患者体位舒适，保持耐心，尊重患者，密切关注患者治疗反应。训练要循序渐进，动作应轻柔。上肢的关节活动范围广，功能活动多，与人的日常生活活动关系密切。

（2）自我主动牵伸

①长轴牵伸。患者侧坐，牵伸侧腋窝放在椅背或类似支持物上，肩部置于支持物外缘，患侧上肢自然下垂，可手提适当重量的物体，以达到更好的牵伸效果。

②增加肩前屈活动范围。当上肢前屈不到90°时，可坐在治疗桌旁，牵伸侧上肢放在桌上，肘伸直，前臂旋前，健侧手放在患手上面，向上提拉患肢，或身体向前下方即桌面方向倾斜，以牵伸肩后伸肌。当上肢前屈大于90°时，距肋木一定距离站稳，双上肢上举，手握肋木，弯腰下压牵伸肩后伸肌群（图3-2-6）。

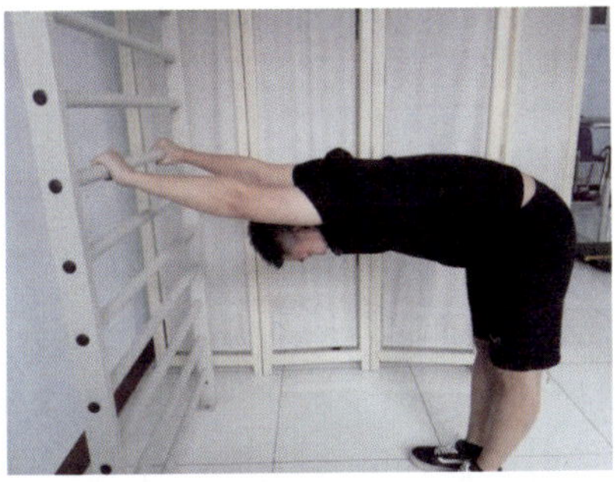

图3-2-6　增加肩前屈活动范围

③增加肩后伸活动范围。患者背对肋木而站。双侧上肢后伸，肘关节挎住肋木，身体向前并向下运动，以牵伸肩前屈肌群。

④增加肩外展活动范围。患者侧坐在治疗桌旁，患侧上肢屈肘，前臂放在桌上，健侧手放在肱骨近端，身体向下及桌子方向倾斜。

⑤增加肩旋转活动范围。患者侧坐在治疗桌旁。肩外展90°，屈肘90°，前臂平放在桌上。牵伸内旋肌群时，前臂掌面离开桌面；牵伸外旋肌群时，前臂掌面向桌面运动。

(3)自主训练

学生两两分组，交替扮演患者和治疗师，完成肩部肌肉牵伸训练，并将训练情况记录在表3-2-1中。

表3-2-1　肩部肌肉牵伸自主训练情况记录表

训练项目	患者体位	训练要点	患者反应	备注
1. 肩后伸肌群牵伸训练				
2. 肩前屈肌群牵伸训练				
3. 肩内收和外展肌群牵伸训练				
4. 肩内旋和外旋肌群牵伸训练				
5. 肩水平内收和外展肌群牵伸训练				
6. 肩胛骨周围肌群牵伸训练				

温馨提示

○上肢的牵伸技术较为复杂，需要有扎实的运动解剖学基础才能掌握。肩带肌肉被牵伸时，需要特别注意固定肩胛骨，预防肩胛骨的代偿性运动，否则，很容易导致牵伸效果不佳或肩部相关肌肉过度牵伸。

（二）上肢肘部肌肉牵伸训练

技能操作

（1）徒手被动牵伸

①牵伸屈肘肌群。患者取仰卧位，上肢外展至舒服的位置（30°～60°），前臂旋前。治疗师面向患者坐在患侧，内侧手固定上臂，限制不必要的活动，外侧手牵伸肘关节至最大范围，以牵伸屈肘肌群（图3-2-7）。

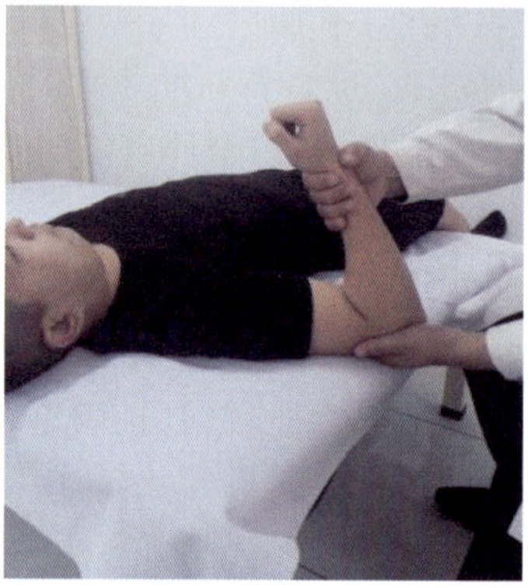

图3-2-7 牵伸屈肘肌群

②牵伸伸肘肌群。患者取仰卧位，上肢外展至舒服的位置（30°～60°），前臂旋后。治疗师上方手屈曲肘关节至最大范围。

③牵伸旋后/旋前肌群。患者取仰卧位或坐位，肩外展至舒适的位置，屈肘90°。治疗师面向患者坐在患侧，上方手握住前臂远端内侧或者外侧，做旋后或旋前活动至最大范围。牵伸时，以桡骨、尺骨纵轴为中心轴旋转，不要让手腕发生扭曲和旋转。

（2）自我主动牵伸

①增加屈肘活动范围。患者侧坐在治疗桌旁，患侧上肢屈肘置于桌面，上身向内侧前倾，借助自身重量牵伸伸肘肌群。

②增加伸肘活动范围。患者双手握住肋木，上身后倾，借助躯干力量牵伸屈肘肌群。或双足悬空，借助自身重量牵伸肩部、肘部肌群。

③增加旋前或旋后活动范围。牵伸侧肩前屈外展至舒适的位置，屈肘90°，手握住小木棍一端，健侧手握住小木棍另一端，分别朝向桌面和离开桌面加压，对前臂进行旋前或旋后牵伸。

（3）自主训练

学生两两分组，交替扮演患者和治疗师，完成肘部肌肉牵伸训练，并将训练情况记录在表3-2-2中。

肘部肌肉与功能

注意事项

○训练中，治疗师应恪守职业规范，保证患者体位舒适，保持耐心，尊重患者，密切关注患者治疗反应。训练要循序渐进，动作应轻柔。肘部骨骼较长，杠杆作用明显，此处肌肉相对细小，若牵伸力量过大，特别是暴力牵伸，很容易引起肌肉拉伤，导致骨化性肌炎发生。因此，牵伸肘部需要格外谨慎，尤其是牵伸儿童的肘部肌群，用力应轻柔、缓慢，牵伸时间稍长，或应用主动抑制技术，以避免发生损伤。

表3-2-2　肘部肌肉牵伸自主训练情况记录表

训练项目	患者体位	训练要点	患者反应	备注
1.肘关节屈伸肌群牵伸训练				
2.前臂旋后/旋前肌群牵伸训练				

(三)上肢腕部肌肉牵伸训练

1.腕部肌肉与功能

腕部肌肉与前臂肌肉关系密切,共同发挥生理功能。

2.技能操作

(1)徒手被动牵伸

①牵伸屈腕肌群。患者取仰卧位或坐在治疗桌旁。治疗师站或坐于患侧,一手握住前臂远端固定,另一手握住患者的手掌,牵拉腕屈肌。

②牵伸伸腕肌群。患者取仰卧位或坐在治疗桌旁。上臂外展,放在桌上,屈肘90°,前臂成中立位,手指放松。治疗师站或坐于患侧,一手握住前臂远端固定,另一手握住手掌背面掌骨远端。屈曲患者腕部,并允许手指自然伸直,使被动屈腕至最大范围。

③牵伸尺侧偏肌群。患者取坐位,前臂放松置于治疗桌上,手掌平放在桌面上。治疗师面对患者坐于桌旁,上方手固定前臂远端,下方手向桡侧偏,以牵伸尺侧偏肌群。

④牵伸桡侧偏肌群。患者取坐位,前臂放松置于治疗桌上,手掌平放在桌面上。治疗师坐于桌旁,上方手固定前臂远端,下方手向尺侧偏,以牵伸桡侧偏肌群。

(2)自我主动牵伸

①增加屈腕活动范围。双肘关节屈曲,双手放于胸前,患侧手指向下,健侧手推压患侧手背,稳定住手掌,患侧肘关节做向下运动,以牵伸屈腕肌群。

②增加伸腕活动范围。双肘关节屈曲,双手放于胸前,患侧手指向上,健侧手推压患侧手掌,稳定住手掌,患侧肘关节做向上运动,以牵伸伸腕肌群。

③增加桡偏、尺偏活动范围。患侧前臂旋前放在治疗桌上,手掌向下,健侧手放在手背上。增加桡偏时,将患侧手向桡侧牵拉;增加尺偏时,将患侧手向尺侧牵拉。

温馨提示

○腕等部位肌肉细小,牵伸时不要用力过度,以免造成损伤。

(3)自主训练

学生两两分组，交替扮演患者和治疗师，完成腕部和手部肌肉牵伸训练，并将训练情况记录在表3-2-3中。

表3-2-3 腕部肌肉牵伸自主训练情况记录表

训练项目	患者体位	训练要点	患者反应	备注
1.腕掌屈肌群牵伸训练				
2.腕背伸肌群牵伸训练				
3.尺侧/桡侧偏肌群牵伸训练				

(四)上肢手部肌肉牵伸训练

1.手部肌肉与功能

手部肌肉外侧群作用是使拇指做展、收、对掌、屈等动作；内侧群作用是使小指做屈、外展和对掌等动作；中间群作用主要是屈伸指间关节、掌指关节，并拢手指。

2.技能操作

(1)徒手被动牵伸

①牵伸屈指肌群。患者取仰卧位或坐位，牵伸侧上肢稍外展，屈肘90°。治疗师面对患者坐在治疗桌旁，上方手握住掌骨外侧，下方手放在手指掌侧，四指并拢。被动将手指完全伸直。

②牵伸伸指肌群。患者取仰卧位或坐位，牵伸侧上肢稍外展，屈肘90°。治疗师面对患者坐在治疗桌旁，上方手握住掌骨外侧，下方手放在手指掌侧，四指并拢。被动将手指完全屈曲。

(2)自我主动牵伸

①增加掌指关节屈、伸活动范围。患手握拳，健手放在患手掌指关节背侧，将近端指骨向手掌方向屈曲，牵伸掌指关节伸肌群。患手四指并拢，健手拇指放在患手掌指关节背侧，其余四指放在手指掌侧，向背侧牵伸掌指关节屈肌群。

②增加指间关节屈、伸活动范围。健手握住患手背侧，同时屈曲近端及远端指间关节，以牵伸伸指肌腱。健手拇指放在近端指骨背面，其余四指放在远端指骨掌面，同时牵伸近端及远端关节屈指肌腱。

(3)自主训练

学生两两分组，交替扮演患者和治疗师，完成腕部和手部肌肉牵伸训

温馨提示

○手的各部位肌肉细小，牵伸时不要用力过度，以免造成损伤。

练,并将训练情况记录在表3-2-4中。

表3-2-4 手部肌肉牵伸自主训练情况记录表

训练项目	患者体位	训练要点	患者反应	备注
1.掌指关节屈伸肌群牵伸训练				
2.指间关节屈伸肌群牵伸训练				

(五)下肢髋肌肉牵伸训练

技能操作

(1)徒手被动牵伸

①牵伸臀大肌。患者取仰卧位,下肢屈膝。治疗师面向患者头部站在患侧,上方手扶按骨盆外侧,稳定躯干。当屈髋角度小于90° 时,下方手从内侧托住腘窝,抬起患侧下肢,牵伸臀大肌;当屈髋角度大于90° 时,下方手向下按压髌骨处,牵伸髋关节达最大范围(图3-2-8)。

②牵伸腘绳肌。患者取仰卧位,健侧下肢伸直。治疗师面向患者头部站在患侧,上方手扶按骨盆外侧,稳定躯干。当屈髋角度小时,治疗师用上臂与躯干夹持患者小腿,下方手从内侧托住腘窝,抬起患侧下肢,牵伸臀腘绳肌;当屈髋角度大时,患肢放在治疗师肩上。下方手向前推腘窝处,牵伸髋关节达最大范围。髋外旋时,屈髋的牵伸力量作用于腘绳肌中间;髋内旋时,屈髋的牵伸力量作用于腘绳肌外侧。

③牵伸髂腰肌。患者取俯卧位,患侧下肢伸膝。治疗师面向患者头部站在患侧,上方手放在臀部外侧,扶持并固定骨盆,下方手抬起大腿,离开床面进行牵伸,后伸髋关节至最大范围。

④牵伸股直肌。患者取俯卧位,患侧下肢屈膝,小腿放松,置于治疗师上臂处。治疗师面向患者头部站在患侧,上方手放在臀部外侧,扶持并固定骨盆,不要使髋外展或旋转,使股直肌得到最大牵伸。下方手抬起大腿,离开床面进行牵伸(图3-2-9)。

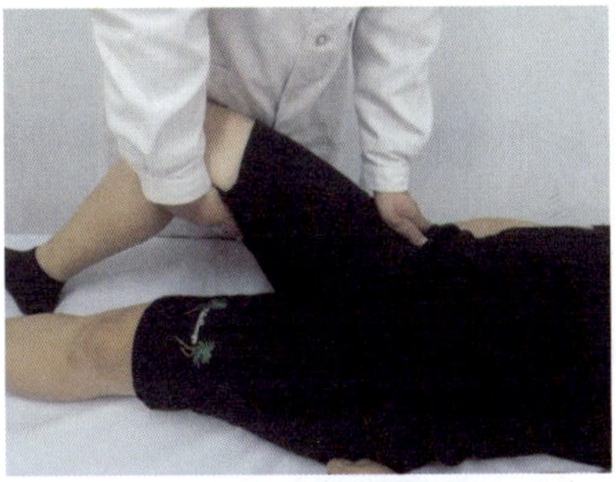

图3-2-8 牵伸臀大肌

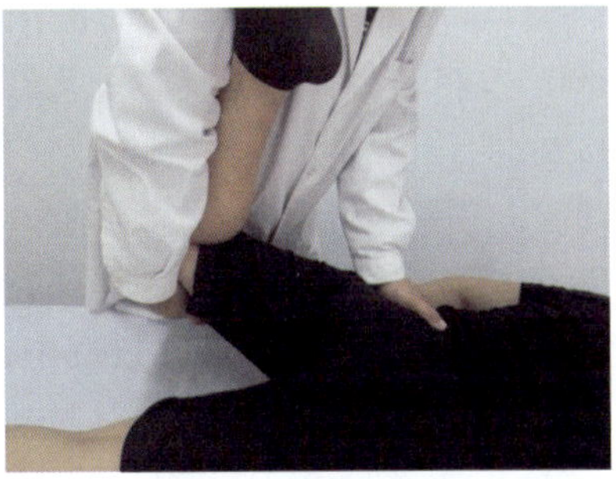

图3-2-9 牵伸股直肌

温馨提示

○下肢肌肉丰厚,若治疗师单纯用上肢力量进行牵伸,不仅操作难度大,耗费体力,而且动作可控性下降。因此,需要利用力学原理,合理使用躯干的重量,才能顺利进行治疗。

髋部肌肉与功能

注意事项

○训练中，治疗师应恪守职业规范，保证患者体位舒适，保持耐心，尊重患者，密切关注患者治疗反应。训练要循序渐进，动作应轻柔。髋部肌肉附着在骨盆和腰椎椎体上，当牵伸髋部肌肉时，必须固定好骨盆，避免代偿运动，使牵伸力量真正作用在髋部。

⑤牵伸髋内旋/外旋肌群。患者取仰卧位，患侧下肢屈髋90°，屈膝90°。治疗师面向患者头部站在患侧，上方手保持体位，防止髋部、膝部角度变化，下方手将小腿向内转/外转，至髋部内旋/外旋最大范围，以牵伸髋内旋/外旋肌群（图3-2-10）。还可以使用以下方式：患者取俯卧位，患侧髋部保持中立位，屈膝90°。治疗师面向患者站在患侧，上方手固定骨盆，下方手将小腿向内转/外转，至髋部内旋/外旋最大范围，以牵伸髋内旋/外旋肌群。

⑥牵伸髋内收肌群。患者取仰卧位，下肢伸直。治疗师面向患者坐在患侧床旁，下方手托抬患者大腿远端，使大腿稍离开床面，以减少操作阻力，上方手推压固定骨盆。尽可能外展髋关节至最大范围，以牵伸内收肌群。如患者有较好的躯干控制力，治疗师双手可分别托持腘窝和足跟处，向外侧牵伸。内收肌群相对薄弱，容易造成肌肉拉伤，需要注意控制牵伸力度和关节角度变化（图3-2-11）。

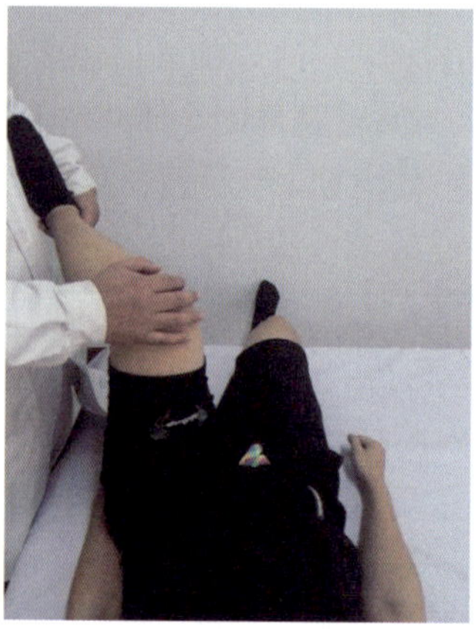

图3-2-10 牵伸髋外旋肌群

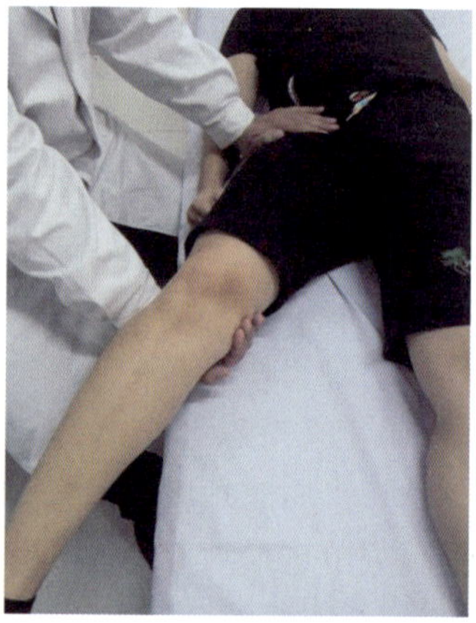

图3-2-11 牵伸髋内收肌群

（2）自我主动牵伸

①增加屈髋活动范围。患者取手膝跪位，腰部保持稳定，臀部向后运动至最大范围，以牵伸伸髋肌群。

②增加伸髋活动范围。患者取俯卧位，双上肢伸直支撑躯干，上身向上抬至最大范围，以牵伸髂腰肌。或者患者取站立位，双脚分开，双手放在腰后，上身尽量后伸。

③增加交叉伸屈髋活动范围。患者取前弓箭步，牵伸侧屈髋、屈膝90°，非牵伸侧下肢向后伸直，双手放在弓箭步腿的髌骨上方，挺胸，身体下压，此方法可同时牵伸前侧伸髋肌群和后侧下肢的屈髋肌群。

④增加髋内收/外展活动范围。患者取双脚左右分开的站立位，骨盆左右摆动，在躯干重心转移过程中，牵伸髋内收/外展肌群。

（3）自主训练

学生两两分组，交替扮演患者和治疗师，完成髋部肌肉牵伸训练，并将训练情况记录在表3-2-5中。

表3-2-5　髋部肌肉牵伸自主训练情况记录表

训练项目	患者体位	训练要点	患者反应	备注
1. 屈髋肌群牵伸训练				
2. 伸髋肌群牵伸训练				
3. 髋关节内收/外展肌群牵伸训练				
4. 髋关节内旋/外旋肌群牵伸训练				

（六）下肢膝部肌肉牵伸训练

膝部肌肉与功能

技能操作

（1）徒手被动牵伸

①牵伸伸膝肌群。患者取俯卧位，在大腿下垫软枕，防止牵伸时髂前上棘和髌骨被挤压。治疗师面向患者站在患侧，当膝关节屈曲角度较小时，上方手按压、固定腘窝，下方手向上提拉踝处；当膝关节屈曲角度较大时，上方手固定骨盆，下方手向上推压，屈膝至最大范围，以牵伸膝部伸肌群。操作时，若动作过快或用力过大，则容易导致肌肉损伤和局部肿胀（图3-2-12）。

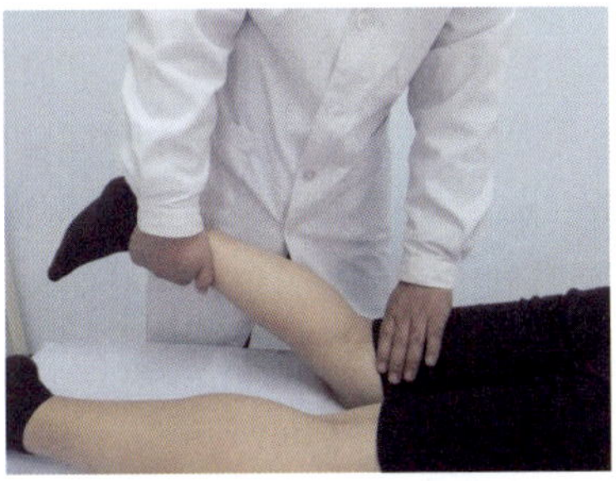

图3-2-12　牵伸伸膝肌群

②牵伸屈膝肌群。患者取仰卧位，治疗师面向患者头部站在患侧，上方手固定大腿，阻止在牵伸过程中，髋关节屈曲、外展或内收等代偿运动。下方手握住小腿远端踝关节后方，向足侧拉伸小腿或向上抬起小腿，治疗师双手反方向用力，以最大限度地伸展膝关节。

（2）自我主动牵伸

①增加伸膝活动范围。患者坐在床沿，双手下压膝关节，上身向前弯曲，向牵伸侧至最大范围，以牵伸屈膝肌群。

②增加屈膝活动范围。根据屈膝活动受限程度可取不同牵伸方法。屈膝明显受限（ROM<90°），可双手扶肋木，屈髋、屈膝下蹲，借助自身重量，以牵伸伸膝肌群。如果屈膝轻度受限（ROM>90°），牵伸侧下肢可放在较高的套凳上做屈髋、屈膝动作，站稳后身体向前倾，牵伸伸膝肌群。该方法对牵伸踝跖屈肌，增加踝背屈能力也起作用。

(3)自主训练

学生两两分组,交替扮演患者和治疗师,完成膝部肌肉牵伸训练,并将训练情况记录在表3-2-6中。

表3-2-6 膝部肌肉牵伸自主训练情况记录表

训练项目	患者体位	训练要点	患者反应	备注
1.伸膝肌群牵伸训练				
2.屈膝肌群牵伸训练				

(七)下肢踝、足部肌肉牵伸训练

踝、足部肌肉与功能

技能操作

(1)徒手被动牵伸

①牵伸跖屈肌群。患者取仰卧位,膝关节伸直或屈曲。治疗师面向患者站在患侧床旁,上方手握住小腿远端,固定小腿,下方手握住足跟,前臂、掌侧抵住足底,使足在中立位。远端牵拉足跟,前臂向近端推压足底向上运动(图3-2-13)。

②牵伸背屈肌群。患者取坐位或者仰卧位。治疗师面向患者坐或站在患侧床旁,上方手向上推压足跟,并固定踝部,下方手用力向下活动足至最大活动范围。

③牵伸踝内翻/外翻肌群。患者取仰卧位,下肢伸直。治疗师面向患者站在患侧床旁,上方手固定小腿远端,下方手握住脚掌。当牵伸外翻肌群时,将足跟向内转动;当牵伸内翻肌群时,将足跟向外转动。

(2)自我主动牵伸

①增加踝背伸活动范围。患者背靠墙,健腿在前,患腿在后,离墙壁适当距离,屈膝下蹲,利用身体重量牵伸小腿后侧肌肉。下蹲时,腰部挺直,贴近墙面。治疗时,必须感受到三头肌的紧张牵拉感,双足跟不能离开地面(图3-2-14)。

②增加踝跖屈活动范围。患者跪坐,足面与床面贴合,利用身体重量跪向自己的足底。

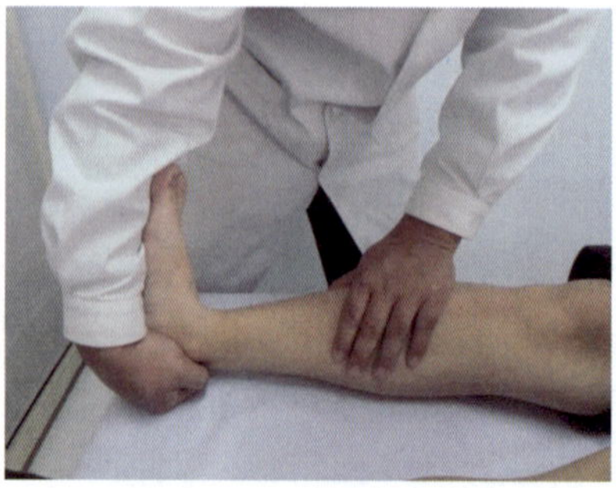

图3-2-13 牵伸跖屈肌群

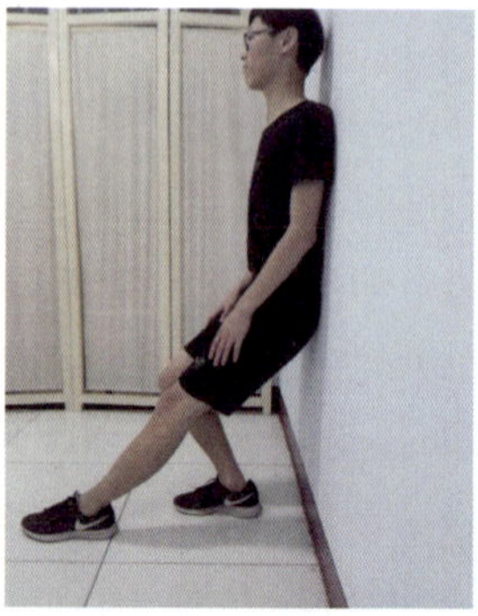

图3-2-14 增加踝背伸活动范围

(3)自主训练

学生两两分组，交替扮演患者和治疗师，完成踝、足部肌肉牵伸训练，并将训练情况记录在表3-2-7中。

表3-2-7　踝、足部肌肉牵伸自主训练情况记录表

训练项目	患者体位	训练要点	患者反应	备注
1.踝跖屈/背屈肌群牵伸训练				
2.踝内翻/外翻肌群牵伸训练				

检查评估

(1)评估准备

在操作前，需要与患者及陪护人员充分沟通，询问病史及相关辅助检查结果，充分了解患者的康复期望，正确评估患者现有功能情况，结合患者具体情况，确定训练方案。四肢肌肉牵伸训练前，需要准备好相关训练设备，见表3-2-8。

表3-2-8　四肢肌肉牵伸训练常用设备

序号	设备名称	备注
1	肋木/肩梯组合	靠墙安装，多为木制
2	体操棒、体操球	
3	PT床/凳	
4	多体位治疗床	
5	悬吊装置、滑轮	
6	肩关节训练器、肘关节训练器、腕关节训练器	
7	髋关节训练器、膝关节训练器、踝关节训练器	
8	关节活动度测量仪器	

(2)实施评估

对本任务的学习情况进行检查，并将相关内容填写在表3-2-9中。

表3-2-9　四肢肌肉牵伸训练检查表

检查项目	操作是否合格	结果点评
1.肩部肌肉牵伸训练		
肩后伸肌群牵伸训练	是□　否□	

续表

检查项目	操作是否合格	结果点评
肩前屈肌群牵伸训练	是□ 否□	
肩内收和外展肌群牵伸训练	是□ 否□	
肩内旋和外旋肌群牵伸训练	是□ 否□	
肩水平内收和外展肌群牵伸训练	是□ 否□	
肩胛骨周围肌群牵伸训练	是□ 否□	
2.肘部肌肉牵伸训练		
肘关节屈伸肌群牵伸训练	是□ 否□	
前臂旋后/旋前肌群牵伸训练	是□ 否□	
3.腕部肌肉牵伸训练		
腕掌屈肌群牵伸训练	是□ 否□	
腕背伸肌群牵伸训练	是□ 否□	
尺侧/桡侧偏肌群牵伸训练	是□ 否□	
4.手部肌肉牵伸训练		
掌指关节屈伸肌群牵伸训练	是□ 否□	
指间关节屈伸肌群牵伸训练	是□ 否□	
5.髋部肌肉牵伸训练		
屈髋肌群牵伸训练	是□ 否□	
伸髋肌群牵伸训练	是□ 否□	
髋关节内收/外展肌群牵伸训练	是□ 否□	
髋关节内旋/外旋肌群牵伸训练	是□ 否□	
6.膝部肌肉牵伸训练		
伸膝肌群牵伸训练	是□ 否□	
屈膝肌群牵伸训练	是□ 否□	
7.踝、足部肌肉牵伸训练		
踝跖屈/背屈肌群牵伸训练	是□ 否□	
踝内翻/外翻肌群牵伸训练	是□ 否□	

结果点评时要结合:①选用合理治疗设备;②治疗操作规范;③治疗成效;④患者满意度。

任务小结

- 四肢肌肉牵伸训练
  - 上肢肩部肌肉牵伸训练
    - 徒手被动牵伸
      - 牵伸肩后伸肌群
      - 牵伸肩前屈肌群
      - 牵伸肩内收肌群
      - 牵伸肩外展肌群
      - 牵伸肩内旋肌群
      - 牵伸肩外旋肌群
      - 牵伸肩水平内收肌群
      - 牵伸肩水平外展肌群
      - 牵伸提肩胛肌
    - 自我主动牵伸
      - 长轴牵伸
      - 增加肩前屈活动范围
      - 增加肩后伸活动范围
      - 增加肩外展活动范围
      - 增加肩旋转活动范围
  - 上肢肘部肌肉牵伸训练
    - 徒手被动牵伸
      - 牵伸屈肘肌群
      - 牵伸伸肘肌群
      - 牵伸旋后/旋前肌群
    - 自我主动牵伸
      - 增加屈肘活动范围
      - 增加伸肘活动范围
      - 增加旋前或旋后活动范围
  - 上肢腕部肌肉牵伸训练
    - 腕部肌肉与功能
    - 技能操作
      - 徒手被动牵伸
        - 牵伸屈腕肌群
        - 牵伸伸腕肌群
        - 牵伸尺侧偏肌群
        - 牵伸桡侧偏肌群
      - 自我主动牵伸
        - 增加屈腕活动范围
        - 增加伸腕活动范围
        - 增加桡偏、尺偏活动范围
  - 上肢手部肌肉牵伸训练
    - 手部肌肉与功能
    - 技能操作
      - 徒手被动牵伸
        - 牵伸屈指肌群
        - 牵伸伸指肌群
      - 自我主动牵伸
        - 增加掌指关节屈、伸活动范围
        - 增加指间关节屈、伸活动范围

- 四肢肌肉牵伸训练
  - 下肢髋肌肉牵伸训练
    - 徒手被动牵伸
      - 牵伸臀大肌
      - 牵伸腘绳肌
      - 牵伸髂腰肌
      - 牵伸股直肌
      - 牵伸髋内旋/外旋肌群
      - 牵伸髋内收肌群
    - 自我主动牵伸
      - 增加屈髋活动范围
      - 增加伸髋活动范围
      - 增加交叉伸屈髋活动范围
      - 增加髋内收/外展活动范围
  - 下肢膝部肌肉牵伸训练
    - 徒手被动牵伸
      - 牵伸伸膝肌群
      - 牵伸屈膝肌群
    - 自我主动牵伸
      - 增加伸膝活动范围
      - 增加屈膝活动范围
  - 下肢踝、足部肌肉牵伸训练
    - 徒手被动牵伸
      - 牵伸跖屈肌群
      - 牵伸背屈肌群
      - 牵伸踝内翻/外翻肌群
    - 自我主动牵伸
      - 增加踝背伸活动范围
      - 增加踝跖屈活动范围

情境四
肌力训练

情境介绍

肌力训练是指在康复过程中，通过主动或被动运动的方式，采用不同的肌肉收缩形式，恢复或增强肌肉力量的训练。肌力训练在临床中具有防治各种肌肉萎缩、促进神经损伤后肌力恢复，以及矫治关节畸形、维持关节稳定等重要意义。此外，肌力训练也是预防运动损伤、提高平衡和协调能力的基础。肌力训练使人体的相对力量增加，提高肌肉的收缩速度和爆发力。肌力训练是增强肌力的主要方法，肌力下降者可以通过肌力训练使肌力恢复至正常。不能达到正常肌力者也可以通过肌力训练达到代偿、增强运动能力的目的。肌力训练的具体技术和方法有多种，如被动运动、助力运动、主动运动及抗阻运动等。

本情境肌力训练项目包括躯干肌群肌力训练和四肢肌群肌力训练两项任务。躯干肌群肌力训练涵盖躯干肌群肌力训练的技术要点等知识；四肢肌群肌力训练涵盖四肢肌群肌力训练的技术要点等知识。

情境目标

- 能针对患者躯干肌群肌力的具体情况，合理选用被动运动、助力运动、主动运动、抗阻运动等技术，完成躯干肌群肌力训练。
- 能针对患者四肢肌群肌力的具体情况，合理选用被动运动、助力运动、主动运动、抗阻运动等技术，完成四肢肌群肌力训练。
- 能根据康复治疗技术操作规范，指导并协助患者完成躯干、四肢相关肌肉的肌力训练。

教学资源

微课 影响肌力的主要因素

基础知识

任务一 躯干肌群肌力训练

任务导入

场景：某康复医院运动治疗室

人物：患者王某、治疗师小刘

情节：患者王某，男，42岁，建筑工人。3个月前，工作时不慎从5 m高处跌落，导致L1、L2爆裂性骨折并横突粉碎性骨折，合并脊髓不完全损伤，在外院急诊手术内固定治疗，术后回家休养，现转入医院康复。X线片显示骨折愈合良好。

入院评定如下：脊髓不完全性损伤（D级），ASIA评分运动47分、感觉94分。运动关键肌力量减退，感觉关键点感觉异常。腰腹肌肌力严重下降，上肢肌力4级，下肢肌力1级。假如你是治疗师小刘，针对患者王某躯干肌力下降的情况，该如何处理？

任务目标

- 能针对患者躯干肌力受限的具体情况，合理选用肌力训练方法。
- 能按照康复治疗技术操作规范，指导并协助患者完成躯干相关肌肉的训练。
- 能培养学生富有爱心、耐心及责任心。

任务实施

技能操作

（1）躯干前屈肌群肌力训练

1）肌力1~3级

患者体位：仰卧，下肢被固定，双上肢置于体侧或采取Bobath握手。

治疗师位置及操作手法：位于患者一侧，一手托住患者头部，另一手固定患者骨盆。

训练方法：患者集中注意力，努力做全范围的头、肩抬离床面的动作。肌力1级时，治疗师给予适当的助力，帮助患者缓慢、匀速地做头、肩抬离床面动作；肌力1~2级时，给予抬离床面动作的助力（图4-1-1）；肌力3级时，只帮助固定骨盆，不予助力。

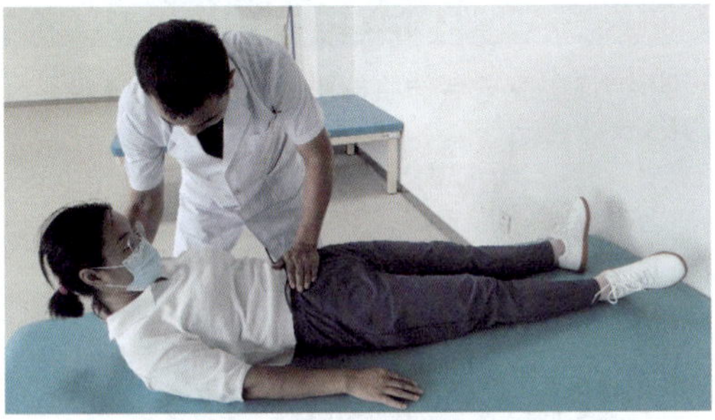

图4-1-1　躯干前屈肌群肌力训练（肌力1~2级）

2）肌力4~5级

患者体位：仰卧，肩部放松。

治疗师位置及操作手法：位于患者一侧，双手固定患者双侧大腿。

抗阻力方法：患者集中注意力，努力做双手向前平举能坐起和双手抱头能坐起的训练（图4-1-2）。

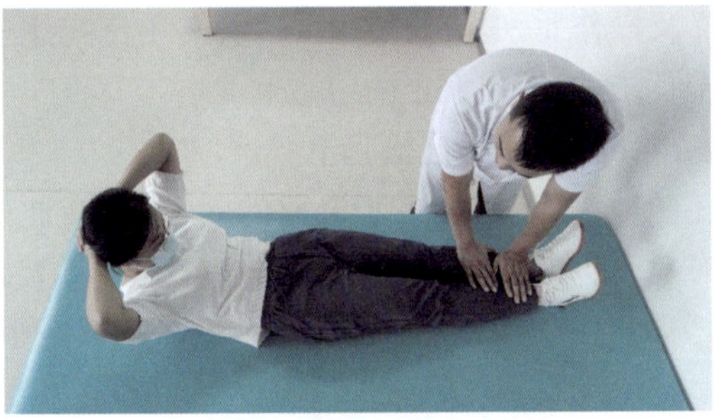

图4-1-2　躯干前屈肌群肌力训练（肌力4~5级）

（2）躯干后伸肌群肌力训练

1）肌力1~3级

患者体位：俯卧，下肢伸直固定，双上肢置于体侧。

治疗师位置及操作手法：位于患者一侧，一手固定患者臀部，另一手托在患者的上胸部。

训练方法：患者集中注意力，努力做全范围的头、胸抬离床面动作。肌力1级时，治疗师给予适当的助力，帮助患者慢慢地做头、胸抬离床面动作（图4-1-3）；肌力2~3级时，只帮助压住臀部，不给予头、胸抬离床面动作的助力（图4-1-4）。

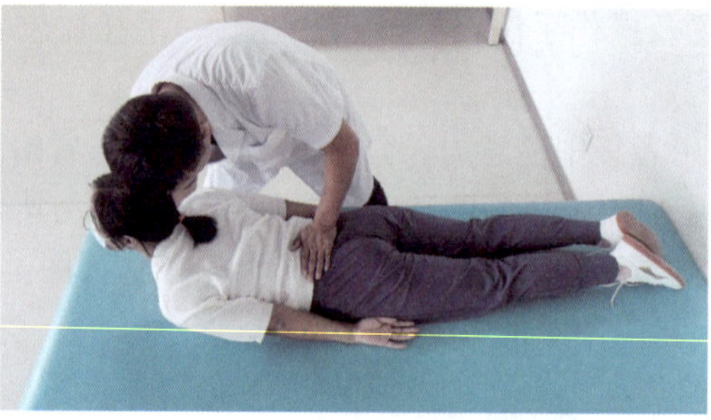

图4-1-3 躯干后伸肌群肌力训练(肌力1级)

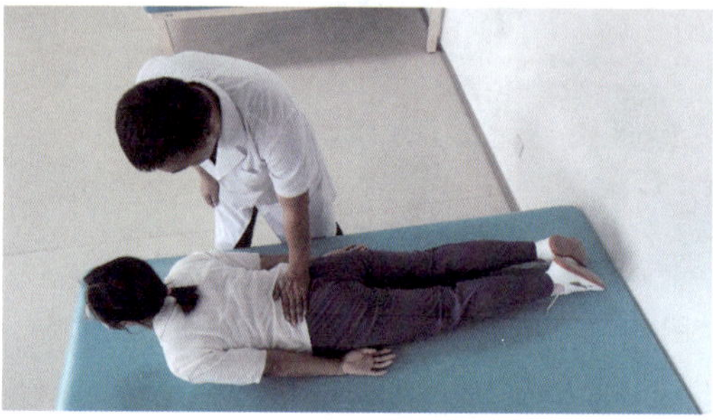

图4-1-4 躯干后伸肌群肌力训练(肌力2~3级)

2)肌力4～5级

患者体位:俯卧,下肢伸直固定,双上肢置于体侧,胸部以上在床沿外悬空。

治疗师位置及操作手法:位于患者一侧,一手压在患者臀部,另一手放在患者的上背部,施加不同大小的阻力。

抗阻力方法:能抗较大阻力,抬起上身。

注意:俯卧位伸背显著增加了竖脊肌的活动,但在此体位下,脊柱的载荷在脊柱结构上产生的应力比向中心施加的载荷要大,这种过伸活动应避免。在做增强竖脊肌训练时,脊柱保持在比较平行的位置才是可取的。

(3)增强躯干旋转肌群肌力

1)肌力1～3级

患者体位:坐位,固定骨盆,下肢放松。

治疗师位置及操作手法:位于患者一侧,双手扶在患者的双肩上。

训练方法:患者集中注意力,努力将上身向左右两侧旋转。肌力1级时,治疗师给予左右相同的平衡助力,帮助患者做上身向左右旋转的运动;肌力2~3级,只提供保护,防止失去平衡,不给予上身向左右旋转的助力。

2)肌力4～5级

患者体位:仰卧,固定下肢,双上肢放置于体侧。

治疗师位置及操作手法:位于患者一侧,双手固定患者的双下肢。

抗阻力方法:患者努力双手抱头坐起,并向一侧转体,重复进行(图4-1-5)。

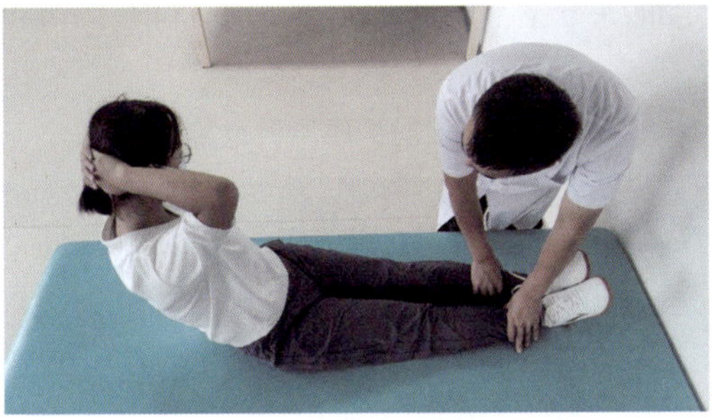

图4-1-5　躯干旋转肌群肌力训练(肌力4～5级)

(4)增强躯干侧屈肌群肌力

1)肌力1～3级

患者体位:侧卧,固定骨盆,双上肢自然放松于身体前侧。

治疗师位置及操作手法:位于患者身后,一手托住患者头、颈部,另一手固定患者骨盆。

训练方法:患者集中注意力,努力做侧屈动作。肌力1级时,治疗师给予适当的缓慢的助力,帮助患者向一侧侧屈;肌力2~3级时,只固定下肢和骨盆,不给予侧屈的助力。

2)肌力4~5级

患者体位:侧卧,固定骨盆,双上肢抱头。

治疗师位置及操作手法:位于患者身后,双手只固定患者骨盆和下肢。

抗阻力方法:患者努力抱头侧屈,使上身离开床面。

(5)自主训练

学生两两分组,交替扮演患者和治疗师,完成躯干肌群肌力训练,并将训练情况记录在表4-1-1中。

表4-1-1　躯干肌群肌力训练自主训练情况记录表

训练项目	患者体位	训练要点	患者反应	备注
1.躯干前屈肌群				
2.躯干后伸肌群				
3.躯干旋转肌群				
4.躯干侧屈肌群				

检查评估

(1)评估准备

在操作前,需要与患者及陪护人员充分沟通,询问病史及相关辅助检查结果,充分了解患者的康复期望,正确评估患者现有肌力情况,结合患

注意事项

○训练应尽可能在患者舒适的体位下进行。治疗师应保持耐心,尊重患者,关爱伤残,做到态度和蔼、言语关切,取得患者的配合。躯干肌群肌力训练时,切忌使用暴力,以免发生损伤。遇到感觉障碍患者,应特别谨慎。

者具体情况，确定训练方案。躯干肌群肌力训练前，需要准备好相关训练设备，见表4-1-2。

表4-1-2 躯干肌群肌力训练常用设备

序号	设备名称	备注
1	PT床/凳	
2	多体位治疗床	
3	悬吊装置	

(2)实施评估

对本任务的学习情况进行检查，并将相关内容填写在表4-1-3中。

表4-1-3 躯干肌群肌力训练检查表

检查项目	操作是否合格	结果点评
1.躯干前屈肌群肌力训练	是□ 否□	
2.躯干后伸肌群肌力训练	是□ 否□	
3.躯干旋转肌群肌力训练	是□ 否□	
4.躯干侧屈肌群肌力训练	是□ 否□	

结果点评时要结合：①选用合理治疗设备；②治疗操作规范；③治疗成效；④患者满意度。

任务小结

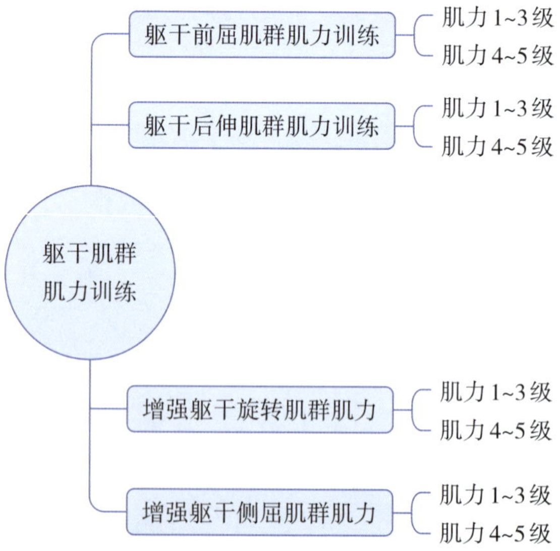

任务二　四肢肌群肌力训练

任务导入

场景：某康复医院运动治疗室

人物：患者刘某、治疗师小刘

情节：患者刘某，男，42岁，高空坠落导致右侧股骨干骨折，行骨折内固定手术，4周前出院，现因膝关节疼痛、活动受限、下肢无力来院就诊。

查体：一般情况尚可，意识清醒，生命体征平稳，右侧膝关节肿胀，疼痛明显，站立不稳，下肢无力，X线片显示骨折愈合良好。假如你是治疗师小刘，针对患者右侧下肢肌力不足的情况，该如何处理？

任务目标

- 能针对患者四肢肌群肌力不足的具体情况，合理选用被动运动、助力运动、主动运动等技术。
- 能按照康复治疗技术操作规范，指导并协助患者完成四肢肌群肌力被动力量训练、辅助力量训练和主动力量训练。
- 能培养学生富有爱心、耐心及责任心。

任务实施

（一）肩部肌群肌力训练

技能操作

（1）肩前屈肌群肌力训练

1）肌力1~3级

患者体位：健侧卧位，患侧上肢放于体侧，肘伸直。

教学资源

微课　肩前屈肌群肌力训练

肩部肌群

治疗师位置及操作手法：位于患者一侧，一手托住患者肘部，另一手托住患者前臂，起到减重作用。

训练方法：患者尽力做全关节范围内的屈肩动作，然后还原，重复进行。治疗师应根据患者肌力水平提供助力：肌力1级时，给予助力屈曲肩关节；肌力2~3级时，只辅助托起上肢，不给予屈曲运动的助力（图4-2-1）。

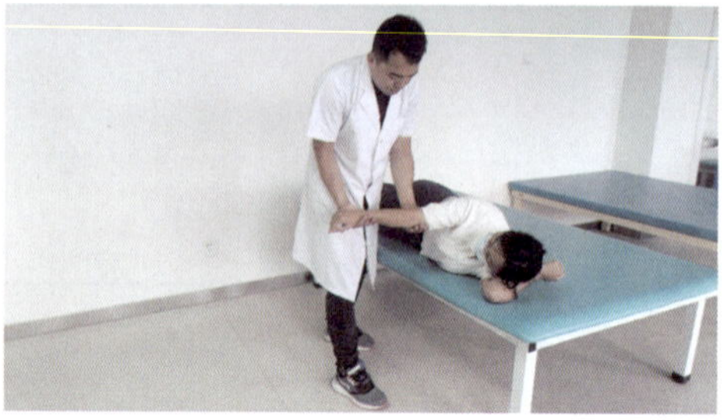

图4-2-1　肩前屈肌群肌力训练（肌力1~3级）

2）肌力4~5级

患者体位：仰卧，患侧上肢放于体侧，肘伸直。

治疗师位置及操作手法：位于患者一侧，一手固定患者肩部，另一手放在患者肱骨的远端，抵抗患者的屈曲动作。

训练方法：患者抗阻力屈曲肩关节至90°，然后恢复原位，重复进行（图4-2-2）。上述方法也可以在坐位下训练。治疗师站在患者肩部外侧，一手固定患者肩部，另一手放在患者肱骨的远端施加压力，患者用力前屈肩关节（图4-2-3）。

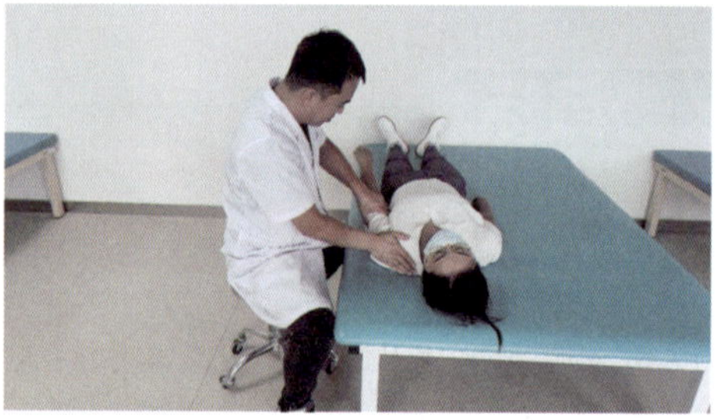

图4-2-2　肩前屈肌群肌力训练（肌力4~5级，仰卧位）

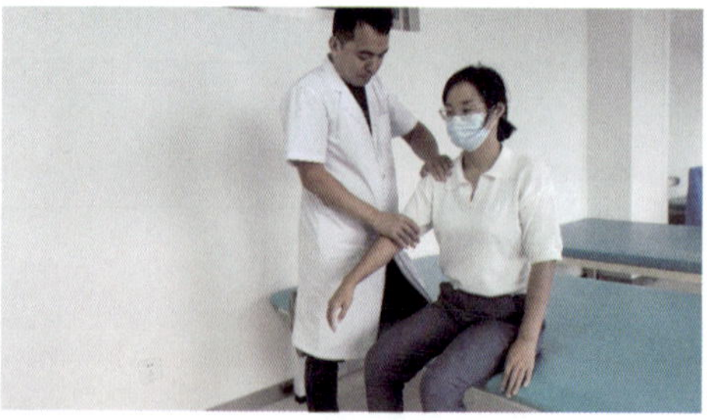

图4-2-3　肩前屈肌群肌力训练（肌力4~5级，坐位）

（2）肩后伸肌群肌力训练

1）肌力1~3级

患者体位：健侧卧位。

治疗师位置及操作手法：位于患者身后，一手托住患者上肢肘部，另一手托住患者前臂。

训练方法：患者尽力做全关节范围内的肩后伸动作，然后还原，重复进行。肌力1级时，治疗师给予助力后伸肩关节；肌力2~3级时，只辅助减重，不给予后伸助力（图4-2-4）。

2）肌力4~5级

患者体位：俯卧。

治疗师位置及操作手法：位于患者一侧，一手固定患者肩胛骨，另一手放在患者肱骨远端施加阻力，患者抗阻力全范围后伸肩关节（图4-2-5）。

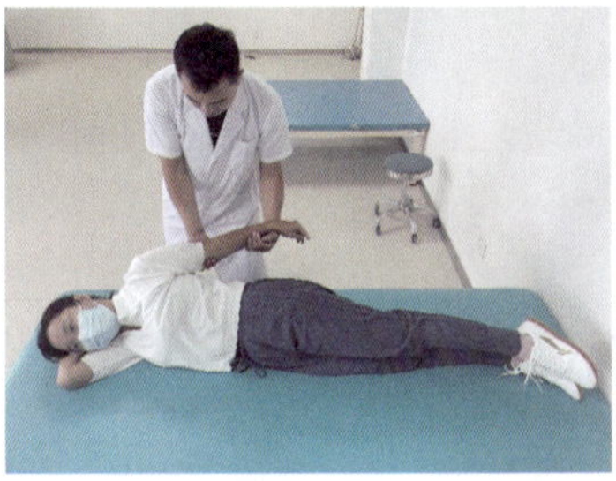

图4-2-4　肩后伸肌群肌力训练（肌力1~3级）

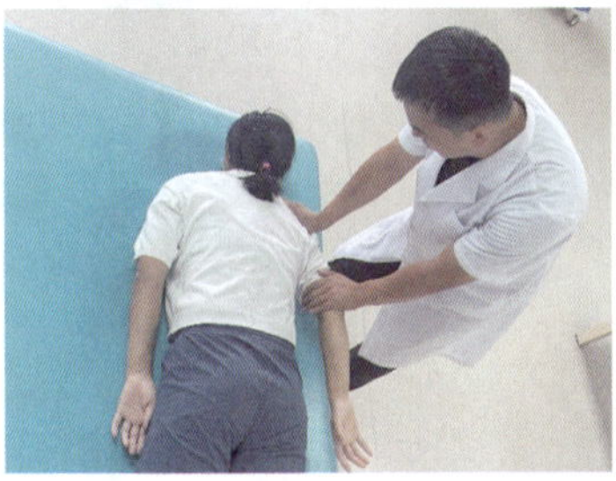

图4-2-5　肩后伸肌群肌力训练（肌力4~5级）

（3）肩外展肌群肌力训练

1）肌力1~3级

患者体位：仰卧，患侧上肢前臂中立位置于身旁。

治疗师位置及操作手法：位于患者身后，一手托住患者肘关节，另一手托住患者前臂。

训练方法：患者尽力做全关节范围内的外展动作，如果肩胛肌麻痹，治疗师应一手托住前臂，另一手辅助肩胛骨做协同运动。肌力1级时，治疗师予以减重，并协助外展肩关节；肌力2~3级时，只帮助减重。

2）肌力4~5级

患者体位：坐位，上肢置于体侧，前臂中立位。

治疗师位置及操作手法：位于患者身后，一手放在患者肱骨远端外侧，向内施加阻力，另一手固定患者前臂远端。坐位时，治疗师站于患者身后，一手放在患者肩部，固定肩胛骨，另一手放在患者肱骨远端外侧，向内施加阻力，患者抗阻力外展肩关节（图4-2-6）。

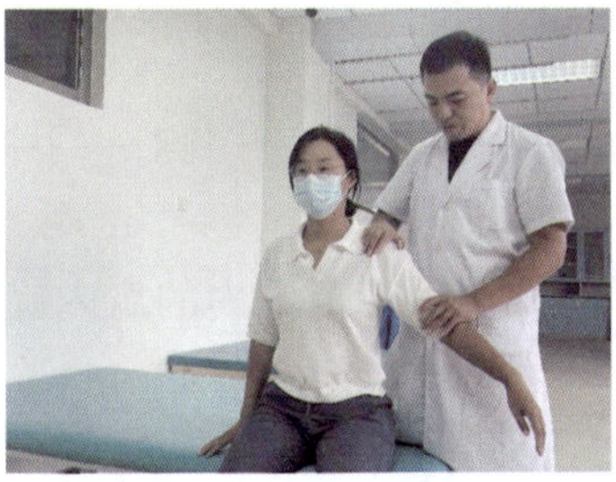

图4-2-6　肩外展肌群肌力训练（肌力4~5级，坐位）

(4)肩水平内收肌群肌力训练

1)肌力1~3级

患者体位：坐位，健侧上肢自然下垂。

治疗师位置及操作手法：位于患者身后，一手托住患者肘部，另一手托住患者前臂，使患者训练侧上肢外展90°、前臂中立位。

训练方法：患者尽力做全关节范围内的肩内收动作，然后还原，重复进行。肌力1级时，治疗师提供助力，帮助内收肩关节；肌力2~3级时，只辅助减重，不给予内收助力(图4-2-7)。

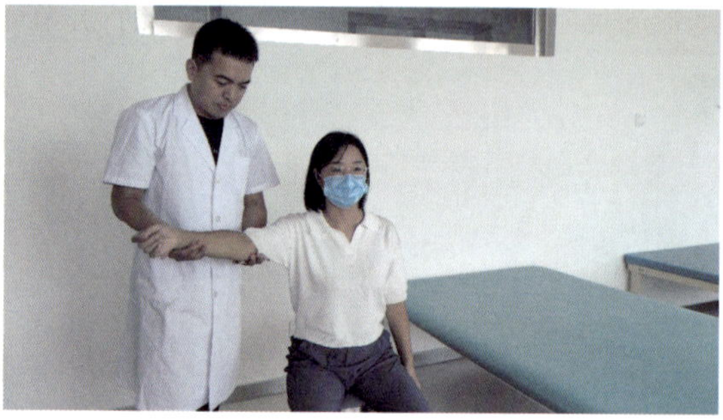

图4-2-7 肩水平内收肌群肌力训练(肌力1~3级)

2)肌力4~5级

患者体位：坐位，上肢外展90°。

治疗师位置及操作手法：位于患者身后，一手放在患者前臂远端，另一手放在患者肱骨远端内侧，提供阻力(图4-2-8)。

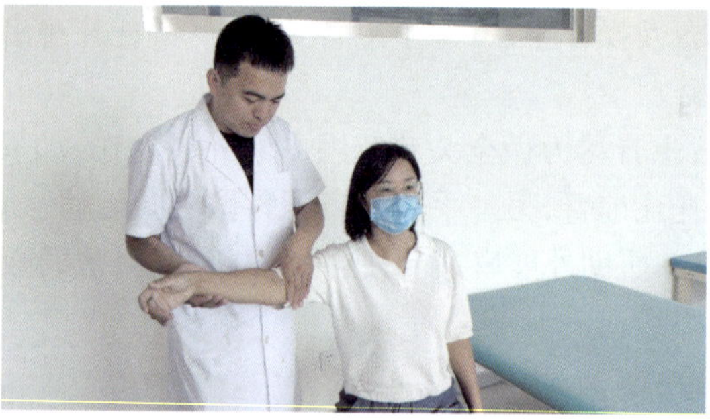

图4-2-8 肩水平内收肌群肌力训练(肌力4~5级)

(5)肩内旋肌群肌力训练

1)肌力1~3级

患者体位：仰卧，肩外展90°，屈肘90°并置于床沿，前臂被动旋前位垂直向上。

治疗师位置及操作手法：位于患者一侧，一手握住患者肘关节，另一手握住患者前臂，使前臂旋前向下。

训练方法：患者尽力做全关节范围内的肩内旋动作，然后还原，重复进行(图4-2-9)。

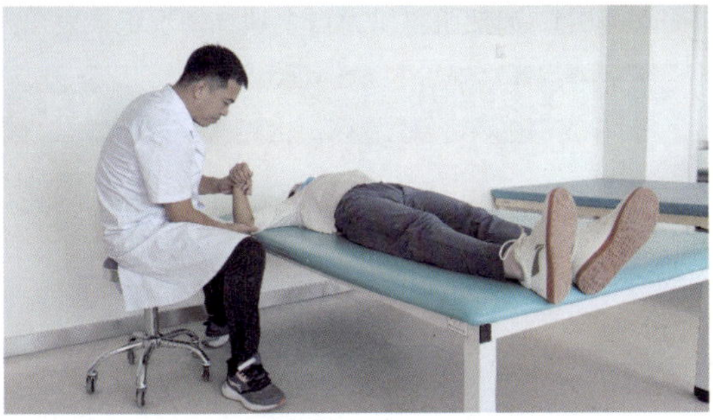

图4-2-9　肩内旋肌群肌力训练（肌力1~3级）

2）肌力4~5级

患者体位：仰卧，肩外展90°，屈肘90°并置于床沿，前臂垂直于床面向上。

治疗师位置及操作手法：位于患者一侧，一手握住患者肘关节内侧，另一手握住患者前臂尺侧远端，并在患者内旋时施加阻力。

（6）肩外旋肌群肌力训练

1）肌力1～3级

患者体位：仰卧，肩外展90°，屈肘90°并置于床沿，前臂垂直于床面向上。

治疗师位置及操作手法：位于患者一侧，一手托住患者肘关节内侧，另一手握住患者前臂远端。

训练方法：肌力1级时，治疗师给予助力，于前臂远端辅助肩关节外旋；肌力2~3级时，辅助固定患侧上肢，不提供助力。

2）肌力4~5级

患者体位：体位同上。

治疗师位置及操作手法：位于患者一侧，一手握住患者肘关节内侧，保持稳定，另一手握住患者前臂远端背侧，并在患者外旋时施加阻力（图4-2-10）。

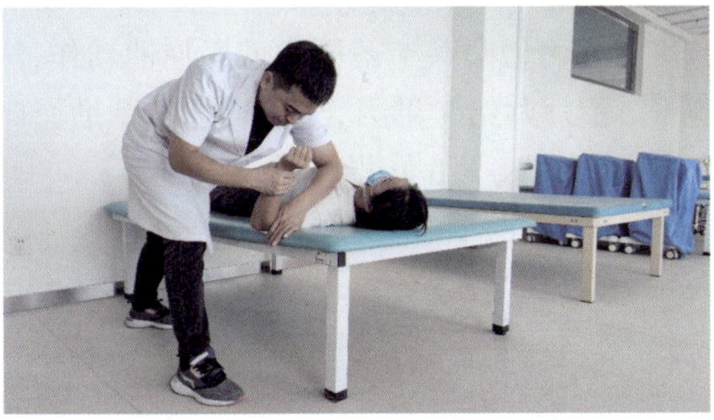

图4-2-10　肩外旋肌群肌力训练（肌力4~5级）

（7）自主训练

学生两两分组，交替扮演患者和治疗师，完成肩部肌群肌力训练，并将训练情况记录在表4-2-1中。

表 4-2-1 肩部肌群肌力自主训练情况记录表

训练项目	患者体位	训练要点	患者反应	备注
1.肩前屈肌群肌力训练				
2.肩后伸肌群肌力训练				
3.肩外展肌群肌力训练				
4.肩水平内收肌群肌力训练				
5.肩内旋肌群肌力训练				
6.肩外旋肌群肌力训练				

（二）肘部肌群肌力训练

肘部肌群

技能操作

（1）屈肘肌群肌力训练

1）肌力 1~3 级

患者体位：健侧卧位，患侧肘关节伸直位。

治疗师位置及操作手法：位于患者身后，一手托住患者上臂远端，另一手握住患者前臂远端。

训练方法：患者尽力做全关节范围内的肘屈曲动作，然后还原，重复进行。肌力 1 级时，治疗师给予助力，于前臂远端帮助屈曲肘关节；肌力 2~3 级时，只帮助固定上肢，不给予助力（图 4-2-11）。

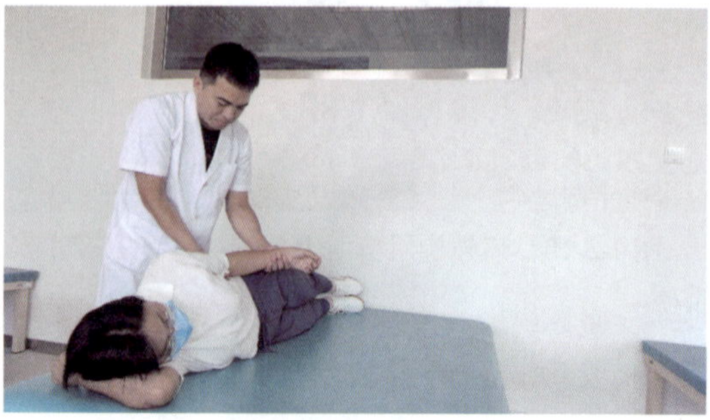

图 4-2-11 屈肘肌群肌力训练（肌力 1~3 级）

2)肌力4~5级

患者体位:仰卧,上肢置于体侧,稍屈肘,前臂旋后。

治疗师位置及操作手法:位于患者一侧,一手固定患者肱骨远端,另一手握住患者前臂远端,并向足的方向施加阻力。

患者还可以取坐位,训练侧上肢放于治疗桌上,前臂旋后。治疗师一手固定患者上臂远端,另一手握住患者前臂远端并向下施加阻力。

(2)伸肘肌群肌力训练

1)肌力1~3级

患者体位:健侧卧位,患侧肘关节屈曲位。

治疗师位置及操作手法:位于患者身后,一手托住患者上臂远端,另一手握住患者前臂远端,使肘关节屈曲90°、前臂水平位。

训练方法:患者尽力做全关节范围内的肘伸直动作,然后还原,重复进行。肌力1级时,治疗师助力伸直肘关节;肌力2~3级时,只帮助固定上肢,不给予助力。

2)肌力4~5级

患者体位:俯卧,肩外展90°,前臂悬垂于床下。

治疗师位置及操作手法:位于患者一侧,一手固定患者肱骨远端,另一手握住患者前臂远端并施加阻力(图4-2-12)。

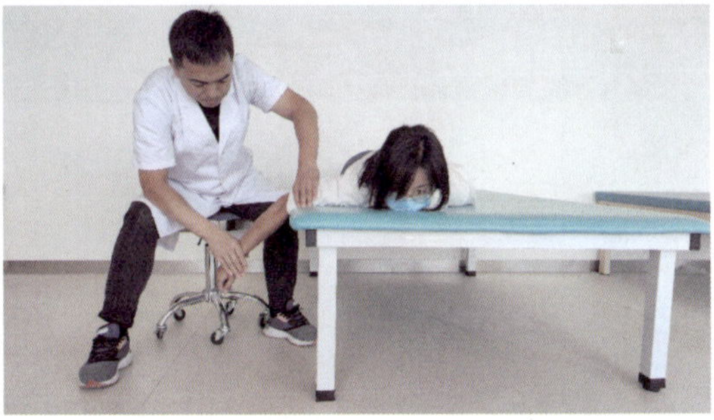

图4-2-12　伸肘肌群肌力训练(肌力4~5级)

(3)前臂旋前/旋后肌群肌力训练

1)肌力1~3级

患者体位:仰卧,上肢稍外展,屈肘90°,前臂中立位。

治疗师位置及操作手法:位于患者一侧,双手交叉夹住患者前臂远端,分别向背侧/掌侧施加阻力(图4-2-13)。

训练方法:患者尽力做全关节范围内的前臂旋前/旋后动作,然后还原,重复进行(图4-2-13)。

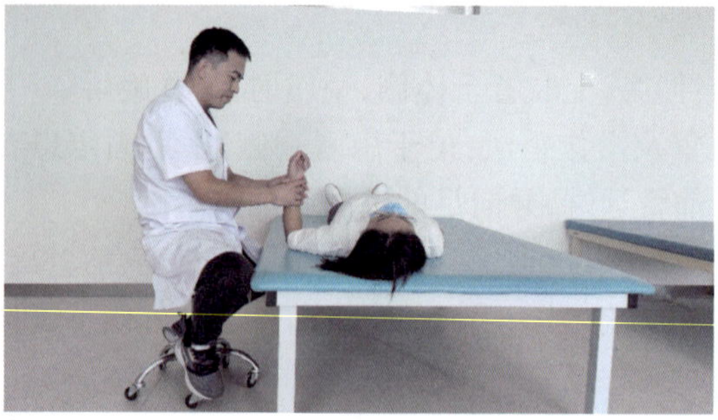

图4-2-13 前臂旋前/旋后肌群肌力训练(肌力1~3级)

2)肌力4~5级

患者体位:坐位,上肢于体侧自然下垂,屈肘90°,前臂位于旋前/旋后位,手部放松。

治疗师位置及操作手法:位于患者一侧,双手分别固定患者手和前臂,在前臂远端向掌侧/背侧施加阻力。

训练方法:患者做抗阻力全范围旋前/旋后动作。

(4)自主训练

学生两两分组,交替扮演患者和治疗师,完成肘部肌群肌力训练,并将训练情况记录在表4-2-2中。

表4-2-2 肘部肌群肌力自主训练情况记录表

训练项目	患者体位	训练要点	患者反应	备注
1.屈肘肌群肌力训练				
2.伸肘肌群肌力训练				
3.前臂旋前/旋后肌群肌力训练				

(三)腕及手部肌群肌力训练

技能操作

腕、手部肌群

(1)屈腕肌群肌力训练

1)肌力1~3级

患者体位:坐位,前臂中立位置于治疗桌上,手指放松。

治疗师位置及操作手法:位于患者一侧,一手固定患者腕关节,另一手握住患者手掌。

训练方法:患者尽力做全关节范围内的屈曲腕关节动作,然后还原,重复进行。肌力1级时,治疗师助力屈腕;肌力2~3级时,只帮助固定,不给予助力(图4-2-14)。

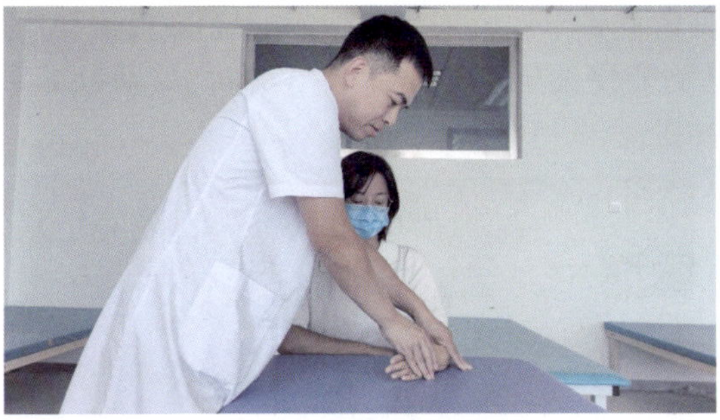

图4-2-14 屈腕肌群肌力训练(肌力1~3级)

2)肌力4~5级

患者体位:坐位,前臂旋后位置于治疗桌上(掌心朝上),手指放松。

治疗师位置及操作手法:位于患者一侧,一手固定患者腕关节,另一手压住患者掌指、掌骨远端并施加阻力。

(2)伸腕肌群肌力训练

1)肌力1~3级

患者体位:坐位,前臂中立位置于治疗桌上,手指放松。

治疗师位置及操作手法:位于患者一侧,一手固定患者腕关节,另一手握住患者手掌。

训练方法:患者尽力做全关节范围内的伸展腕关节动作,然后还原,重复进行。肌力1级时,治疗师助力伸腕;肌力2~3级时,只帮助固定,不给予助力(图4-2-15)。

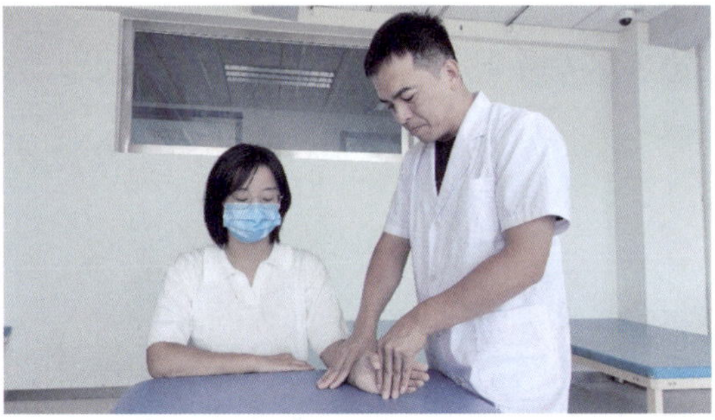

图4-2-15 伸腕肌群肌力训练1~3级

2)肌力4~5级

患者体位:坐位,前臂旋前位置于治疗桌上(掌心朝下),手指放松。

治疗师位置及操作手法:位于患者一侧,一手固定患者腕关节,另一手压住患者掌指、掌骨远端并施加阻力。

(3)腕桡偏/尺偏肌群肌力训练

1)肌力1~3级

患者体位:卧位或坐位。

治疗师位置及操作手法:位于患者一侧,一手固定患者腕部,另一手握住患者手掌。

训练方法：患者尽力做全关节范围内的桡偏/尺偏动作。肌力1级时，治疗师助力腕关节桡偏/尺偏；肌力2～3级时，只帮助减重，不给予助力（图4-2-16）。

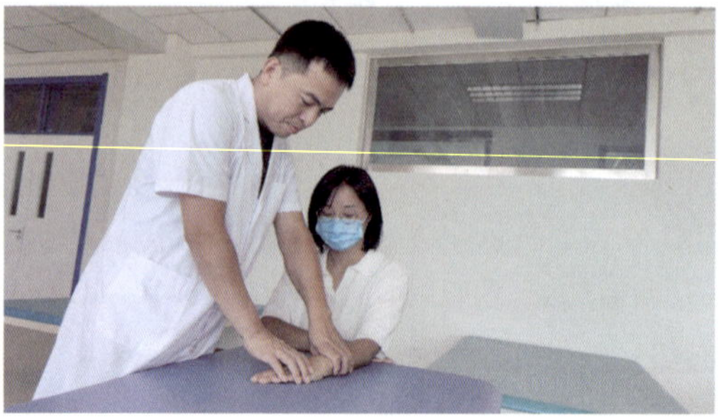

图4-2-16 腕桡偏/尺偏肌群肌力训练（肌力1~3级）

2）肌力4～5级

患者体位：卧位或坐位。

治疗师位置及操作手法：位于患者一侧，一手固定患者腕部，另一手握住患者手掌。

训练方法：当患者尽力做桡偏/尺偏动作时，治疗师施加反方向阻力。

（4）屈掌指关节肌群肌力训练

1）肌力1~3级

患者体位：坐位，前臂中立位置于治疗桌上。

治疗师位置及操作手法：位于患者一侧，一手握住患者掌骨，另一手握住患者近节指骨。

训练方法：患者尽力做全关节范围内的屈曲掌指关节动作（图4-2-17）。

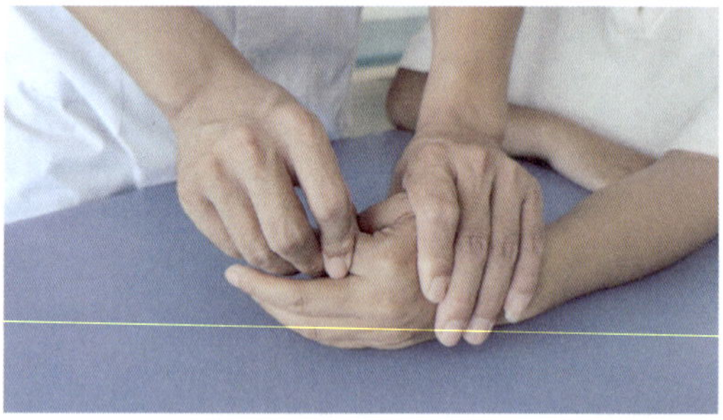

图4-2-17 屈掌指关节肌群肌力训练（肌力1~3级）

2）肌力4~5级

患者体位：坐位，前臂中立位置于治疗桌上。

治疗师位置及操作手法：位于患者一侧，一手握住患者掌骨，另一手放在患者近节指骨掌面并向后施加阻力。

（5）对掌肌群肌力训练

1）肌力1~3级

患者体位：坐位，前臂旋后置于治疗桌上。

治疗师位置及操作手法：位于患者一侧，一手握住患者腕关节，另一手握住患者拇指或小指掌骨。

训练方法：患者尽力做全关节范围内的对掌动作。

2）肌力4~5级

患者体位：体位同上。

治疗师位置及操作手法：位于患者一侧，双手分别握住患者拇指和小指掌侧并向外侧施加阻力。

（6）屈指肌群肌力训练

1）肌力1~3级

患者体位：坐位，前臂中立位，腕呈中立位。

治疗师位置及操作手法：位于患者一侧，一手握住患者指间关节近端，另一手握住患者远节指骨。

训练方法：患者尽力做全关节范围内的屈曲指间关节动作。

2）肌力4~5级

患者体位：体位同上。

治疗师位置及操作手法：位于患者一侧，一手固定患者近节指骨，另一手握住患者指间关节的远端并向下施加阻力。

（7）自主训练

学生两两分组，交替扮演患者和治疗师，完成腕及手部肌群肌力训练，并将训练情况记录在表4-2-3中。

表4-2-3　腕及手部肌群肌力自主训练情况记录表

训练项目	患者体位	训练要点	患者反应	备注
1.屈腕肌群肌力训练				
2.伸腕肌群肌力训练				
3.腕桡偏/尺偏肌群肌力训练				
4.屈掌指关节肌群肌力训练				
5.对掌肌群肌力训练				
6.屈指肌群肌力训练				

（四）髋部肌群肌力训练

髋部肌群

技能操作

（1）屈髋肌群肌力训练

1）肌力1~3级

患者体位：健侧卧位，患侧腿伸直。

治疗师位置及操作手法：位于患者一侧，一手托住患者足踝部，另一手托住患者膝关节。

训练方法：患者尽力做全关节范围内的屈髋动作。肌力1级时，治疗师助力屈曲髋关节；肌力2~3级时，只帮助托起下肢，不给予助力（图4-2-18）。

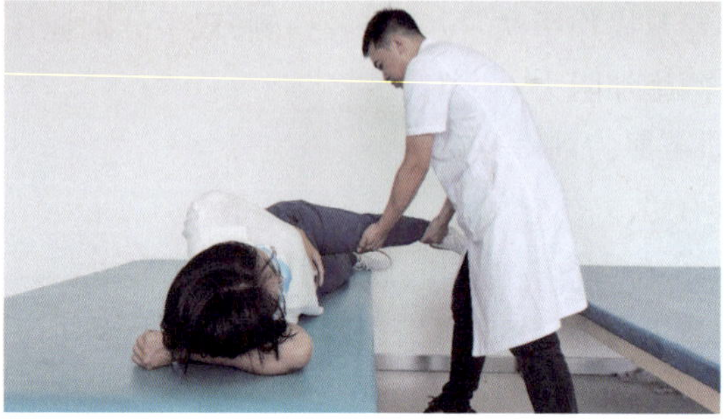

图4-2-18 屈髋肌群肌力训练（肌力1~3级）

2）肌力4～5级

患者体位：仰卧，下肢屈髋、屈膝。

治疗师位置及操作手法：位于患者一侧，双手将患者下肢扶起，屈髋90°，膝关节自然屈曲。一手托住患者足跟及踝关节，另一手放在患者大腿远端，向足的方向施加阻力。

训练方法：患者抗阻力做全关节范围内的屈髋动作（图4-2-19）。

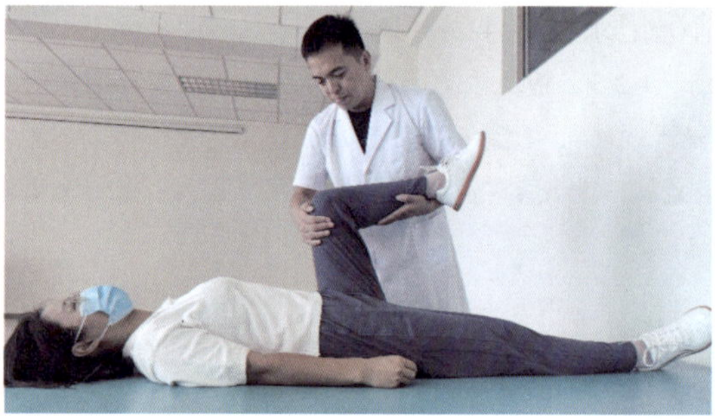

图4-2-19 屈髋肌群肌力训练（肌力4~5级）

（2）伸髋肌群肌力训练

1）肌力1~3级

患者体位：健侧卧位，患侧腿伸直。

治疗师位置及操作手法：位于患者身后，一手托住患者脚踝，另一手托住患者膝关节。

训练方法：患者尽力做全关节范围内的伸髋动作。肌力1级时，治疗师助力后伸髋关节；肌力2~3级时，只帮助托起下肢，不给予助力（图4-2-20）。

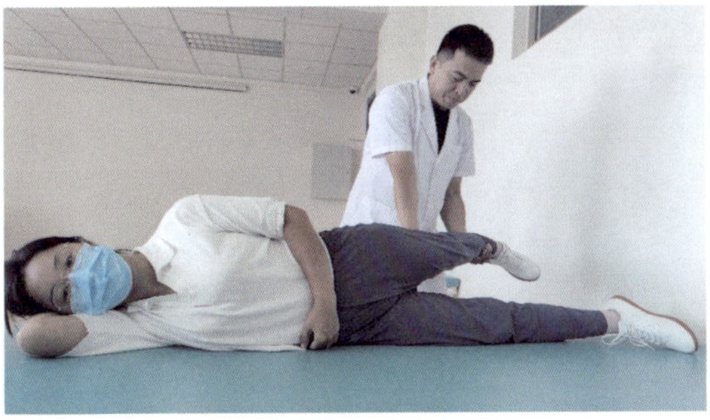

图4-2-20 伸髋肌群肌力训练(肌力1~3级)

2)肌力4~5级

患者体位:俯卧,下肢伸直。

治疗师位置及操作手法:位于患者一侧,一手放在患者臀部,固定骨盆,另一手放在患者股骨远端并向下施加阻力。

(3)髋外展肌群肌力训练

1)肌力1~3级

患者体位:仰卧,下肢伸直,中立位。

治疗师位置及操作手法:位于患者一侧,一手托住患者腘窝,另一手托住患者脚踝。

训练方法:患者尽力做髋外展动作。肌力1级时,治疗师助力外展髋关节;肌力2~3级时,只帮助托起下肢,不给予助力(图4-2-21)。

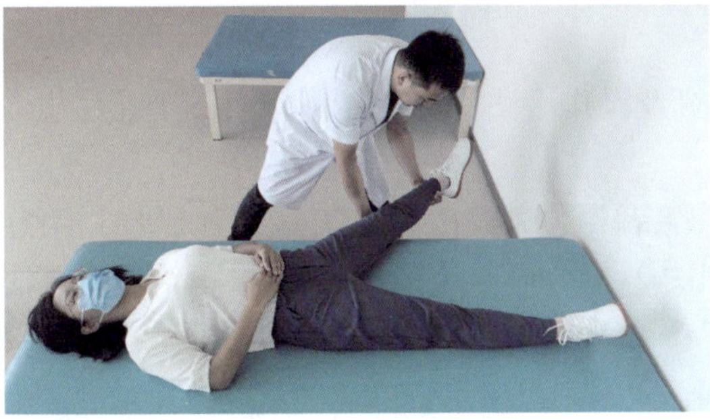

图4-2-21 髋外展肌群肌力训练(肌力1~3级)

2)肌力4~5级

患者体位:体位同上。

治疗师位置及操作手法:位于患者一侧,一手放在患者髂前上棘处固定骨盆,另一手放在患者膝关节外侧并向内侧施加阻力(图4-2-22)。也可以在侧卧位进行,训练侧下肢在上,治疗师一手放在患者髂骨上缘固定骨盆,另一手放在患者膝关节外侧并向下施加阻力(图4-2-23)。

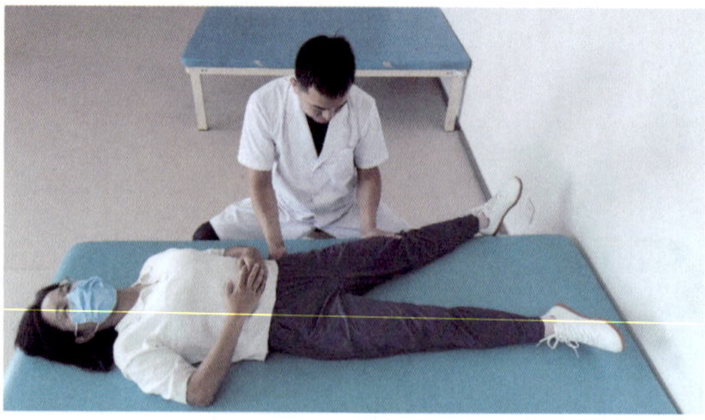

图4-2-22 髋外展肌群肌力训练(肌力4~5级,仰卧位)

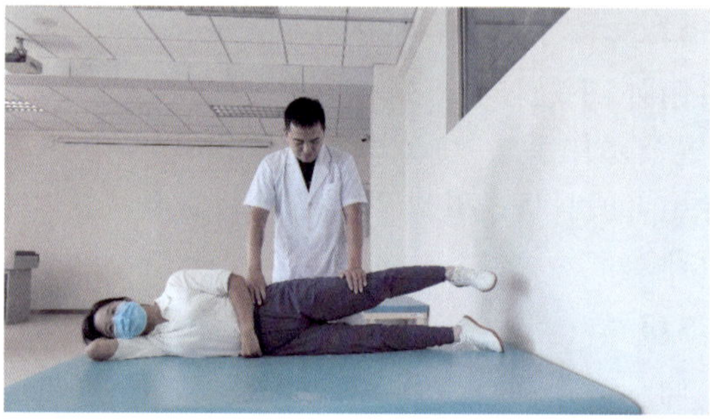

图4-2-23 髋外展肌群肌力训练(肌力4~5级,侧卧位)

(4)髋内收肌群肌力训练

1)肌力1~3级

患者体位:仰卧,正常侧下肢髋关节外展约25°,训练侧下肢髋关节外展约30°。

治疗师位置及操作手法:位于患者一侧,一手托住患者腘窝,另一手托住患者足跟。

训练方法:患者尽力做髋内收动作。肌力1级时,治疗师给予助力,内收髋关节;肌力2~3级时,只帮助托起下肢,不给予助力(图4-2-24)。

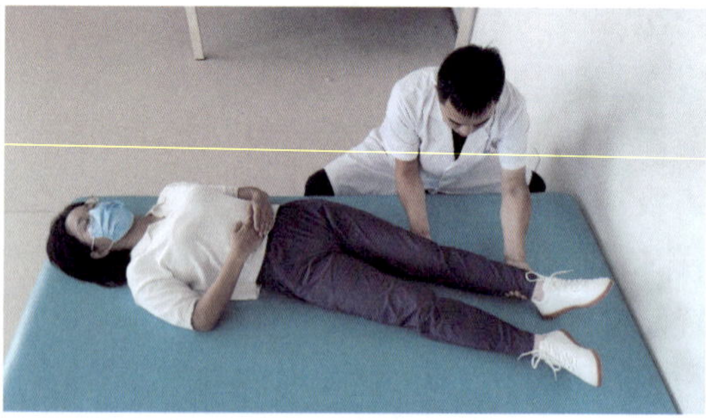

图4-2-24 髋内收肌群肌力训练(肌力1~3级)

2)肌力4~5级

患者体位:体位同上。

治疗师位置及操作手法:位于患者一侧,一手放在患者髂前上棘处固定骨盆,另一手置于患者膝关节内侧并向外施加阻力。也可以在侧卧位进行,健侧下肢在下,治疗师一手托起患者健侧下肢,另一手置于患者患侧膝关节内侧并向下施加阻力，患者抗阻力内收髋关节。

(5)髋内旋/外旋肌群肌力训练

1)肌力1~3级

患者体位：仰卧，患侧屈髋、屈膝90°，髋关节内旋/外旋位。

治疗师位置及操作手法：位于患者一侧。内旋时，治疗师一手放在患者膝关节内侧，另一手握住患者脚踝；外旋时，一手放在患者膝关节外侧，另一手握住患者脚踝。

训练方法：患者尽力做内旋/外旋髋关节动作。肌力1级时，治疗师助力内旋/外旋；肌力2~3级时，只帮助托起下肢，不给予助力(图4-2-25)。

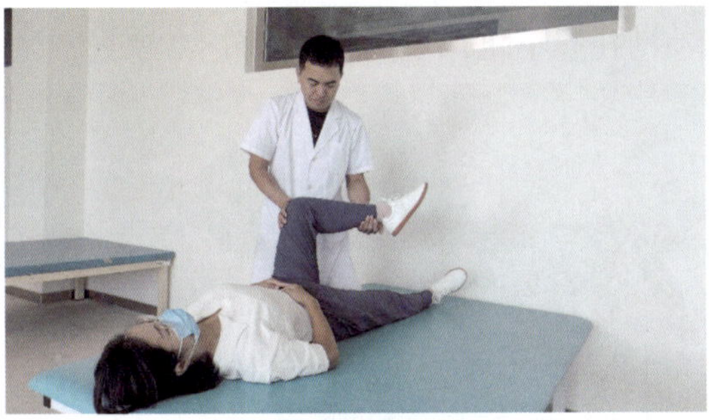

图4-2-25 髋内旋/外旋肌群肌力训练(肌力1~3级)

2)肌力4~5级

患者体位：仰卧，患侧屈髋、屈膝90°。

治疗师位置及操作手法：位于患者一侧。当增强髋内旋肌群肌力时，一手握住患者踝部，另一手放在患者膝关节内侧并向外施加阻力；当增强髋外旋肌群肌力时，一手握住患者踝部，另一手放在患者膝关节外侧并向内施加阻力。

(6)自主训练

学生两两分组，交替扮演患者和治疗师，完成髋部肌群肌力训练，并将训练情况记录在表4-2-4中。

表4-2-4 髋部肌群肌力自主训练情况记录表

训练项目	患者体位	训练要点	患者反应	备注
1.屈髋肌群肌力训练				
2.伸髋肌群肌力训练				
3.髋外展肌群肌力训练				
4.髋内收肌群肌力训练				
5.髋内旋/外旋肌群肌力训练				

膝部肌群

(五)膝部肌群肌力训练

技能操作

(1)屈膝肌群肌力训练

1)肌力1~3级

患者体位:健侧卧位,双下肢伸直。

治疗师位置及操作手法:位于患者一侧,一手固定患者膝关节,另一手托住患者小腿远端。

训练方法:患者尽力做屈膝动作。肌力1级时,治疗师助力屈膝;肌力2~3级时,只辅助托起小腿,不给予助力(图4-2-26)。

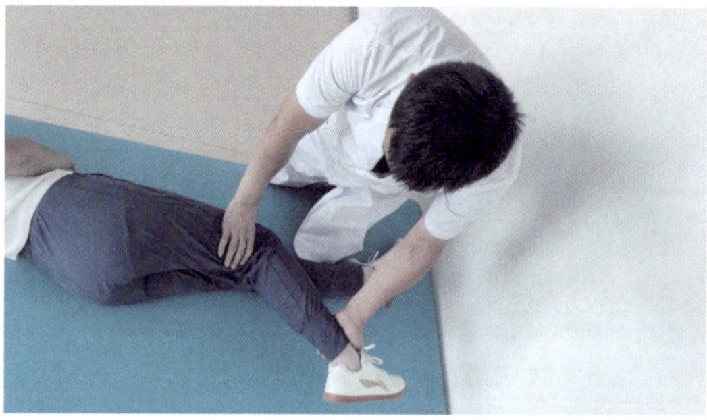

图4-2-26 屈膝肌群肌力训练(肌力1~3级)

2)肌力4~5级

患者体位:俯卧,下肢伸直。

治疗师位置及操作手法:位于患者一侧,一手放在患者股骨远端,另一手放在患者小腿远端并施加阻力(图4-2-27)。

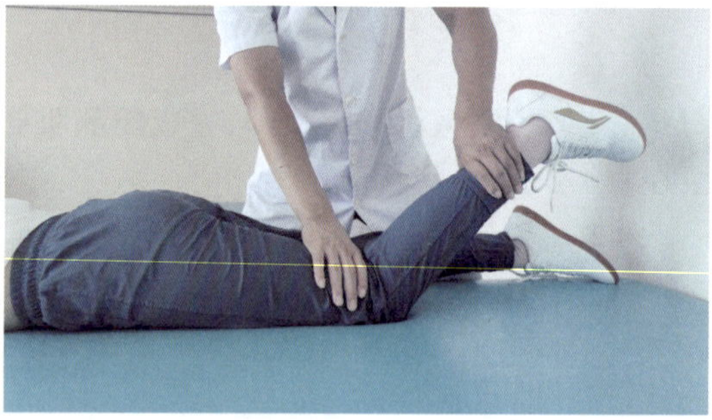

图4-2-27 屈膝肌群肌力训练(肌力4~5级)

(2)伸膝肌群肌力训练

1)肌力1~3级

患者体位:健侧卧位,患侧下肢伸髋、屈膝90°。

治疗师位置及操作手法:位于患者一侧,一手托住患者膝关节,另一手托住患者小腿远端。

训练方法:患者尽力做伸膝动作。肌力1级时,治疗师助力伸膝;肌力2~3级时,只辅助托起小腿,不给予助力。

2)肌力4~5级

患者体位:坐位,双下肢小腿自然悬垂,膝关节下放一个毛巾卷。

治疗师位置及操作手法:位于患者一侧,一手固定患者膝关节,另一手握住患者小腿远端并向后施加阻力(图4-2-28)。

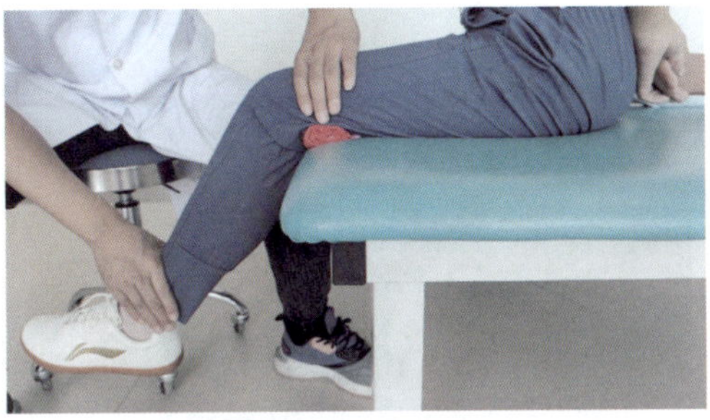

图4-2-28　伸膝肌群肌力训练(肌力4~5级)

(3)自主训练

学生两两分组,交替扮演患者和治疗师,完成膝部肌群肌力训练,并将训练情况记录在表4-2-5中。

表4-2-5　膝部肌群肌力自主训练情况记录表

训练项目	患者体位	训练要点	患者反应	备注
1.屈膝肌群肌力训练				
2.伸膝肌群肌力训练				

(六)踝部肌群肌力训练

技能操作

(1)踝背屈肌群肌力训练

1)肌力1~3级

患者体位:健侧卧位,患侧下肢伸直。

治疗师位置及操作手法:位于患者下方,一手固定患者小腿远端,另一手握住患者前脚掌。

训练方法:患者尽力做踝背屈动作。肌力1级时,治疗师助力背屈踝关节;肌力2~3级时,只固定小腿远端,不给予助力(图4-2-29)。

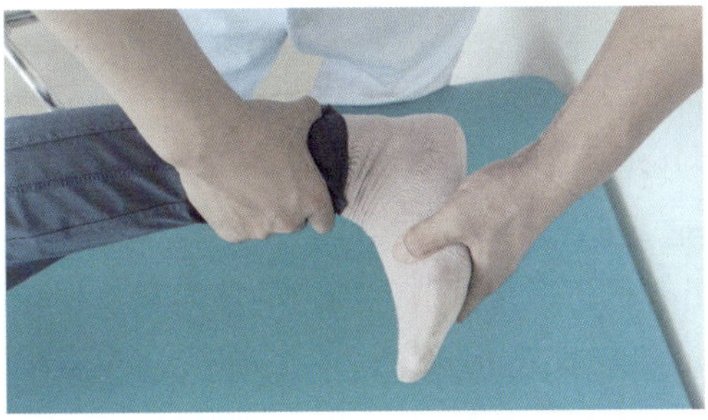

图4-2-29　踝背屈肌群肌力训练(肌力1~3级)

踝部肌群

2)肌力4~5级

患者体位:仰卧,膝下垫枕微屈,踝关节中立位。

治疗师位置及操作手法:位于患者一侧,一手固定患者小腿远端,另一手握住患者足背,并向足底方向施加阻力(图4-2-30)。

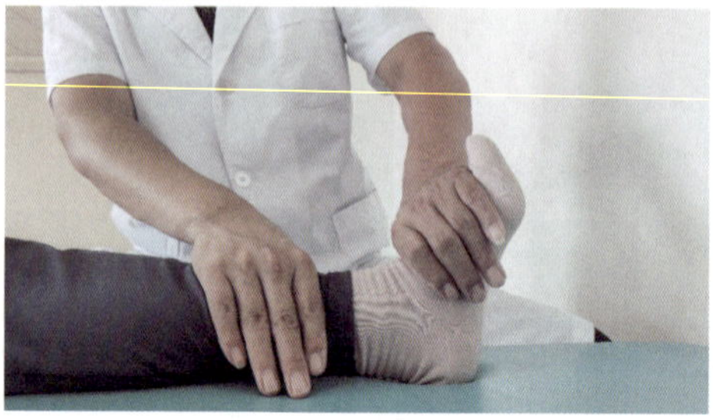

图4-2-30 踝背屈肌群肌力训练(肌力4~5级)

(2)踝跖屈肌群肌力训练

1)肌力1~3级

患者体位:健侧卧位,踝关节中立位。

治疗师位置及操作手法:位于患者下方,一手托住患者小腿远端,另一手握住患者足背。

训练方法:患者尽力做全关节范围内的踝跖屈动作。肌力1级时,治疗师助力跖屈踝关节;肌力2~3级时,只固定小腿远端,不给予助力。

2)肌力4~5级

患者体位:仰卧,踝关节中立位。

治疗师位置及操作手法:位于患者一侧,一手固定患者小腿远端,另一手握住患者脚掌并施加阻力(图4-2-31)。

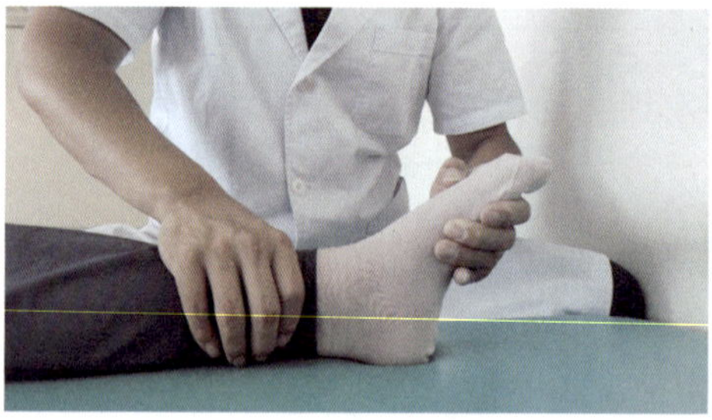

图4-2-31 踝跖屈肌群肌力训练(肌力4~5级)

(3)足内翻/外翻肌群肌力训练

1)肌力1~3级

患者体位:仰卧,踝关节中立位(内翻)或轻度跖屈(外翻)。

治疗师位置及操作手法:位于患者一侧,一手固定患者小腿远端,另一手握住患者足底。

训练方法:患者尽力做全关节范围内的足内翻或外翻动作。肌力1级时,治疗师助力足内翻或外翻;肌力2~3级时,只固定小腿远端,不给予助力(图4-2-32)。

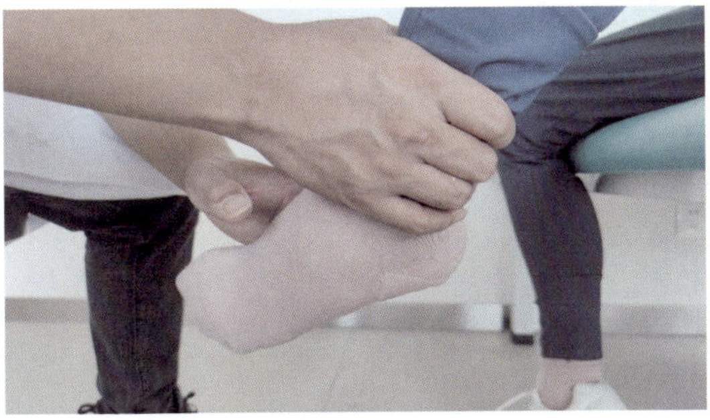

图4-2-32　足内翻/外翻肌群肌力训练(肌力1~3级)

2)肌力4~5级

患者体位:床边坐位,小腿自然下垂。

治疗师位置及操作手法:位于患者一侧,一手握住患者小腿远端,另一手握住患者足的内侧缘,当足内翻时施加阻力;当增加足外翻肌群肌力时,另一手握住患者足的外侧缘并施加阻力。

(4)自主训练

学生两两分组,交替扮演患者和治疗师,完成踝部肌群肌力训练,并将训练情况记录在表4-2-6中。

表4-2-6　踝部肌群肌力自主训练情况记录表

训练项目	患者体位	训练要点	患者反应	备注
1.踝背屈肌群肌力训练				
2.踝跖屈肌群肌力训练				
3.足内翻/外翻肌群肌力训练				

检查评估

(1)评估准备

在操作前,需要与患者及陪护人员充分沟通,询问病史及相关辅助检查结果,充分了解患者的康复期望,正确评估患者现有肌力等功能情况,结合患者具体情况,确定训练方案。四肢肌群肌力训练前,需要准备好相关训练设备,见表4-2-7。

表4-2-7　四肢肌群肌力训练常用设备

序号	设备名称	备注
1	哑铃	
2	沙袋	

注意事项

○训练应尽可能在患者舒适的体位下进行。治疗师应保持耐心,尊重患者,关爱伤残,做到态度和蔼、言语亲切,取得患者的配合。训练要循序渐进,动作轻柔,避免使用暴力,时刻注意患者反应。

温馨提示

○肌力训练是运动解剖学、生理学、人体运动学的集合,因此在为患者进行肌力训练时,一定要安排合适的体位,让患者得到最佳训练的同时,减少代偿动作的发生。注重器械的运用,使肌力训练量化,节省治疗师体力的同时,为患者训练提供动力。

续表

序号	设备名称	备注
3	PT床/凳	
4	多体位治疗床	
5	悬吊装置、滑轮	
6	股四头肌训练器	
7	功率自行车	
8	弹簧拉力器	
9	减重装置	
10	跑步机	

（2）实施评估

对本任务的学习情况进行检查，并将相关内容填写在表4-2-8中。

表4-2-8 四肢肌群肌力训练检查表

检查项目	操作是否合格	结果点评
1.肩部关节被动活动技术		
肩前屈	是□ 否□	
肩后伸	是□ 否□	
肩外展	是□ 否□	
肩水平内收	是□ 否□	
肩内旋	是□ 否□	
肩外旋	是□ 否□	
2.肘部关节被动活动技术		
肘关节屈伸	是□ 否□	
前臂旋前/旋后	是□ 否□	
3.腕部关节被动活动技术		
腕掌屈	是□ 否□	
腕背伸	是□ 否□	

续表

检查项目	操作是否合格	结果点评
腕桡偏/尺偏	是□ 否□	
4.手部关节被动活动技术		
掌指关节被动活动	是□ 否□	
指骨间关节被动活动	是□ 否□	
5.髋部关节被动活动技术		
髋关节屈曲	是□ 否□	
髋关节后伸	是□ 否□	
髋关节外展/内收	是□ 否□	
髋关节内旋/外旋	是□ 否□	
6.膝部关节被动活动技术		
膝部关节被动屈伸	是□ 否□	
7.踝部关节被动活动技术		
踝背屈/跖屈	是□ 否□	
足内翻/外翻	是□ 否□	

结果点评时要结合:①选用合理治疗设备;②治疗操作规范;③治疗成效;④患者满意度。

任务小结

- 四肢肌群肌力训练
  - 肩部肌群肌力训练
    - 肩前屈肌群肌力训练
    - 肩后伸肌群肌力训练
    - 肩外展肌群肌力训练
    - 肩水平内收肌群肌力训练
    - 肩内旋肌群肌力训练
    - 肩外旋肌群肌力训练
  - 肘部肌群肌力训练
    - 屈肘肌群肌力训练
    - 伸肘肌群肌力训练
    - 前臂旋前/旋后肌群肌力训练
  - 腕及手部肌群肌力训练
    - 屈腕肌群肌力训练
    - 伸腕肌群肌力训练
    - 腕桡偏/尺偏肌群肌力训练
    - 屈掌指关节肌群肌力训练
    - 对掌肌群肌力训练
    - 屈指肌群肌力训练
  - 髋部肌群肌力训练
    - 屈髋肌群肌力训练
    - 伸髋肌群肌力训练
    - 髋外展肌群肌力训练
    - 髋内收肌群肌力训练
    - 髋内旋/外旋肌群肌力训练
  - 膝部肌群肌力训练
    - 屈膝肌群肌力训练
    - 伸膝肌群肌力训练
  - 踝部肌群肌力训练
    - 踝背屈肌群肌力训练
    - 踝跖屈肌群肌力训练
    - 足内翻/外翻肌群肌力训练

情境五
平衡、协调与步行训练

情境介绍

平衡、协调与步行训练是在康复相关专业物理治疗技术中常用的运动治疗技术。许多疾病都会导致平衡、协调或步行功能障碍，如脑卒中、脑外伤、脊髓损伤、小儿脑瘫、帕金森病等中枢神经系统疾病。维持平衡是实现很多功能活动的前提，平衡功能障碍一旦存在，可能会影响患者的协调能力及步行功能。平衡是指人体在静态或动态下维持稳定的一种状态，且在运动或受到外力作用时，能自动调整并维持这种稳定状态的能力。

协调是指人体产生平滑、准确、有控制的运动的能力。临床上针对协调功能障碍的治疗方法是综合性的，除了针对病因进行药物或手术等治疗外，最为直接、有效的治疗是进行协调功能训练。

步行训练技术是针对患者疾病的特点，利用各种康复手段，最大限度地帮助患者提高步行能力，矫正异常步态，促进患者独立转移，提高生活质量，早日回归家庭和社会的训练方法之一。步行训练工作任务涵盖对人体正常步态及步行周期的认识，步行周期中主要运动肌肉及各关节角度变化，步行训练的基础理论及技术要点等知识。

平衡、协调与步行训练项目包括平衡训练、协调训练和步行训练三个任务。

情境目标

- 能为平衡功能障碍患者提供平衡训练。
- 能针对协调功能障碍的患者实施协调训练。
- 能针对患者步行困难的具体情况，合理选用步行基础训练、步行分解训练、步行能力训练等方法。按照康复治疗技术操作规范，指导并协助患者有效地掌握训练要点，熟悉训练时的注意事项，安全、准确地完成步行训练。

任务一　平衡训练

任务导入

场景：某康复医院运动治疗室

人物：患者王某、治疗师小刘

情节：患者王某，男，60岁，退休工人。因左侧肢体无力入院。入院前CT显示患者右侧“基底节区出血”。

入院评定如下：患者可以独坐保持平衡，并完成坐位的一些活动；可以在监视下保持独立站立。假如你是治疗师小刘，针对患者平衡功能现有的问题，该如何处理？

任务目标

- 能针对患者平衡功能的具体情况，合理选用不同体位的平衡训练技术。
- 能按照康复治疗技术操作规范，指导并协助患者完成平衡训练。

任务实施

1.知识学习

在制订平衡训练方案时，有许多因素需要考虑，大多数针对平衡障碍的训练方法是多系统、多方式的。例如，一个人在生病后经历了长时间的卧床休息或制动，可能需要一个包括牵伸下肢和躯干来改善姿势和灵活性、肌力训练来提高运动能力、动态平衡训练来提高日常生活活动能力的训练计划。因为平衡训练经常涉及挑战患者稳定极限的活动，所以在训练中治疗师积极采取措施确保患者安全就显得尤为重要。

平衡训练有不同的分类，按照训练是否使用器具可分为徒手平衡训练与使用器械的平衡训练；按照平衡的分类可分为静态平衡训练、自动态

教学资源

微课　平衡相关基本概念

平衡概述

平衡训练和他动态平衡训练;按照疾病类型可分为脊髓损伤患者的平衡训练、脑卒中患者的平衡训练等;按照体位的不同可分为仰卧位训练、前臂支撑下俯卧位训练、肘膝跪位训练、双膝跪位训练、半跪位训练、坐位训练和站位训练等。

(1)由易到难原则

①支撑面由大到小,由稳定到不稳定。训练时,支撑面的大小和性质是影响平衡的重要生物力学因素。支撑面越大,越容易维持平衡。在训练过程中,根据患者情况,支撑面逐渐由大变小。可由支撑面较大或者借助辅具的体位开始训练,患者能力提高之后,支撑面变小或减少辅具的使用。例如,站立平衡训练刚开始时,双脚间距可以较宽,随后逐渐变小,甚至到单脚站立,逐渐增加训练难度。除了支撑面的大小,支撑平衡的稳定性、性质也会对平衡产生影响。训练时,应由坚硬、稳定的支撑面逐渐过渡到柔软、不稳定的支撑面。例如,患者可先在坚硬的地面上进行站位平衡训练,随着能力的提升,可过渡到使用柔软的平衡垫或板的站位训练。治疗师应掌握好支撑面对平衡的影响,在训练中因人而异地选择适合患者的训练平面。

②由睁眼到闭眼。视觉作为影响平衡的重要感觉系统,在训练中对平衡有一定的补偿作用。开始训练时,患者可睁开眼睛,逐渐过渡到闭眼状态,这样可以增加躯体感觉的输入,减少视觉对平衡的参与。

③质心由低到高。训练时,患者应当从较低的质心开始,达到一定的稳定程度后,再过渡到较高的质心。例如,患者先进行坐位平衡训练,再过渡到站立平衡训练。质心的增高会增加平衡的控制难度,训练中应考虑。

④从静态平衡到动态平衡。平衡训练中,应首先恢复各体位下的静态平衡能力。静态平衡的维持需要肌肉的等长收缩,例如,在静态站立状态下,平衡的目标是将身体的质心保持在支撑面上,这就需要踝策略来抵消身体在各个方向上的摆动,其他肌肉如臀中肌、阔筋膜张肌、脊柱旁肌肉等的收缩来维持身体直立姿势,让身体消耗最少的能量就能维持平衡。患者具有较好的静态平衡之后,可以过渡到动态平衡训练。训练时,需要考虑患者受力是来自内部还是外部。来自内部,即身体需要克服自身运动所造成的不稳定,需要进行自动态平衡的训练。患者可向各个方向进行运动或功能性活动,范围由小到大;来自外部的受力就是他动态平衡,外界治疗师可给予患者较大的干扰,向各个方向推动患者,使其失去平衡再回到平衡状态,在训练中要掌握好尺度,以免发生意外。

⑤逐渐增加训练复杂性。根据患者的情况,在平衡训练中可使用平衡垫、滚筒、体操球等增加训练的难度,也可以在平衡训练过程中变换不同的环境,提升患者对不同环境的适应能力。平衡训练结合其他任务的多重训练也能增加训练的复杂性。

⑥稳定极限。平衡训练应该接近患者的稳定极限,这样的训练才能

有更好的效果。例如，训练坐位自动态平衡时，患者向前伸手够物，此时物体应该放在患者前方接近其稳定极限处，让其训练时有一定的难度，而不是轻松够到。

(2)综合训练原则

平衡障碍产生的原因多种多样，治疗师应该从对患者的评估中分析患者平衡受限的原因，判断是否有感觉传入的因素、中枢整合的因素、运动输出的因素及其他的心理或环境因素等。平衡训练是一个针对原因的综合性的训练，可能包括肌力训练、肌耐力训练、关节活动度训练、认知训练、感觉刺激训练及姿势训练等。

(3)个性化原则

每名患者的症状表现不一，造成平衡障碍的原因不一，这需要专业人员为每一名患者制订符合其自身病情条件的训练方案，坚持个性化的原则。

(4)安全原则

患者安全是训练中的重要一环，不论在何种情况和环境下，都要保证患者的安全。在训练过程中，训练人员要站在患者周围进行保护，随时关注患者训练情况，必要时可借助绑带，提升治疗师的掌控能力，或者增加训练人员，保证训练的安全性。同时，不要在锋利的设备旁边进行训练，应检查地面，确保无杂物。一定要让患者有安全感，否则，患者因害怕可诱发全身的痉挛加重，出现联合反应，加重异常模式。

2.技能操作

(1)仰卧位

仰卧位采用的平衡训练方法主要是桥式运动(图5-1-1)，训练躯干和骨盆的稳定性，提高腰背肌和骨盆的控制能力，可诱发下肢的分离运动，是临床上常用的训练方式之一。

训练方法：患者取仰卧位，双手放于体侧，下肢屈曲，双脚放于支撑面，尽量抬高臀部，完成伸腰、伸髋动作。整个动作可分为起始期、抬离期和放离期。双侧下肢同时完成此动作为双桥运动，单侧下肢完成此动作为单桥运动。当患者不能主动完成抬臀动作时，治疗师可给予适当帮助。此时，治疗师可将一手放在患者膝关节上，向前下方压膝关节，同时另一手可拍打臀部，刺激臀肌收缩，协助伸髋。患者达到一定的稳定性之后，可通过缩短抬离期和放离期、改变起始期髋内旋角度和膝关节屈曲角度、在抬离期患髋处施加向下的阻力、双手放于胸前或双足置于平衡垫上(图5-1-2)等方式增加双桥训练难度，也可以逐渐过渡到单桥训练。

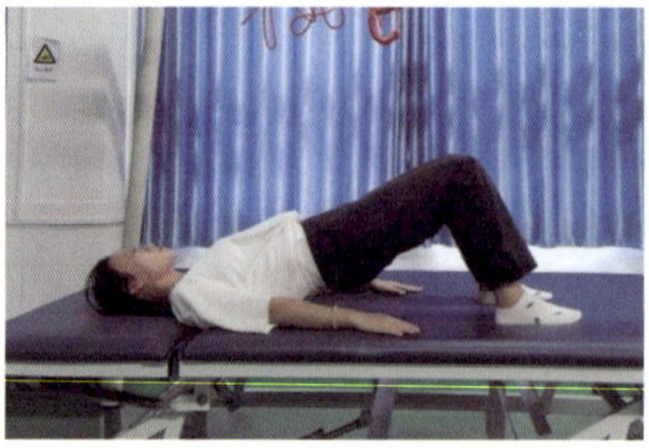
图5-1-1 桥式运动

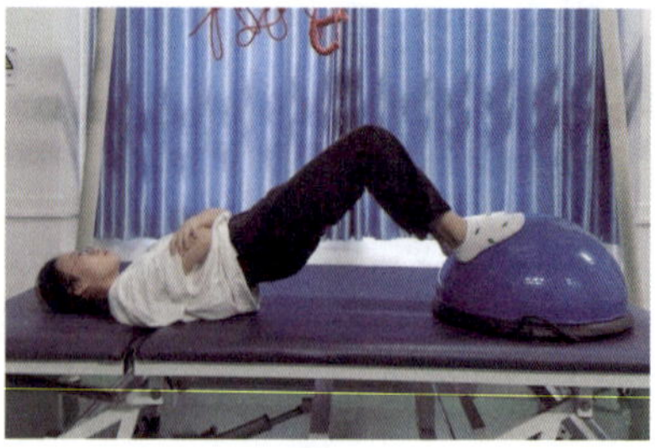
图5-1-2 加用平衡垫的桥式运动

(2)前臂支撑下俯卧位

此种训练体位主要用于截瘫患者,以增加其上肢和肩部的力量和稳定性,为转移或持拐步行做准备。

①静态平衡训练。患者取俯卧位,前臂支撑身体重量,并保持静态平衡(图5-1-3)。患者尽量保持该体位,随着能力的提高,保持的时间也会变长,随后过渡到动态平衡训练。

②自动态平衡训练。患者取俯卧位,前臂支撑身体重量,稳定身体后朝各个方向运动,同时保持平衡,运动范围由小变大,也可在前臂下增加悬吊(图5-1-4)等不稳定支撑面以提高训练难度。

③他动态平衡训练。患者取俯卧位,前臂支撑身体重量,治疗师向各个方向推动患者。训练开始时,推动的力量较小,随着稳定性的增加,治疗师加大推动的力度和范围。患者在训练过程中需要抵抗外力以保持平衡。

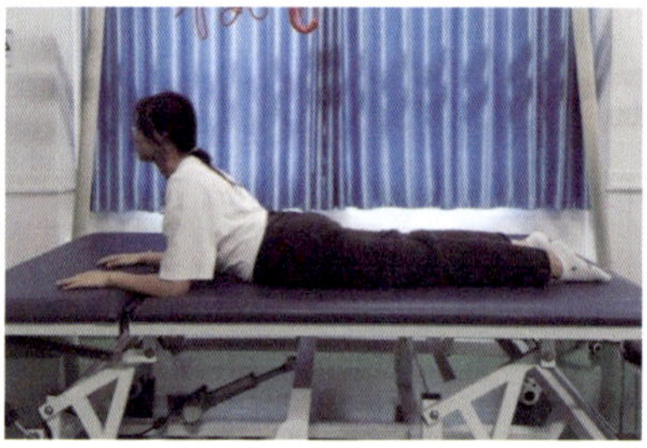
图5-1-3 前臂支撑下俯卧位

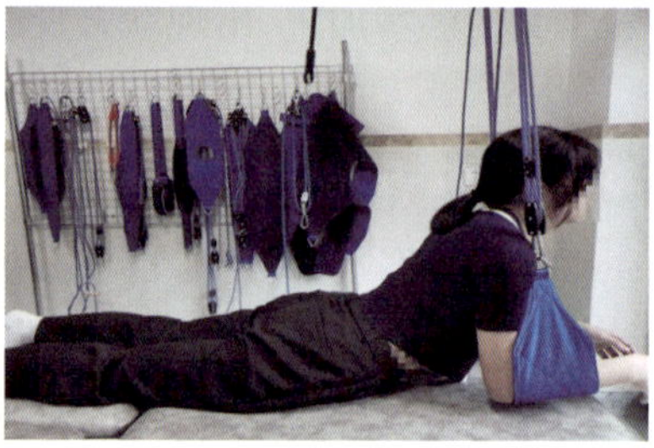
图5-1-4 利用悬吊的前臂支撑下俯卧位

(3)肘膝跪位

此种训练体位主要用于截瘫、帕金森病和运动失调症等运动功能障碍患者。

①静态平衡训练。患者取肘膝跪位,以双侧肘部和膝部作为支撑点,并保持平衡(图5-1-5)。在此基础上,患者可采取抬高一侧上肢或下肢来增加训练难度,甚至抬高一侧上肢和另一侧下肢来维持静态平衡(图5-1-6)。治疗师也可以在肘部和膝部增加平衡垫来提高静态平衡训练难度。

②自动态平衡训练。患者取肘膝跪位,自己向各个方向移动身体,并保持平衡。同静态平衡训练一样,可以通过抬高一侧上肢或下肢,或抬高一侧上肢和另一侧下肢后,再向各个方向运动并保持平衡来提高训练难度,还可调整支撑面的柔软度来提高训练难度,如从硬的平面调整到软垫等。

③他动态平衡训练。患者取肘膝跪位，治疗师向各个方向推动患者，推动的力度和范围逐渐变大，患者保持平衡。可以通过减小支撑面，调整支撑面的性质等方式提高训练难度。

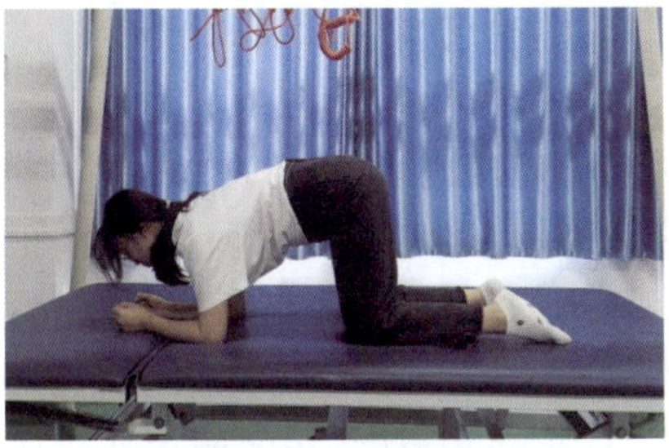

图5-1-5　肘膝跪位1

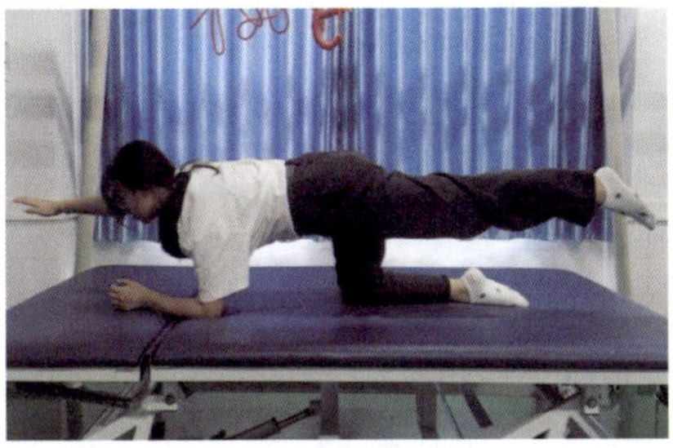

图5-1-6　肘膝跪位2

(4)双膝跪位和半跪位

此种训练体位较多用于截瘫患者，以提升下肢和躯干的控制能力。双膝跪位平衡控制好后再进行半跪位训练。

①静态平衡训练。患者取双膝跪位或半跪位，保持平衡。可以通过减小支撑面，调整支撑面的性质等方式提高训练难度。

②自动态平衡训练。患者取双膝跪位或半跪位，自己向各个方向活动，并保持平衡。可逐渐扩大移动范围，也可在此种体位增加抛接球训练，即治疗师在各个方向朝患者抛球，患者接到球再抛给治疗师，如此反复。在此基础上，可以通过减小双腿间距及从治疗床调整到软垫上训练等方式提高训练难度。

③他动态平衡训练。患者取双膝跪位或半跪位，治疗师向各个方向推动患者，患者保持平衡。除此之外，还可以通过增加推动力及范围提高训练难度。患者稳定性改善后，可于软垫或平衡板上进行训练，让支撑面从稳定变为不稳定，以提高训练的复杂性。

(5)坐位

坐位平衡对于患者的很多功能性活动至关重要，如吃饭、转移和如厕等。在临床上，坐位平衡障碍广泛存在。截瘫患者特别是节段损伤较高的患者，其躯干肌会受影响，难以维持坐位平衡；偏瘫患者的躯干预期姿势反应会受影响，其躯干的控制能力较弱，也难以维持坐位平衡；帕金森病、脑瘫、颅脑外伤、脊髓炎等也会引起坐位平衡障碍，这些情况也需要进行坐位平衡训练。坐位平衡训练可分为长坐位平衡训练和端坐位平衡训练，前者多用于截瘫患者，后者多用于偏瘫患者。

①长坐位平衡训练。长坐位平衡训练对于截瘫患者非常重要，特别是完全损伤的截瘫患者。截瘫患者从躺到坐后，需要面对的第一个体位就是长坐位。在长坐位下，患者可进行穿裤、穿袜、转移等日常生活活动。截瘫患者长坐位的维持需要考虑患者大腿后侧肌肉的柔韧性等因素对骨盆位置的影响，也要考虑腹部肌肉的力量等问题。同时，对于之前长期卧床的患者，在长坐位开始前，要观察其从躺到坐后是否出现头晕、恶心等

问题，避免体位性低血压的影响。

a. 静态平衡训练：患者取长坐位，治疗师位于患者身后，辅助患者保持静态平衡，逐渐减少辅助力量，最后让患者独立保持平衡，再进行动态训练。

b. 自动态平衡训练：患者取长坐位，治疗师可指导患者向前、后、左、右各个方向运动，如双手抱球旋转躯干（图 5-1-7），或上肢伸直、水平上举，令患者保持平衡。患者能在此基础上保持平衡后，可进行够物训练，即向正前方、侧方、正上方、侧后方、正下方、侧下方等不同方向够物或者碰触治疗师手中的物体；也可进行抛接球训练，进一步增强双上肢和躯干的肌力和耐力。抛接球时，要注意不同的方向及速度和力度，跟随能力变化而变化。

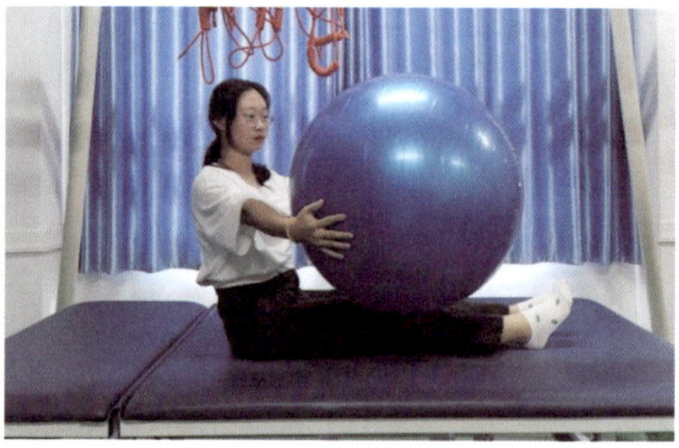

图 5-1-7　长坐位下双手抱球旋转躯干

c. 他动态平衡训练：患者取长坐位，治疗师朝不同方向推动患者，使患者离开原来的位置。开始时，推动的力度要小，摆动的幅度要控制得当。随着患者能力的提升，可加大推力及推动的幅度；也可将患者从治疗床转移到平衡板进行训练以提高训练难度。

②端坐位平衡训练。端坐位平衡训练更适用于偏瘫患者，良好的端坐位平衡是患者进行转移训练、上肢功能训练及站立训练等的基础。脑卒中患者，特别是早期患者，突然从卧位坐起，很容易引起体位性低血压，因此在从卧位到坐位时，要观察患者是否出现头晕、面色苍白、心跳过速、出冷汗等症状。如出现上述症状，应立即改变体位，恢复卧位。为预防体位性低血压，可让患者事先进行体位适应性训练，将床头抬高 30°，开始进行坐位适应性训练，并保持 15~30 min。患者如在此角度未有异常情况，可在 2~3 d 后增加度数，每次增加 15° 为宜，直到完全直立坐位。当患者直立坐位没有体位性低血压的表现时，才能进行坐位平衡训练。

a. 静态平衡训练：患者取端坐位，治疗师可辅助患者完成端坐位静态平衡的维持，随着能力提升，逐渐减少辅助，直至患者能独立完成端坐位。可在此基础上，让患者从稳定平面换到不稳定平面，以提高训练难度（图 5-1-8）。

b. 自动态平衡训练：患者取端坐位，治疗师指导患者向各个方向运动，并保持平衡，也可让患者做躯干侧屈和旋转，或上肢的水平上举等活动。同时,治疗师也可让患者朝各个方向够物或抛接球来提高训练难度(图5-1-9)。

c.他动态平衡训练:患者取端坐位,治疗师向各个方向推动患者,患者保持平衡。治疗师可加大推力及推动范围来提高训练难度。患者也可坐于平衡垫或者训练球上,治疗师朝各个方向推动患者以提高训练难度。

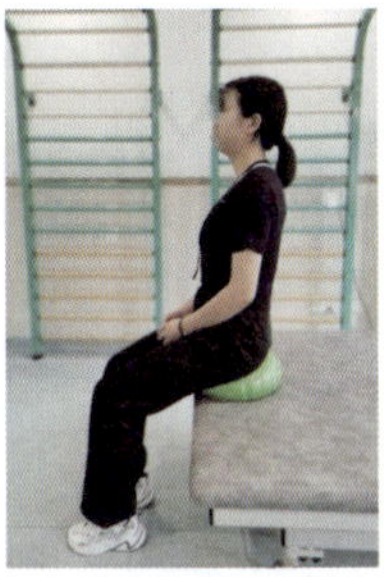

图5-1-8　利用平衡垫的端坐位

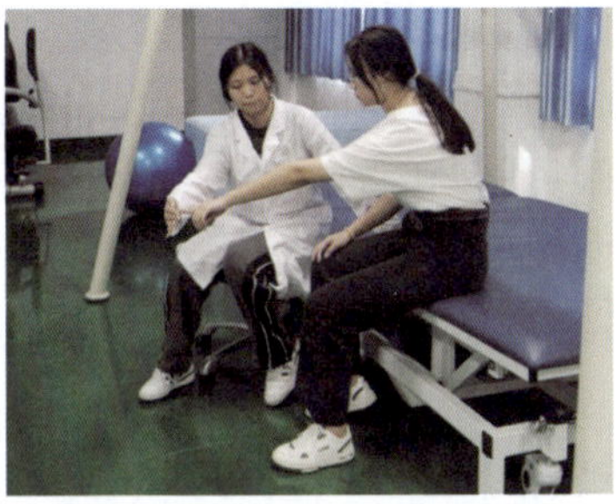

图5-1-9　患者伸手触碰治疗师

(6)站位

良好的站位平衡是保障步行功能的前提。具有站位平衡障碍的患者都可进行站位平衡训练,为步行做好准备。

①静态平衡训练。患者若不能独立完成站位平衡,可借助平行杠、助行器、拐杖、扶手等,或者在治疗师辅助下进行训练。当患者能力提升后,可减少辅助力量,逐渐过渡到独立站立。此时,治疗师应保护好患者。在此基础上,还可通过减少支撑面积,如双脚并拢,或由睁眼到闭眼等方式来提高训练难度。

②自动态平衡训练。患者保持站位,身体可向各个方向活动,如双手抱球旋转躯干(图5-1-10);患者可伸手向各个方向触碰或拿取物品;患者还可在站位进行抛接球训练。

③他动态平衡训练。患者保持站位,治疗师朝各个方向推动患者,患者保持平衡。可以通过减小支撑面,从稳定平面过渡到不稳定平面,以及从睁眼到闭眼等方式来提高训练难度。

在进行站位平衡训练时,要随时注意患者的姿势,防止出现异常姿势。

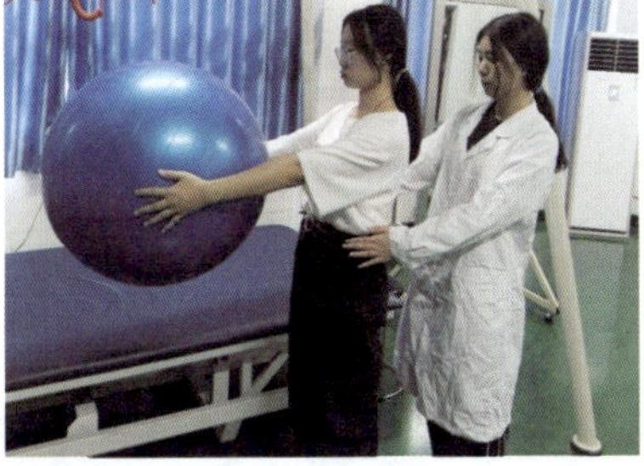

图5-1-10　站位下双手抱球旋转躯干

(7)前庭功能训练

针对前庭功能障碍患者,Susan等人在1992年设计了一套提高前庭适应性及在训练中诱发视觉和本体感觉参与的平衡训练。具体方法如下：

①患者双脚尽可能靠拢，必要时可借助手保持平衡，然后左右转头，逐渐过渡到不借助辅助完成站立。

②患者步行，必要时给予辅助。

③患者练习在行走中转头。

④患者双脚与肩同宽，双目平视前方，逐渐减小支撑面。在进行训练时，双眼可间断闭合，然后逐渐延长闭眼时间；前臂可先伸展，然后放于体侧，再交叉于胸前，在进行下一个难度训练之前，每一个体位至少保持15 s。

⑤患者可先从硬地板开始练习站立，逐渐过渡到软垫等柔软支撑面站立。

⑥患者在行走中练习转圈，从转大圈开始，逐渐变小，两个方向均可练习。

(8)结合仪器的平衡训练

①平衡测试仪。平衡测试仪不仅用于平衡能力的评估，也可用于平衡功能的训练。训练时，患者双脚放于平衡测试仪的测力平台上，在显示屏上可显示出双脚承重的水平及重心的摆动等。可在平衡测试仪上训练静态平衡和动态平衡。

②虚拟现实下的平衡训练。虚拟现实技术是利用计算机和传感技术创造出一个具有多重感官刺激的虚拟世界，人们可通过适配的装置与创造出的虚拟世界进行交互。在康复训练中，虚拟现实技术得到广泛应用。人们利用该技术设计出一系列平衡训练游戏或其他任务性训练，患者可在这些训练中改善平衡能力。

③康复机器人辅助下的平衡训练。下肢康复机器人主要用于下肢运动功能障碍患者，可改善患者的平衡能力及步行功能，目前在临床上已广泛应用。

(9)自主训练

学生两两分组，交替扮演患者和治疗师，完成平衡训练，并将训练情况记录在表5-1-1中。

注意事项

○训练应尽可能在患者舒适的体位下进行。治疗师应保持耐心，尊重患者，关爱伤残，做到态度和蔼、言语亲切，取得患者的配合。平衡训练时，保护患者，以免发生摔倒，应特别谨慎。

表5-1-1 平衡训练情况记录表

训练项目	患者体位	训练要点	患者反应	备注
1.仰卧位平衡训练				
2.前臂支撑下俯卧位平衡训练				
3.肘膝跪位平衡训练				
4.双膝跪位和半跪位平衡训练				

续表

训练项目	患者体位	训练要点	患者反应	备注
5. 坐位平衡训练				
6. 站位平衡训练				

检查评估

(1)评估准备

在操作前，需要与患者及陪护人员充分沟通，询问病史及相关辅助检查结果，充分了解患者的康复期望，正确评估患者现有平衡功能情况，结合患者具体情况，确定训练方案。平衡训练前，需要准备好相关训练设备，见表5-1-2。

表5-1-2　平衡训练常用设备

序号	设备名称	备注
1	PT床/凳	
2	平衡垫	
3	巴氏球	
4	平衡测试仪	

(2)实施评估

对本任务的学习情况进行检查，并将相关内容填写在表5-1-3中。

表5-1-3　平衡训练检查表

检查项目	操作是否合格			结果点评
	静态平衡训练	自动态平衡训练	他动态平衡训练	
1. 仰卧位平衡训练	是□ 否□			
2. 前臂支撑下俯卧位平衡训练	是□ 否□	是□ 否□	是□ 否□	
3. 肘膝跪位平衡训练	是□ 否□	是□ 否□	是□ 否□	
4. 双膝跪位和半跪位平衡训练	是□ 否□	是□ 否□	是□ 否□	
5. 坐位平衡训练	是□ 否□	是□ 否□	是□ 否□	

温馨提示

○1. 平衡训练前，让患者学会放松，减少紧张或恐惧心理；若存在肌肉痉挛问题，则先设法缓解。2. 加强安全措施。应去除训练环境的障碍物，提供附加、稳定的措施。特别要注意提醒患者穿合脚的鞋。3. 选择与患者平衡功能相匹配的训练。初始时，应选择相对较低水平的训练，逐渐从简单向复杂过渡。4. 动态平衡训练时，辅助人员施加的外力不应过强，仅需诱发姿势反射即可。5. 平衡训练不是孤立进行的，要同时进行相应的肌力训练等。6. 若训练过程中患者发生头晕、头痛或恶心症状，应减少运动量或暂停训练。

续表

检查项目	操作是否合格			结果点评
	静态平衡训练	自动态平衡训练	他动态平衡训练	
6.站位平衡训练	是□ 否□	是□ 否□	是□ 否□	

结果点评时要结合:①选用合理治疗设备;②治疗操作规范;③治疗成效;④患者满意度。

任务小结

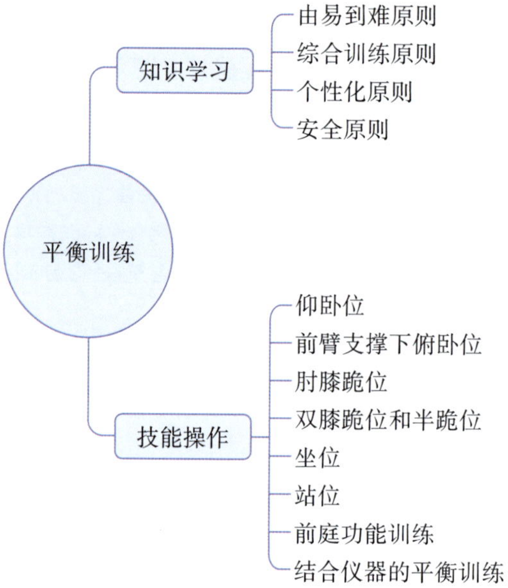

任务二 协调训练

教学资源

微课 协调功能障碍的分类

任务导入

场景：某康复医院运动治疗室

人物：患者张某、治疗师小刘

情节：患者张某，男，57岁。3个多月前，早晨起床发现左侧肢体不能活动。急送医院经颅脑CT检查，诊断为脑梗死，给予开颅手术治疗。住院半个月，病情基本稳定后在医院康复治疗。经评定发现该患者具有协调功能障碍。假如你是治疗师小刘，针对患者协调功能障碍的情况，该如何处理？

任务目标

- 能针对患者协调功能受限的具体情况，合理选用上肢协调训练、下肢协调训练或Frenkel体操等治疗技术。
- 能按照康复治疗技术操作规范，指导并协助患者完成协调训练。

任务实施

1.知识学习

协调概述

（1）协调训练原则

协调训练的目的是提高动作的质量，即改善完成动作的方向和节奏、力量和速度，以准确达到目标。协调训练的原则如下：

①由易到难，循序渐进。先完成简单的动作，掌握后，再完成复杂的动作，逐步提高训练的难度和复杂性。

②重复性训练。每个动作都需要重复训练，才能起到强化的作用，使大脑记住这个动作，从而促进大脑功能重组，进一步改善协调功能。

③针对性训练。针对具体的协调障碍进行训练，这样更具有目的性。

④综合性训练。协调训练不是孤立进行的，同时也需要进行相关训练，如肌力训练、平衡训练等。

(2)协调训练要点

①一定要完成具体的训练任务。换句话说，如果行走是主要目标，那么患者无论采用什么方法或使用什么辅助器具，行走是必须训练的。不必担心最初做出的动作是否正确或协调，若行走目标难以完成，则应降低标准，确保能够完成(如由行走改为站、坐或平衡训练)，直到充分掌握后，再完成更高水平的训练。

②单个动作训练。将任务分成多个部分，在完成连贯动作之前，先进行单个动作训练。例如，在行走之前，患者先练习行走的各个分解动作，如脚的位置、腿的摆动、脚触地、平衡及重心转移等。直到每个动作可以完成时，再进行行走训练。训练任务越复杂，划分应越细。

③相关动作训练。在完成旨在提高控制和协调能力的具体任务之前，进行一些相关动作训练。例如，在行走之前，患者进行脚、踝、髋运动协调性训练，以及多个肌群拮抗或促进模式训练，直到满意时再进行行走训练；为了提高手的控制能力，采取将钉子插入小洞，再将不同型号的钉子从一处插到另一处的训练方式；通过画椭圆和不同的形状来训练书写能力，而不是直接训练书写文字。

请注意，整体与部分的总和不完全相同，即技能的掌握不可能完全依赖部分的简单累加。

2.技能操作

(1)上肢协调训练

上肢协调训练包括轮替动作练习、定位方向性动作练习、节律性动作练习和手眼协调练习。

1)轮替动作练习

①双上肢交替上举：左、右侧上肢交替上举，手臂尽量保持伸直，并逐渐加快练习的速度(图5-2-1)。

②双上肢交替摸肩上举：左、右侧上肢交替屈肘，摸同侧肩部，然后上举。

③双上肢交替前伸：上肢应前伸至水平位，并逐渐加快速度。

④交替屈肘：双上肢起始位为解剖位，然后左、右侧交替屈肘，手拍同侧肩部，逐渐加快速度(图5-2-2)。

⑤前臂旋前/旋后：肩关节前屈90°，肘伸直，左、右侧同时进行前臂旋前/旋后的练习；或一侧练习一定时间，再换另一侧练习。

⑥腕屈伸：双侧同时进行腕屈伸练习，或一侧练习一定时间，再换另一侧练习。

⑦双手交替掌心拍掌背：双手放于胸前，左手掌心拍右手掌背，然后右手掌心拍左手掌背，如此交替进行，逐渐加快速度。

2)定位方向性动作练习

①指鼻练习:左、右侧交替以示指指鼻,或一侧以示指指鼻,反复练习一定时间,再换另一侧练习(图5-2-3)。

②对指练习:双手相应的手指互相触碰,由拇指到小指交替进行;或左手的拇指分别与其余四个手指进行对指,练习一定时间,再换右手,或双手同时练习。以上练习同样要逐渐加快速度。

③指敲桌面:双手同时以五个手指交替敲击桌面,或一侧练习一定时间,再换另一侧练习。

④其他:如画画、下跳棋等。

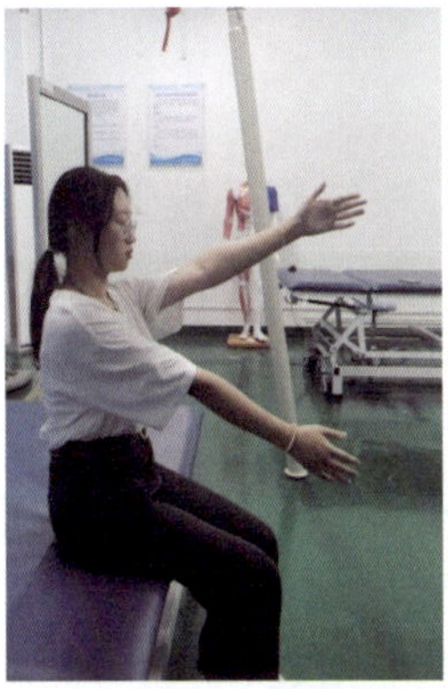

图5-2-1　双上肢交替上举

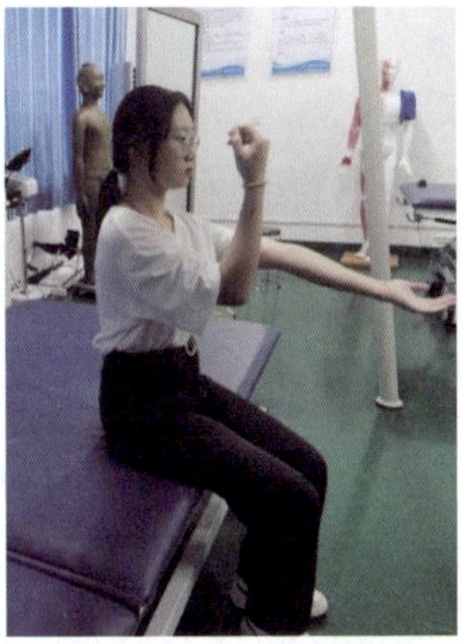

图5-2-2　交替屈肘

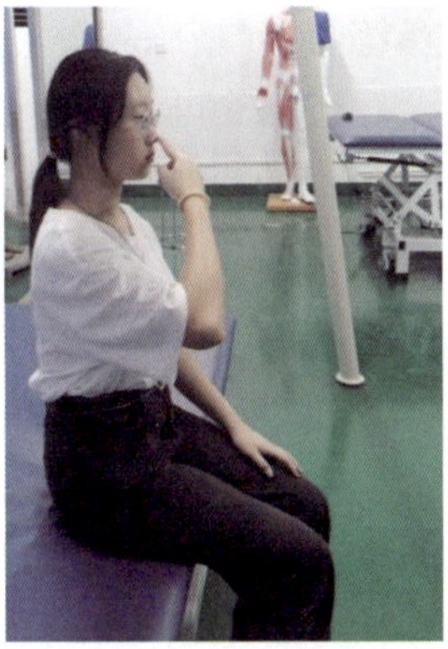

图5-2-3　指鼻练习

3)节律性动作练习

在以上的轮替动作和定位方向性动作练习过程中,每一个动作练习都需要注意节律性,应先慢后快,反复多次练习,逐步改善协调能力。

4)手眼协调练习

①插木棒、拔木棒:从大到小,依次将木棒插入孔中,然后再将木棒拔出,反复多次练习。

②抓物训练:将小球放在桌子上,让患者抓起,然后放在指定的位置;将花生、黄豆等排放在桌子上,让患者抓起,放入小碗中。

③画画或写字:无论画画或写字,开始时,可以让患者在已有的画上或字上描写,然后在白纸上画或写。

④下跳棋、拼图或堆积木等:这些训练均有助于提高手眼协调能力。

(2)下肢协调训练

下肢协调训练包括轮替动作练习、整体动作练习和节律性动作练习。

1)轮替动作练习

①交替屈髋、屈膝:仰卧于床上,左、右侧交替屈髋、屈膝至90°,逐渐加快速度。

②交替伸膝:坐于床边,小腿自然下垂,左、右侧交替伸膝。

③坐位交替踏步:坐位时,左、右侧交替踏步,逐渐加快速度。

④拍地练习:足跟触地,足尖抬起做拍地动作,可以双脚同时或分别做。

2)整体动作练习

①原地踏步走:踏步的同时双上肢交替摆臂,逐渐加快速度。

②原地高抬腿跑:高抬腿跑的同时双上肢交替摆臂,逐渐加快速度。

③其他:如跳绳、踢毽子等。

3)节律性动作练习

同上肢协调训练一样,在下肢的轮替动作和整体动作练习过程中,也需要注意节律性,应先慢后快,反复多次练习,逐步改善协调能力。

协调训练开始时,均在睁眼的状态下进行;当功能改善后,可根据具体情况,将有些训练项目改为在闭眼状态下进行,以提高训练难度,如指鼻练习、对指练习等。

(3)Frenkel体操训练

Frenkel体操主要利用障碍部位残存的感觉系统,特别是视觉、听觉和触觉的代偿来管理随意运动,逐渐提高难度,以不同的协调运动模式,改善肢体的本体感觉和共济失调。方法如下:

1)仰卧位

①屈伸一侧下肢:由屈膝位开始,足跟在治疗台上滑动,直至下肢伸直;②外展、内收髋关节:屈膝,足跟放在治疗台上不动,髋关节伸展,下肢在治疗台上滑动;③屈伸髋、膝关节:足跟从治疗台上抬起,放在对侧膝部,沿胫骨向足部滑动;④双下肢同时屈伸:双足跟在治疗台上同时滑动;⑤双下肢交替屈伸:双足跟在治疗台上交替滑动;⑥一侧下肢屈伸,另一侧下肢外展、内收。

2)坐位

①患者用足接近治疗师的手,每次变动手的位置;②下肢抬起,踏在预先画好的脚印上;③一动不动地静坐数分钟(静止);④双膝并拢,站立,坐下。

3)站立位

①患者在一条直线上前后移动足部;②沿弯曲的线步行;③在两条平行线间沿平行线步行;④尽量准确地踏着预先画好的脚印步行。

(4)水中运动

在水中应注意做平衡及协调性训练。让患者站在水池中的平行杠内,水深以患者能站稳为宜,然后由治疗师从不同方向向患者身体推水成浪,或用水流冲击,干扰患者的平衡感。要求患者通过自己的努力,对抗水流冲击而保持平衡。然后,叮嘱患者进行协调性训练,如先做划水动作,双上肢做蛙泳式分水或自由泳式动作,再用上肢扶池边做下肢击水动作,做上、下肢协调性划水训练。最后,在水中做步行训练,只要平衡能力强,在水中步行较在地面上容易。在进入水中后,先在平行杠内双手抓住杠练习步行。由于身体重量被浮力抵消,在手的支撑下,即使肌力较弱的瘫痪患者也易于完成此训练。这同样适用于下肢肌肉、关节病变或骨折恢复期的患者。

(5)自主训练

学生两两分组，交替扮演患者和治疗师，完成协调训练，并将训练情况记录在表5-2-1中。

表5-2-1　协调自主训练情况记录表

训练项目		患者体位	训练要点	患者反应	备注
1.上肢轮替动作练习	双上肢交替上举				
	双上肢交替摸肩上举				
	双上肢交替前伸				
	交替屈肘				
	前臂旋前/旋后				
	腕屈伸				
	双手交替掌心拍掌背				
2.上肢定位方向性动作练习	指鼻练习				
	对指练习				
	指敲桌面				
	其他				
3.上肢节律性动作练习					
4.上肢手眼协调练习	插木棒、拔木棒				
	抓物训练				
	画画或写字				
	下跳棋、拼图或堆积木等				
5.下肢轮替动作练习	交替屈髋、屈膝				
	交替伸膝				
	坐位交替踏步				
	拍地练习				

续表

训练项目		患者体位	训练要点	患者反应	备注
6. 下肢整体动作练习	原地踏步走				
	原地高抬腿跑				
	其他				
7. 下肢节律性动作练习					
8.Frenkel体操训练	仰卧位				
	坐位				
	站立位				
9. 水中运动					

检查评估

(1)评估准备

在操作前，需要与患者及陪护人员充分沟通，询问病史及相关辅助检查结果，充分了解患者的康复期望，正确评估患者协调功能情况，结合患者具体情况，确定训练方案。协调训练前，需要准备好相关训练设备，见表5-2-2。

表5-2-2　协调训练常用设备

序号	设备名称	备注
1	插板	
2	跳棋、拼图或积木	
3	PT床/凳	

(2)实施评估

对本任务的学习情况进行检查，并将相关内容填写在表5-2-3中。

表5-2-3　协调训练检查表

训练项目		操作是否合格	结果点评
1. 上肢轮替动作练习	双上肢交替上举	是□ 否□	
	双上肢交替摸肩上举	是□ 否□	
	双上肢交替前伸	是□ 否□	

续表

<table>
<tr><th colspan="2">训练项目</th><th>操作是否合格</th><th>结果点评</th></tr>
<tr><td rowspan="4">1.上肢轮替动作练习</td><td>交替屈肘</td><td>是□ 否□</td><td></td></tr>
<tr><td>前臂旋前/旋后</td><td>是□ 否□</td><td></td></tr>
<tr><td>腕屈伸</td><td>是□ 否□</td><td></td></tr>
<tr><td>双手交替掌心拍掌背</td><td>是□ 否□</td><td></td></tr>
<tr><td rowspan="4">2.上肢定位方向性动作练习</td><td>指鼻练习</td><td>是□ 否□</td><td></td></tr>
<tr><td>对指练习</td><td>是□ 否□</td><td></td></tr>
<tr><td>指敲桌面</td><td>是□ 否□</td><td></td></tr>
<tr><td>其他</td><td>是□ 否□</td><td></td></tr>
<tr><td colspan="2">3.上肢节律性动作练习</td><td>是□ 否□</td><td></td></tr>
<tr><td rowspan="4">4.上肢手眼协调练习</td><td>插木棒、拔木棒</td><td>是□ 否□</td><td></td></tr>
<tr><td>抓物训练</td><td>是□ 否□</td><td></td></tr>
<tr><td>画画或写字</td><td>是□ 否□</td><td></td></tr>
<tr><td>下跳棋、拼图或堆积木等</td><td>是□ 否□</td><td></td></tr>
<tr><td rowspan="4">5.下肢轮替动作练习</td><td>交替屈髋、屈膝</td><td>是□ 否□</td><td></td></tr>
<tr><td>交替伸膝</td><td>是□ 否□</td><td></td></tr>
<tr><td>坐位交替踏步</td><td>是□ 否□</td><td></td></tr>
<tr><td>拍地练习</td><td>是□ 否□</td><td></td></tr>
<tr><td rowspan="3">6.下肢整体动作练习</td><td>原地踏步走</td><td>是□ 否□</td><td></td></tr>
<tr><td>原地高抬腿跑</td><td>是□ 否□</td><td></td></tr>
<tr><td>其他</td><td>是□ 否□</td><td></td></tr>
<tr><td colspan="2">7.下肢节律性动作练习</td><td>是□ 否□</td><td></td></tr>
<tr><td rowspan="3">8.Frenkel体操训练</td><td>仰卧位</td><td>是□ 否□</td><td></td></tr>
<tr><td>坐位</td><td>是□ 否□</td><td></td></tr>
<tr><td>站立位</td><td>是□ 否□</td><td></td></tr>
<tr><td colspan="2">9.水中运动</td><td>是□ 否□</td><td></td></tr>
</table>

结果点评时要结合：①选用合理治疗设备；②治疗操作规范；③治疗成效；④患者满意度。

注意事项

○训练完成后要用与训练相等的时间进行休息。所有训练要在可动范围内进行，并应注意保护患者。

温馨提示

○上肢和手的协调训练应注重动作的正确性、反应速度、动作节律性等方面。下肢协调训练主要采用下肢各方向的运动和各种正确的行走步态训练。

任务小结

- 协调训练
  - 知识学习
    - 协调训练原则
    - 协调训练要点
  - 技能操作
    - 上肢协调训练
      - 轮替动作练习
      - 定位方向性动作练习
      - 节律性动作练习
      - 手眼协调练习
    - 下肢协调训练
      - 轮替动作练习
      - 整体动作练习
      - 节律性动作练习
    - Frenkel体操训练
      - 仰卧位
      - 坐位
      - 站立位
    - 水中运动

任务三　步行训练

教学资源

微课　时间距离参数

任务导入

场景：某康复医院运动治疗室

人物：患者张某、治疗师小周

情节：患者张某，男，35岁，工程师。1个月前，运动时突发头痛后出现左侧肢体不利，后急送医院就诊，诊断为脑出血，对症处理后转至康复医院。

入院评定如下：左侧肢体肌力2级，Berg平衡44分，左侧肢体Brunnstrom分期上肢Ⅲ期、手Ⅲ期、下肢Ⅲ期，改良Barthel指数60分。假如你是治疗师小周，针对患者步行困难的情况，该如何处理？

任务目标

- 能针对患者步行困难的具体情况，合理选用步行基础训练、步行分解训练、步行能力训练等方法。
- 能按照康复治疗技术操作规范，指导并协助患者有效地掌握训练要点。
- 能熟练了解训练时的注意事项，协助患者安全、准确地完成步行训练。

任务实施

步行基础理论

步行训练是针对患者疾病特点，利用各种康复手段，最大限度地帮助患者提高步行能力，矫治异常步态，促进患者独立转移，提高生活质量，早日回归家庭和社会的训练方法之一。

综合性措施包括步行基础训练、辅助器具使用、手术矫治、对症用药、理疗。

①步行基础训练。对于关节挛缩、肌肉软弱无力、关节活动度受限、平衡协调障碍等患者进行训练。而对于中枢性损伤引起的偏瘫步态、共济失调步态等,则应以步态矫治,即矫治异常步行模式为主。

②辅助器具使用。对于双腿长度不一患者,可用垫高鞋矫正;对于关节挛缩畸形或肌肉软弱无力,造成下肢支撑障碍的患者,可配以适当的矫形器或辅助器具,如 AFO、KAFO、ARGO、WALKABOUT 等,以及各种拐杖、助行推车等。

③手术矫治。对于严重的关节挛缩、关节畸形的患者,可进行关节松解、肌腱延长、截骨矫形等手术。对于某些肌性异常患者可做肌肉移位术或重建手术。对于某些严重的内收肌痉挛患者,可进行选择性脊神经根切断等手术。

④对症用药。针对患者存在的痉挛、疼痛、认知功能障碍,配合给予中枢性解痉药、止痛药和促进脑代谢、改善脑循环及认知类药物等;对于疼痛步态、帕金森步态,应先控制基础病,再结合步态训练方可有效。

⑤理疗。针对各种软弱肌肉或痉挛肌的拮抗肌进行训练,通过刺激达到提高肌力和缓解痉挛等目的。

步行训练方法包括基础训练、分解训练、减重支撑步行训练、可穿戴式机器人步行训练、室内步行训练等。

(1)基础训练

基础训练前应进行必要的评估,掌握患者的一般情况,再采取有针对性的适应性训练,包括心肺功能、关节、肌肉等适应性训练。

1)体位适应性训练

对于有步行障碍的患者来说,不管是因疾病或外伤,大多经历了较长的卧床期,特别是年老体弱的患者,若突然从卧位站起,很容易发生直立性低血压反应,轻者出现头晕、恶心、血压下降、面色苍白、出冷汗、心动过速、脉搏变弱等,严重的可导致休克。为预防突然体位变化造成的反应,应先进行站起适应性训练。开始时,先将床头摇起30°(图5-3-1),进行靠坐训练,并维持15 ~30 min,观察患者的反应,2~3 d未有明显异常反应者即可增加摇起的角度,一般每次增加15°左右,逐渐将床摇至90°。若患者在坐起时感觉头晕、心率加快、面色苍白等,应立即将床摇平,防止发生直立性低血压。对于一般情况良好的患者,可直接利用直立床,调整起立的角度,帮助患者达到站立状态。

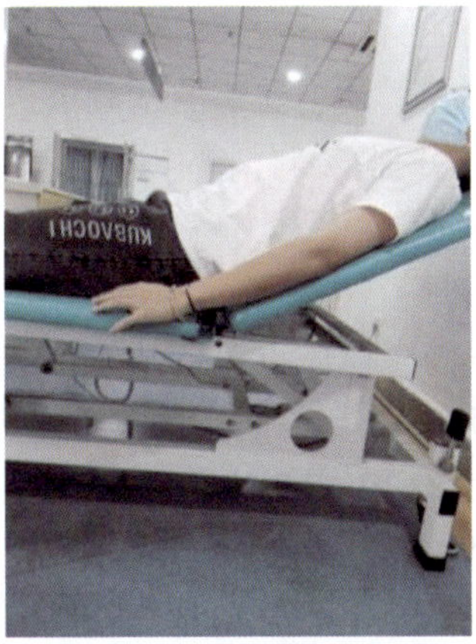

图 5-3-1　体位适应性训练

2)肌力训练

患者长期卧床,导致身体软弱无力,在接受下床活动基础训练之前,应对上肢、躯干、下肢的肌肉力量及关节活动范围进行评定,在此基础上进行肌力训练。

①桥式运动和垫上训练:目的是训练腰背肌和提高骨盆的控制能力,诱发下肢分离运动,缓解躯干及下肢的痉挛,提高患者卧床时的生活自理能力。应鼓励患者在病情稳定后尽早进行桥式运动。垫上训练还包括床上翻身、床上移动及独立坐起,指导患者主动变换体位和进行床上转移。

②上肢主要肌群力量训练:对于需要借助助行器行走和轮椅转移的患者,重点提高肩带肌、肘伸肌、腕伸肌的肌力。可借助沙袋、哑铃、弹力带等训练工具。

③下肢主要肌群力量训练:如跪位起立训练、侧踢腿训练、后踢腿训练、屈伸膝训练等,都是训练臀大肌、臀中肌和股四头肌等的重点。若患者下肢截肢,则可指导其进行残端肌群和腹部肌肉力量的训练。

3)关节活动度训练

关节活动度训练主要是预防关节挛缩和肌肉萎缩。

①病情稳定者:神志清醒的患者,应鼓励其在床上进行各种运动,如健手带患手进行助力上举运动、呼吸练习、下肢屈伸训练等。

②不能主动完成运动的患者:适当给予被动运动,包括肩、肘、腕、指关节、髋、膝、踝关节与足趾关节等,各关节所有轴位均应进行全范围活动(在无痛的前提下进行)。每个动作重复3~5次为宜。

③中枢性损伤造成的肢体挛缩的患者:在关节活动度训练中,结合神经生理学技术,抑制痉挛,重点对下肢的内收肌、腘绳肌、小腿三头肌和大腿内收肌群等进行牵伸训练。

关节活动度训练和肌力训练是相辅相成、相互影响的。因此在进行关节活动度训练时,一定要注意结合上、下肢的肌力训练,如哑铃操、脚踏车等。

4)平衡训练

平衡训练是在患者躯干控制训练的基础上进行的,实际上就是帮助患者重新找回重心位置,并保持身体稳定。

①基础站位平衡训练

a. Ⅰ级平衡训练:指不受外力和无身体动作的前提下保持独立站立姿势的训练。患者用下肢支撑体重保持站立位。必要时,治疗师可用双膝控制患者下肢,或使用支架帮助固定膝关节。开始时,双足间距较大,以扩大支撑面,提高稳定性;在能够独立站立后,逐步缩小双足间距,以减小支撑面,提高训练难度。

b. Ⅱ级平衡训练:指患者可以在站立姿势下,独立完成身体重心转移,躯干屈曲、伸展、左右倾斜及旋转运动,并保持平衡的训练。开始时,由治疗师双手固定患者髋部,协助其完成重心转移和躯体活动,逐步过渡到由患者独立完成在平行杠内保持站立姿势和双下肢的重心转移训练。

平衡板上的自动态平衡训练:患者可在肋木或平行杠内立于平衡板上,治疗师双手置于患者的骨盆上,调整患者的站立姿势,然后用双足缓慢地摇动平衡板以破坏身体平衡,诱发患者头部及躯干的调整反应。注意将平衡板置于平行杠内;平衡板摇摆的速度要缓慢,减少患者精神紧张(图5-3-2)。

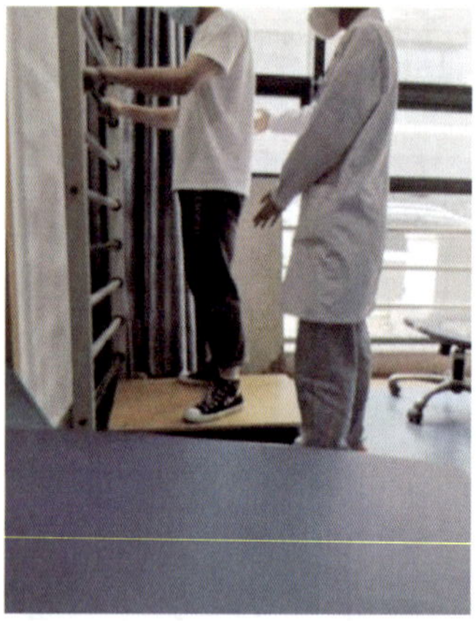

图5-3-2 平衡板上的自动态平衡训练

大球或滚筒上的训练:患者双手分开,与肩同宽,抓握体操棒。治疗师与患者手重叠,协助握棒动作,并使腕关节保持背伸位。患者用患侧下肢单腿站立,健足轻踏大球球体。治疗师用脚将大球前后滚动,患者下肢随之运动,但不得出现阻碍大球滚动的动作。健侧下肢支撑体重,患足置于大球上,随大球滚动完成屈伸运动。注意:患者膝关节不应出现过伸;健侧下肢支撑时,要防止患侧髋关节出现内收和骨盆向健侧偏歪的代偿动作;治疗师应始终给予协助,固定患者双手及体操棒。

c. Ⅲ级平衡训练:指在站立姿势下抵抗外力保持身体平衡的训练,包括转体抛接球、踢球，以及突然向不同的方向推患者的训练等。训练中需要特别注意安全保护。

②针对运动系统疾患的平衡训练

a.躯干的平衡训练：主要是针对下腰痛等脊柱疾患。下腰痛患者的平衡问题为姿势摆动过多、平衡反应差、平衡调整策略发生改变（在平衡活动中，常以髋和下腰为支点保持直立姿势，而非正常人以踝为支点）。躯干的平衡训练以本体感觉训练为主要内容。开始时，可在坐位进行，通过上肢在矢状面的运动稳定其屈、伸肌力量，改变运动至对角线方向，增加水平面上的稳定性。还可坐于治疗球上，进一步提高训练难度，要求患者在上、下肢发生运动前，更多地采用躯干活动的策略控制平衡。逐步可进展至站立位，包括站在滚筒上（双足或单足）。在稳定站立练习时，通过躯干直立位下髋的运动完成侧向及物。在控制性活动时，应用髋的运动结合脊柱的旋转（主要是利用胸椎旋转而非腰椎旋转）。

b.髋的平衡训练：主要预防老年人失衡跌倒所导致的髋部骨折。训练不采用跨步和保护性伸展反应，而以预防跌倒为主要内容。具体训练：单腿站立，同时头部旋转；单腿站立，同时上肢完成矢状面、额面和水平面运动；单腿站立，上肢、头部和眼同时运动；单腿站立，躯干向对侧屈曲和旋转（同侧手够及同侧内踝）；单腿站立，躯干向同侧伸展和旋转（同侧手向前侧方及头后部及物）等。从稳定支撑面渐进至不稳定支撑面，以提高训练难度。

c.踝的平衡训练：主要针对踝关节扭伤及邻近肌肉的拉伤，以恢复本体感觉为主要内容。具体训练：睁眼，患侧下肢单腿平地站立30 s；闭眼，患侧下肢单腿平地站立30 s；睁眼，患侧下肢单腿站立于软垫上；闭眼，患侧下肢单腿站立于软垫上。此外，也可采用患侧下肢单腿站立时，健侧下肢晃动的方法（先屈曲、伸展，后外展、内收，逐渐增加晃动的速度和范围）。

③针对平衡反应的训练

针对平衡反应的训练指相对于支撑面变化而控制重心的平衡调节反应的训练，如站立时的踝调节反应和髋调节反应，在支撑面变化时诱发平衡调节反应，重心移至支撑面之外的跨步反应和保护性伸展反应等。

a.感觉反馈（力线调整）训练：通过皮肤及本体感觉的训练，帮助患者确定基础的姿势位置，以适应各种活动的完成；以最少的肌肉活动保持良好姿势，最大限度地建立稳定性。治疗师用言语和徒手提示患者发现和保持恰当的直立位置。患者可以睁眼或闭眼。具体训练方法：一是，患者站立于矫正镜前，利用矫正镜的视觉反馈，尽量保持垂直站立的状态，可在此基础上完成拿起物件等各种动作，使身体重心移动，然后再回到直立位置；二是，患者背靠墙站立（或坐位），由墙提供躯体感觉反馈，墙上与墙面垂直的木钉或木棒可进一步提升反馈程度，以使患者保持直立位置；三是，利用运动和力量反馈装置进行姿势和承重分

温馨提示

○患者的平衡能力尚未完全建立，训练过程中伴有很大的跌倒风险，需要特别注意安全保护。

布状态的训练，一般采用静态平衡仪，也可简单地利用两个体重秤进行。

b.姿势反射训练：帮助患者建立多关节协调运动，有效地回应坐位和站立位时的姿势要求，包括恢复平衡稳定和建立平衡反应两个方面。

建立踝平衡反应：在患者具有充分的踝关节活动度和力量的基础上进行。患者在进行小范围向前、向后、向侧方的摆动中保持身体直立，且不屈髋、屈膝。这一训练也可在静态平衡仪上进行。若患者稳定性差或恐惧跌倒，可在平行杠内或靠墙、墙角（前置桌椅）等增加安全性的条件下进行。若患者平衡功能有所增强，可通过双髋或双肩小范围的干扰活动进一步促进踝的调节。

建立髋平衡反应：通过应用较踝策略更大的、但不发生跨步的移动方式进行。此时，可应用可脱卸的蚌壳式石膏或踝矫形器限制踝的运动。加大难度的训练包括窄条上站立、足跟/足趾站立或改良的单腿站立等应用髋策略稳定的各种平衡训练。

建立跨步反应：告诉患者该训练的目的是通过跨步预防跌倒。训练时，治疗师一手扶握患者足趾部（另一手扶持对侧髋部），抬起患者足趾，将患者身体重量转移到对侧，然后快速地将重心转移至非承重侧；进一步可徒手将其足抬起，然后放下，并令其快速转移重心。

c.加强前庭功能的平衡训练：患者双足尽可能并拢，必要时双手或单手扶墙保持平衡，然后左、右转头；单手或双手不扶墙站立，时间逐渐延长仍保持平衡，双足尽可能并拢；在行走过程中转头，必要时他人给予帮助。

d.双足靠近训练：患者双足分立，与肩同宽，直视前方目标，通过逐渐缩短双足间距离至1/2足长使支撑面基底变窄。在进行这一训练时，先断续闭眼，然后闭眼时间逐渐延长；与此同时，上肢位置变化顺序为前臂先伸展，然后放置于体侧，再交叉于胸前，以此提高训练难度；在进行下一个难度训练前，每一个体位至少保持15 s，训练时间共为5～15 min。

e.患者站立于软垫上训练：可从站立于硬地面上开始，逐渐过渡到在薄地毯、薄枕头或沙发垫上站立。

f.患者在行走中转圈训练：从转大圈开始，逐渐缩小转圈半径，顺时针、逆时针两个方向均应训练。

g.前庭损害时，平衡训练可采用诱发眩晕的体位或运动的方法进行，5次一组，每天2～3组，自然渐增；从相对简单的训练（如坐位的水平转头运动等）逐步过渡到相对复杂的困难的训练（如行走过程中的水平转头运动等）。

④注意事项

a.平衡训练前，要求患者学会放松，减少紧张或恐惧心理；若存在肌肉痉挛问题，应先设法缓解。

b.加强安全措施。应选择与患者平衡功能水平相当的训练。初始时，应选择相对低水平的训练，逐渐从简单向复杂过渡。训练环境中应去除障碍物并提供附加稳定措施（保护腰带、治疗师的辅助、平行杠等)。加强患者的安全教育,特别要提醒患者穿软底、平跟、合脚的鞋。

c.对于由于肌肉骨骼损伤或神经肌肉损伤所致的平衡功能障碍,应注意加强损伤水平的康复治疗。例如,肌肉骨骼损伤应采用温热、超声波、按摩、生物反馈、被动关节活动度训练等方法改善关节活动度和肌肉柔韧性。神经肌肉损伤应采用渐进抗阻训练、等速训练、本体感觉神经肌肉促进(PNF)技术等增强肌力;感觉刺激技术、按摩震颤器、神经生理学治疗技术等改善肌张力。结合这些治疗才可能获得真正的平衡功能训练效果。

d.对于有认知损害的患者,应对平衡训练方法进行改良。方法如下:使训练目的变为患者可理解的;训练方法更符合患者现状,治疗更具目的性;鼓励患者完成连续的训练;应用简洁的、清晰的指导提示;改善患者注意力,减少周围环境的非相关刺激,尽量使患者注意力集中;加强训练中的安全防护和监督,尤其在训练的早期;训练难度的进展宜慢,并在进展过程中逐渐增强患者解决问题的能力。

e.平衡训练前应保持头和躯干的稳定。动态平衡训练时,他人施加的外力不应过强,仅需诱发姿势反射即可。若训练中出现头晕、头痛或恶心等症状,应减少运动量或暂停训练。

5)协调训练

协调训练旨在恢复平稳、准确、高效的运动能力,即利用残存部分的感觉系统,以及视觉、听觉和触觉来促进随意运动的控制能力。上肢、下肢、躯干各部分的训练,应分别在卧位、坐位、站立位、步行中和增加负荷的步行中进行。具体方法如下:

①无论症状轻重,患者均应从卧位训练开始,待熟练后再在坐位、站立位、步行中进行训练。先睁眼训练,后闭眼训练。

②从简单的单侧动作开始,逐步过渡到比较复杂的动作。简单运动为上肢、下肢和头部单一轴心方向的运动,然后逐渐过渡到多轴心方向的运动;复杂的动作包括双侧上肢(或下肢)同时动作,上、下肢同时动作,上、下肢交替动作,两侧肢体做互不相关的动作等。

③可先做容易完成的大范围、快速的动作,熟练后再做小范围、缓慢的动作。动作重复3~4次。

④上肢和手的协调训练应从动作的正确性、反应速度、动作节律性等方面进行;下肢协调训练主要为下肢各方向的运动和各种正确的行走步态训练。

⑤两侧残疾程度不同者,先从轻侧开始;两侧残疾程度相同者,原则上先从右侧开始。

6)感觉训练

感觉功能直接影响步行功能的恢复,应重视感觉功能的训练。常用的方法有各种皮肤感觉的刺激,例如,踩踏不同质地的物品(鹅卵石地面等),冷热水交替浸泡,垂直叩击足底等,可增加本体感觉。

注意事项

- 练习完成后要用与训练相等的时间进行休息。
- 所有训练要在可动范围内进行,并应注意安全。

7)疼痛的处理

疼痛不仅影响功能,同时也影响人的情绪,因此要重视对疼痛的处理。可根据患者的具体情况给予温热疗法、冷疗法、各种手法治疗等。必要时配合药物控制,有明确痛点的可考虑局部封闭治疗。

8)自主训练

学生两两分组,交替扮演患者和治疗师,完成步行基础训练,并将训练情况记录在表5-3-1中。

表5-3-1 步行基础训练情况记录表

训练项目	患者体位	训练要点	患者反应	备注
1.体位适应性训练				
2.肌力训练				
3.关节活动度训练				
4.平衡训练				
5.协调训练				
6.感觉训练				

(2)分解训练

根据步行周期的特点,结合多年临床工作经验,按照由易到难、由简单到复杂的原则,可将偏瘫患者的步行训练分为6个基本步骤。

1)单腿负重

负重是指肢体能够承受身体的重量而受力的状态。当患者的下肢关节、骨骼及肌肉足以承受身体的重量时,即可进行负重训练。

负重的程度分为:①零负重:患肢不承受身体任何的重量,呈完全不受力状态。②部分负重:患肢仅承受身体部分的重量,呈部分受力状态。通常遵医嘱,确定体重的百分比加诸于患肢。③全负重:肢体能完全承受身体全部的重量,此为行走训练必备的功能状态。

单腿负重主要是提高下肢的支撑能力,促进机体平衡与稳定。方法:令患者立于肋木前,一条腿置于肋木上,另一条腿站立负重,并根据患者情况,选择负重程度(图5-3-3)。单腿站立一般可从持续1 min开始,逐渐延长时间,且站立时最好不要用手扶持。

2)靠墙伸髋,离墙站立

该步骤主要提高伸髋肌力,促进髋部和躯干控制,打破下肢步行时的联带运动,建立随意控制的步行模式。方法:令患者背靠墙站立,脚跟离墙20 cm以上,然后向前挺髋,使背及臀部离开墙,仅以头肩撑墙,保持10 s(图5-3-4),最后头肩用力向前,使身体全部离开墙而站稳。一般重复10次。

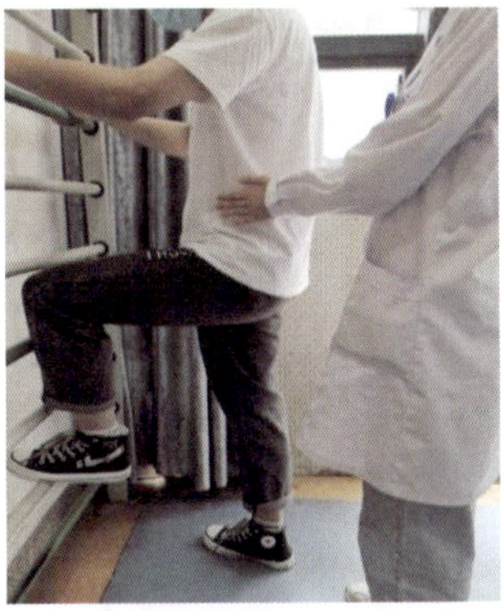

图 5-3-3　单腿负重

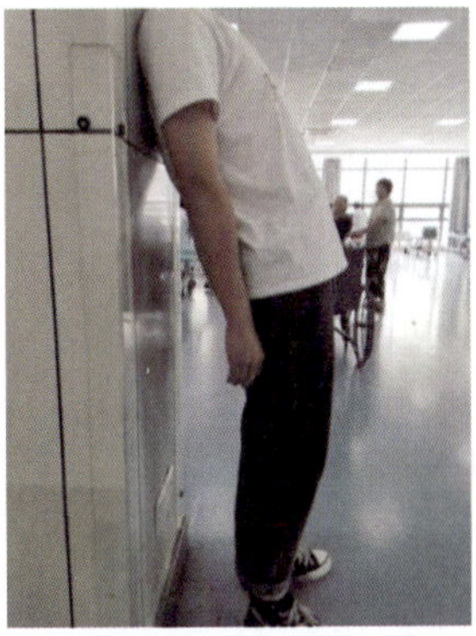

图 5-3-4　靠墙伸髋，离墙站立

3）患腿上下台阶

该步骤主要强化下肢肌力，促进下肢拮抗肌协调收缩，利于摆动相顺利完成屈髋、屈膝、迈步。方法：肌力较差的腿先上台阶，另一条腿先下台阶，或将肌力较差的腿直接置于台阶上，让另一条腿连续上下台阶，最好在靠墙伸髋的条件下，练习患腿上下台阶（图 5-3-5）。一般每组 10~20 次，重复 3~5 组。

4）患腿支撑伸髋站立，健腿跨越障碍

该步骤主要强化髋部和膝部控制，提高下肢支撑能力，抑制痉挛，打破联带运动，促进正确的步行模式的建立。方法：令患者背靠墙站立，脚跟离墙 20 cm，使髋向前挺出，同时健腿跨越障碍（图 5-3-6）。一般每组 10~20 次，重复 3~5 组。注意健腿跨越障碍时，患髋必须保持充分伸展状态，不可后缩。

注意事项

○健腿跨越障碍时，患髋必须保持充分伸展状态，不可后缩。

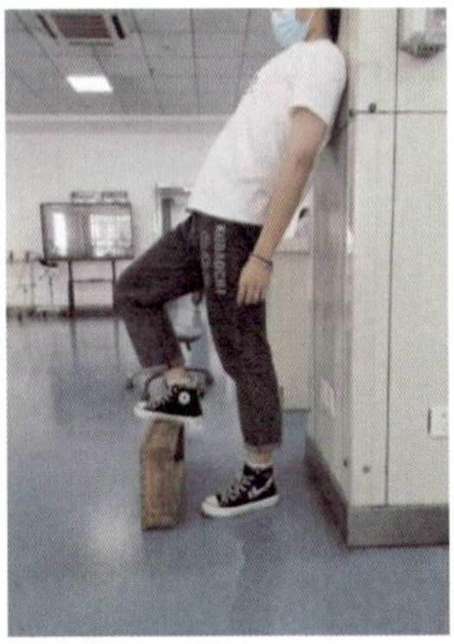

图 5-3-5　患腿上下台阶

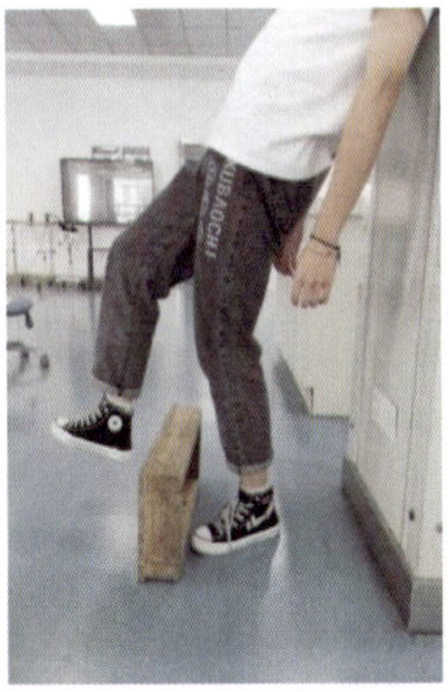

图 5-3-6　患腿支撑伸髋站立，健腿跨越障碍

5）靠墙伸髋踏步

该步骤主要在强化髋部控制的基础上，强化双下肢的协调运动，促进下肢精细运动的分离，提高步行能力。方法：令患者背靠墙站立，脚跟离墙 20 cm，向前挺髋，同时做交替踏步的动作（图 5-3-7）。

6）侧方迈步，原地迈步

该步骤主要使患者学会正确的重心转移，建立正常的步行模式，为独立步行做好准备。方法:选择在平行杠内或靠墙进行训练,其一端放置一面矫正镜,令患者能够看到自己的姿势、步态,以便及时矫正。现以右侧步行训练为例,令患者背靠墙或肋木,先将身体重心移至左腿,右脚提起向右侧方迈一步(图5-3-8),再将身体重心移至右腿,左脚跟上放置于右脚内侧,如此往复,左、右侧相交替进行转移重心和迈步训练。当患者能够顺利完成左、右重心转移后,即可进行前、后原地迈步训练。

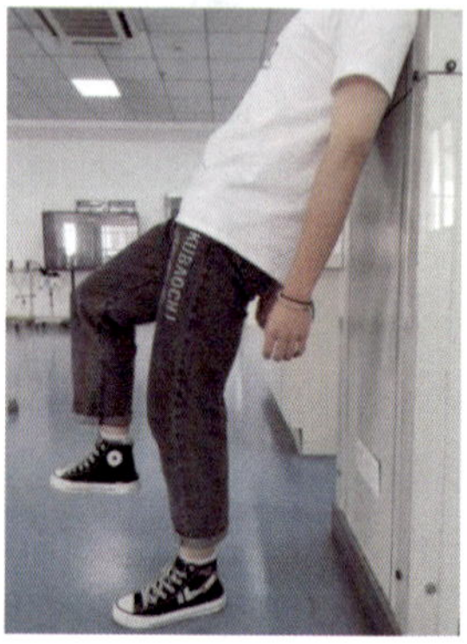

图5-3-7 靠墙伸髋踏步

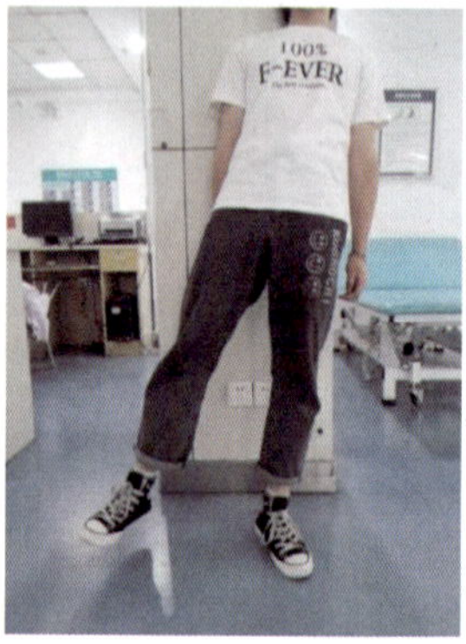

图5-3-8 侧方迈步,原地迈步

7)自主训练

学生两两分组,交替扮演患者和治疗师,完成步行分解训练,并将训练情况记录在表5-3-2中。

表5-3-2 步行分解训练情况记录表

训练项目	患者体位	训练要点	患者反应	备注
1.单腿负重				
2.靠墙伸髋,离墙站立				
3.患腿上下台阶				
4.患腿支撑伸髋站立,健腿跨越障碍				
5.靠墙伸髋踏步				
6.侧方迈步,原地迈步				

(3)减重支撑步行训练

传统的步行训练和治疗存在许多需要解决的问题,如患者早期不能站立,使得站立和步行治疗困难重重;治疗时,需要治疗师和患者一对一密切配合;患者因不具备步行的基本条件,对步行的心理压力(恐惧、担心)较大;步行的安全性较低,易形成异常步态;异常步态的矫正难度大;患者体力不支;缺少有效步行训练的动力设备;等等。从20世纪50年代开始,悬吊治疗应用于临床,目前,许多国家(如美国、加拿大、英国、日本等)都使用这种设备。近年来,康复机器人也已介入临床,成为当今国际上的又一大研究热点。

减重支撑步行训练又称部分重量支撑步行训练，是指通过器械悬吊的方式将患者部分身体重量向上吊起，减轻患者步行时的下肢负担，帮助患者进行步行训练、平衡训练，提高患者日常生活活动能力，使其早日回归家庭和社会。若配合活动平板进行训练，则效果更好。

1）组成

减重步行训练系统由减重悬吊系统和步行系统两部分组成。减重悬吊系统：减重控制台，控制电动升降杆的升降；减重范围为体重的0%（完全负重）~100%（完全不负重），可调整下肢负重的情况；悬吊带紧缚于患者腰臀部，悬吊带的两端对称固定在悬吊支撑架上。

步行系统主要指步行器系统，以利于进行步行及耐力训练。训练时，可以根据患者的需要，采用地面行走或活动平板行走。悬吊带的着力点一般在腰部和大腿，不宜在腋下或会阴部。

2）禁忌证

脊柱不稳定；下肢骨折未充分愈合，或关节损伤处于不稳定阶段；患者不能主动配合；运动时诱发过分肌肉痉挛；直立性低血压；严重骨质疏松症；慎用于下肢主动收缩肌力小于2级、没有配置矫形器者，以免发生关节损伤。

3）操作程序

常规操作：向患者说明悬吊减重训练的目的、过程和配合事项；检查悬吊减重机电动或手动升降装置，确认处于正常状态；如果使用活动平板训练，必须使平板速度处于最慢（最好为静止状态）；确定悬吊带无损伤，各个连接部件无松动或损伤；给患者佩戴悬吊带，确保所有连接部件牢靠；将患者送到减重悬臂下，连接悬吊带；采用电动或手动方式，通过减重悬臂将患者的悬吊带上拉；根据患者能够主动或在协助下向前迈步的情况，确定减重程度；让患者站在训练场地或活动平板上，保持身体稳定2~3 min，使患者适应直立体位；开启活动平板的开关，或从患者站立的地面，使患者以主动或辅助的方式向前迈步；活动平板的速度逐步加快到患者可以适应的最快速度；达到训练时间后逐步减速，直至停止；准备好座椅或轮椅，逐步降低悬吊带，让患者坐下；解除悬吊带；关机，让患者休息3~5 min，完成治疗过程。

4）常用治疗参数

①减重程度：一般为体重的0%~30%，这时的步态参数最接近于完全负重下的步态参数。如果减重过大，患者将失去足够的地面反作用力，不利于推进他们的步行。每次步行所减的重量可根据患者情况进行调节。

②减重步行速度：活动平板的起始速度不同，目前没有统一的规定，可根据患者的具体情况设定。近年的一些研究建议，只有以接近正常的步速训练中枢性损伤患者，才能最大限度地加强患者的活动能力。

③训练时间：每次30~60 min，可分为3~4节，每节时间不超过15 min，各节之间适当休息。对于严重患者，每节时间可以缩短到3~5 min，休息5 min。对于每次减重较多的患者，训练时间可少于15 min。

④训练频率：门诊治疗不低于每周3~5次，住院治疗每周3~5次。

⑤疗程：8～12周。

⑥减重作业活动训练、减重坐位平衡训练、减重站位平衡训练、减重转移训练等的基本方式同上。

5）注意事项

①悬吊带应适当，不能诱发患者痉挛。注意避免局部过分压力导致压疮。男性患者特别注意悬吊带不能压迫睾丸。悬吊重量不能落在腋下，以免造成臂丛神经损伤。

②减重程度应适当，一般不超过体重的30%~40%。过分减重将导致身体摆动幅度增大，下肢本体感觉反馈传入减少。而减重不足将导致患者步行困难。

③悬吊装置必须可靠，避免悬吊带松动或滑脱而导致患者跌倒。

④训练过程中必须有医务人员在场进行指导和保护。

⑤避免活动平板起始速度过快或加速过快，造成危险。

⑥步行时，患者可以佩戴矫形器。

（4）可穿戴式机器人步行训练

康复机器人是目前国际上的研究热点，旨在利用机器人的原理，辅助或者替代患者的功能运动，或者进行远程康复训练，这是康复工程与康复医疗紧密结合的部分之一。可穿戴式机器人的研制和模拟生物反馈环境在脑卒中患者康复中的应用，已进入临床。可穿戴式机器人分为上肢外置装置和下肢外置装置。

1）可穿戴式上肢外置助力运动装置

该装置有4个活动自由度：肩前屈、肘伸展、前臂旋前、腕屈伸，用于辅助上运动神经元综合征患者的上肢功能训练和日常生活的伸肘及握持活动，以保持患者上肢的感觉输入，辅助和促进脑功能重塑。

装置的肩、肘、腕部装有关节位置感应器和压力传感器，根据患者肢体运动时的应力，由计算机控制，调节施加给患者的助力，从而有效地辅助患者的上肢运动。

2）可穿戴式下肢外置助力运动装置

该装置有3个活动自由度：髋、膝、踝均可完成屈伸运动。目前该装置已经完成第4代设计，并已被应用于临床脑损伤和脊髓损伤患者的康复。

（5）室内步行训练

室内步行训练包括治疗性步行和家庭性步行。在完成基础训练，特别是髋、膝、踝关节控制能力训练后，对于肌力仍然达不到3级以上的患者，为了保证其步行的稳定、安全，可使用适当的支具。患者首先在平行杠内练习站立和行走，包括四点步、两点步、三点步，并逐渐过渡到使用助行器或拐杖行走。注意耐力训练，待耐力增强后，可以进行跨越障碍、上下台阶及摔倒后起立训练等，为家庭性步行做好准备。

1）平行杠内训练

步行训练自平行杠内训练开始。由于平行杠结构稳固，扶手的高度和平行杠的宽窄度均可调整，给患者一种安全感，因此适合患者进行站立训练、平衡训练及负重训练等。

站立训练以每次10~20 min开始，依患者体能状况改善而逐渐延长时间。平衡训练可使患者重新找回保持身体稳定的重心位置。

2）助行器步行训练

助行器可移动、可携带，宜在医院和家庭中使用，适用于初期的步行训练；适用于下肢无力但无双腿瘫痪者、股骨颈骨折或股骨头无菌性坏死者、一侧偏瘫或截肢患者；对于行动迟缓的老年人或有平衡问题的患者，助行器可作为永久性的依靠。但是，助行器仅适宜在平地使用。

助行器辅助行走的操作方法：双手分别握住助行器两侧的扶手，提起助行器，使之向前移动20~30 cm后，迈出患侧下肢，再移动健侧下肢跟进，如此反复前进。

3）腋拐步行训练

腋拐步行训练包括拖地步行、摆至步行、摆过步行、四点步行、两点步行、三点步行。

①拖地步行：将左拐向前方伸出，再伸右拐，或双拐同时向前方伸出，身体前倾，重量由腋拐支撑，双足同时向前拖移至拐脚附近。

②摆至步行：移动速度较快，采用此种步行方式可减少腰部及髋部肌群的用力。双拐同时向前方伸出，患者身体重心前移，利用上肢支撑力使双足离地，下肢同时摆动，双足在拐脚附近着地。此种步行方式适用于双下肢完全瘫痪而使下肢无法交替移动的患者。

③摆过步行：拄拐步行中最快速的移动方式。双拐同时向前方伸出，患者用手支撑，使身体重心前移，利用上肢支撑力使双足离地，下肢向前摆动，双足落在拐杖着地点连线的前方位置。开始训练时，容易出现膝关节屈曲，躯干前屈而跌倒，应加强保护。此种步行方式适用于路面宽阔、行人较少的场合，也适用于双下肢完全瘫痪、上肢肌力强壮的患者。

④四点步行：这是一种稳定性好、安全而缓慢的步行方式。每次仅移动一个点，始终保持四个点在地面，即左拐—右足—右拐—左足，如此反复进行。步行环境与摆至步行相同。此种步行方式适用于骨盆上提肌肌力较好的双下肢运动障碍者、老年人或下肢无力者。

⑤两点步行：与正常步态基本接近，步行速度较快。一侧拐杖与对侧足同时伸出作为第一着地点，然后另一侧拐杖与相对的另一侧足再向前伸出作为第二着地点。步行环境与摆过步行相同。此种步行方式适用于

一侧下肢疼痛，需要借助于拐杖减轻负重的患者，以减少疼痛的刺激，或是在掌握四点步行后练习。

⑥三点步行：这是一种快速移动、稳定性良好的步态。患侧下肢和双拐同时伸出，双拐先落地，健侧待三个点支撑后再向前迈出。此种步行方式适用于一侧下肢功能正常，能够负重，另一侧不能负重的患者，如一侧下肢骨折、脊髓灰质炎后一侧下肢麻痹等。

4）使用手杖的步行训练

使用手杖的步行训练包括三点步行、两点步行。

①三点步行：患者使用手杖时，先伸出手杖，再迈患足，最后迈健足。此种步行方式因迈健足时有手杖和患足两点起支撑作用，因此稳定性较好，除一些下肢运动障碍的患者常采用外，大部分偏瘫患者习惯采用此种步行方式。根据患者的基本情况，训练时按健足迈步的大小，又可分为后型、并列型和前型三种。

②两点步行：手杖和患足同时伸出并支撑体重、再迈出健足的步行方式。手杖与患足作为一点，健足作为另一点，交替支撑体重，称为两点步行。此种步行方式速度快，有较好的实用价值，当患者具有一定的平衡功能或较好地掌握三点步行后，可进行两点步行训练。

5）驱动轮椅训练

轮椅对于步行功能丧失者来说是一种重要的代步工具。他们借助轮椅仍然能够参加各种社会活动及娱乐活动，真正地参与社会。轮椅有依靠人力驱动的普通轮椅、依靠电力驱动的电动轮椅及专为残疾运动员设计的竞技用轮椅。普通轮椅的使用训练主要包括平地前进驱动训练、方向转换和旋转训练、抬前轮训练。

注意事项

1. 行走训练时，要提供安全、无障碍的环境及减少不必要的困扰；衣裤长度不可及地，以防绊倒；穿着合适的鞋与袜，鞋带须系牢，不可赤足练习行走。2. 借助辅助器具行走时，选择适当的行走辅助器具和行走步态。3. 根据患者的身高和手臂长度，选择高度和长度适合的助行架、腋拐或手杖。腋拐的腋托高度是从患者的腋前壁到足外侧15 cm处地面的距离或腋前壁垂直到地面的距离再加5 cm；把手高度为伸腕握住把手时，肘部呈30°屈曲，或手柄与股骨大转子持平；手杖的手柄高度与腋拐的手柄高度相同，与股骨大转子持平。4. 如使用腋拐，叮嘱患者通过把手负重而不是腋托，以防伤及臂丛神经，腋托应抵在侧胸壁上；使用手杖时，把手的开口应向后；使用四脚拐时，间距大的两脚在外，间距小的两脚靠近身体，以利于稳定支撑。5. 患侧下肢支撑力<50%时，不宜使用单腋拐；患侧下肢支撑力<90%时，不宜使用手杖；双下肢支撑力总和<100%时，不宜使用助行架。

6）自主训练

学生两两分组，交替扮演患者和治疗师，完成辅助器具步行训练，并将训练情况记录在表5-3-3中。

表5-3-3　辅助器具步行训练情况记录表

训练项目	患者体位	训练要点	患者反应	备注
1.平行杠内训练				
2.助行器步行训练				
3.腋拐步行训练				
4.使用手杖的步行训练				
5.驱动轮椅训练				

(6)常见异常步态分类

步行训练是患者和家属较关心的项目之一,患者也常因疾病的影响或急切期待提高步行能力,而忽视了基础训练,诱发并强化了反向负荷动作,形成了各种异常步态。治疗师应严格按照患者的病情,在认真评价的基础上,制订切实可行的步行训练计划,帮助患者提高步行能力。

产生异常步态的因素:①运动损伤、骨关节疾病、先天畸形、截肢、手术等造成的躯干、骨盆、髋、膝、踝、足静态畸形和双下肢长度不一致。疼痛和关节松弛等也对步态产生明显影响;②中枢神经损伤,包括脑卒中、脑外伤、脊髓损伤和疾病、脑瘫、帕金森病等造成的痉挛步态、偏瘫步态、剪刀步态、共济失调步态、蹒跚步态等;③原发性因素包括肌肉张力失衡和肌肉痉挛;④继发性因素包括关节和肌腱挛缩畸形、肌肉萎缩、代偿性步态改变等;⑤外周神经损伤,包括神经丛损伤、神经干损伤、外周神经病变等导致的特定肌肉无力性步态等,儿童患者可伴有继发性骨骼发育异常。

步行周期中任何环节的改变都可能产生异常步态,甚至引起病理步态,从而影响人们正常的工作、学习和生活。

1)基础分类

①支撑相障碍:下肢支撑相的运动属于闭链运动,足、踝、膝、髋、骨盆、躯干、上肢、颈、头均参与步行。闭链系统的任何改变都将引起整个运动链的改变,远端承重轴(踝关节)的影响最大。

a.支撑面异常:足内翻、足外翻、单纯踝内翻和踝内翻伴足内翻、单纯踝外翻和踝外翻伴足外翻、足趾屈曲、足大拇指背伸。

b.肢体不稳:肌力障碍或关节畸形导致支撑相踝过分背屈、膝关节屈曲或过伸、膝内翻或外翻、髋关节内收或屈曲,致使肢体不稳。

c.躯干不稳:一般为髋、膝、踝关节异常导致的代偿性改变。

②摆动相障碍:摆动相属于开链运动,各关节可以有孤立的姿势改变,但是往往引起对侧下肢姿态发生代偿性改变,近端轴(髋关节)的影响最大。

a.肢体廓清障碍:垂足、膝僵硬、髋关节屈曲受限、髋关节内收受限。

b.肢体行进障碍:膝僵硬、髋关节屈曲受限或对侧髋关节后伸受限、髋关节内收。

2)按疾病原因分类

①中枢性疾病:失用性步态、失调性步态、偏瘫步态、脑瘫步态、帕金森病步态、截瘫步态等。

②末梢性疾病:脊髓灰质炎(小儿麻痹症)步态、末梢性麻痹步态等。

③运动系统疾病:长短腿步态、假肢步态、助行器辅助步态、关节疾病步态等。

3)按肌紧张异常分类

①肌张力增高:痉挛性步态、僵硬步态等。

②肌张力低下:迟缓性步态等。

4)按步行异常类型分类

①中枢型异常:划圈步态、尖足步态、剪刀步态、慌张步态。

②末梢型异常:足下垂步态、跛行步态等。

5)按畸形类型分类

通常需要借助诊断性阻滞来鉴别。诊断性阻滞是指为了鉴别步态异常,而对靶肌肉进行的诊断性注射麻醉剂,以鉴别动态畸形和静态畸形。通过诊断性阻滞,可以明确步态异常的肌肉因素,从而确定治疗方针,指导康复训练。

①动态畸形是指伴随运动而出现的肌肉痉挛或张力过高导致肌肉控制失去平衡,使关节活动受限,诊断性阻滞可明显改善关节活动功能。

②静态畸形是指骨骼畸形以及关节或肌肉挛缩导致的关节活动受限,诊断性阻滞后关节活动度没有增加。

(7)异常步态矫治

异常步态矫治是较为复杂且困难的问题,训练前要进行全面的步态分析,找出步态异常的原因和机制,然后采取有针对性的措施,帮助改善步态。

1)剪刀步态

剪刀步态多见于内收肌高度痉挛、髋外展肌肌力相对或绝对不足的脑瘫、脑卒中后偏瘫、截瘫患者等。

矫治方法:①手法牵伸内收肌(图5-3-9);②对顽固性痉挛,手法牵伸效果不理想,可考虑神经肌肉阻滞治疗,如为全身性肌张力增高,可考虑口服中枢性解痉药;③强化拮抗肌即臀中肌的肌力训练;④温热敷或冷敷;⑤采用神经生理学治疗技术的抑制手法抑制内收肌痉挛,易化臀中肌,促进两者协同运动;⑥步行训练时要有足够的步宽,如在地上画两条平行直线,训练患者双脚踏线步行;⑦对于严重的患者可行选择性脊神经根切断术。

2)偏瘫步态

偏瘫步态即典型的划圈步态,表现为下肢伸肌张力过高,廓清不充分，左右骨盆高低不对称。其典型特征为患侧膝关节因僵硬而于摆动相时活动范围减小，患侧足下垂内翻，迈步时患侧肩关节下降，骨盆代偿性抬高，髋关节外展、外旋，膝关节不能屈曲而通过身体带动骨盆向前摆动，使患侧下肢经外侧划一个半圆弧而向前迈出，故又称为划圈步态。

矫治方法：①手法牵张股四头肌、腘绳肌、小腿三头肌、内收肌等；②半桥运动等躯干肌肌力训练；③强化步行分解训练；④靠墙蹲马步训练；⑤退步上、下台阶训练，以及侧方上、下台阶训练；⑥膝关节屈伸控制性训练（图5-3-10）。

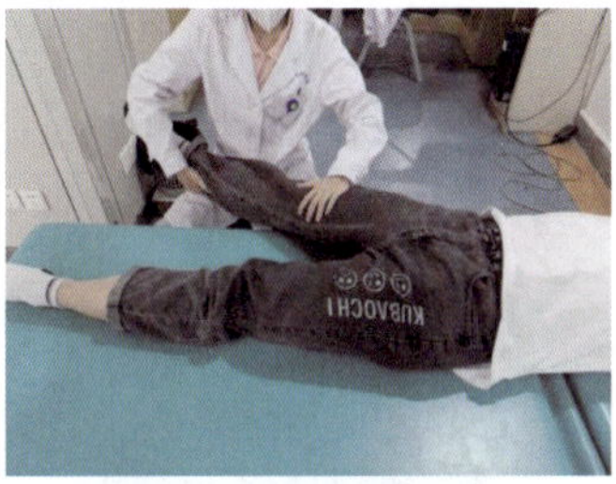

图5-3-9　手法牵伸内收肌

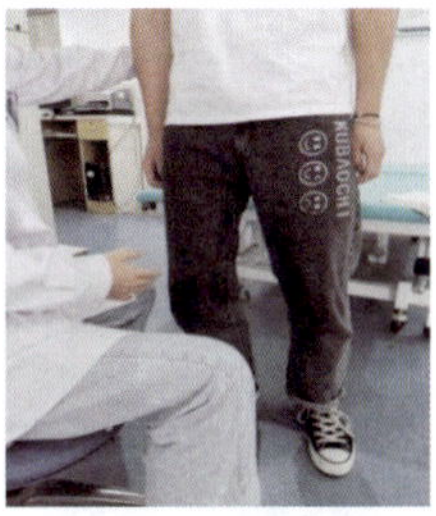

图5-3-10　膝关节屈伸控制性训练

3）足下垂步态

足下垂是指摆动相踝关节背屈不足，常与足内翻或外翻同时存在，可导致廓清障碍。代偿机制包括：摆动相增加同侧屈髋、屈膝，下肢划圈行进，躯干向对侧倾斜。常见病因是胫前肌无活动或活动时相异常。单纯的足下垂主要见于脊髓损伤、脊髓灰质炎和外周神经损伤。

矫治方法：①胫前肌肌力训练，即坐位、站位勾脚尖练习（图5-3-11），根据患者情况，脚背上可放置沙袋进行抗阻训练；②对足下垂严重的患者，有条件的可使用踝足矫形器；③对中枢性损伤所致的足下垂及合并足内翻的患者，除上述训练外，可配合站斜板牵伸小腿三头肌及胫后肌、功能性电刺激或肌电触发功能性电刺激等，以抑制小腿三头肌张力，提高胫前肌的肌力和运动控制能力；④对因局部小腿三头肌张力过高的患者，有条件的可行局部肌肉神经阻滞，以帮助缓解痉挛。

4）膝塌陷

小腿三头肌（比目鱼肌为主）无力时，胫骨在支撑相中期和后期向前行进过分，导致踝关节不稳或膝塌陷步态，即支撑相膝关节过早屈曲，同时伴有对侧步长缩短，同侧足推进延迟。如果患者采用增加股四头肌收缩的方式避免膝关节过早屈曲，并稳定膝关节，将导致同侧膝关节在支撑相末期屈曲延迟，最终导致伸膝肌过用综合征。在不能维持膝关节稳定时往往使用上肢支持膝关节，以进行代偿。相关肌肉包括腓肠肌、比目鱼肌和股四头肌。股四头肌肌电活动可延长和过度活跃。

矫治方法：①对腘绳肌痉挛导致的伸膝障碍，首先可行站斜板和手法牵伸训练、功能性电刺激或肌电触发功能性电刺激等，以抑制腘绳肌肌张力，同时强化小腿三头肌肌力训练，如踮脚步行、前脚掌踏台阶上下训练等;②对痉挛严重的,有条件的可行局部肌肉神经阻滞,必要时有条件的可给予伸膝矫形器以辅助治疗;③加强拮抗肌股四头肌肌力训练,如靠墙蹲马步、功率自行车训练、登山器踩踏训练、直腿抬高训练、上下台阶训练等。

5)膝过伸

膝过伸很常见,一般是代偿性改变,多见于支撑相早期。一侧膝关节无力导致对侧代偿膝过伸;小腿三头肌痉挛或挛缩导致膝过伸;膝塌陷步态时采用膝过伸代偿;股四头肌肌力不足或支撑相伸膝肌痉挛;躯干前屈时重力线落在膝关节中心前方,促使膝关节后伸以保持平衡;等等。

矫治方法:①股四头肌牵伸训练(图5-3-12);②股四头肌肌力训练,方法同上;③膝关节控制训练;④臀大肌肌力训练;⑤步行分解训练。

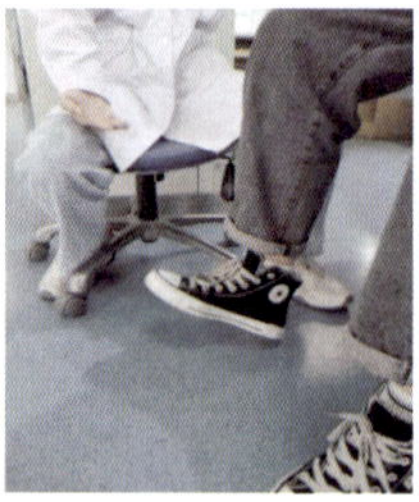
图5-3-11　胫前肌肌力训练

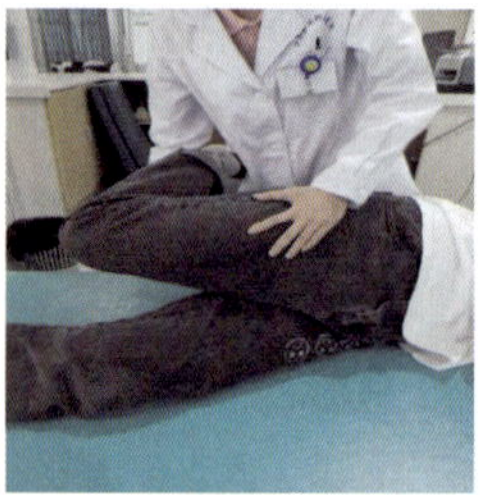
图5-3-12　股四头肌牵伸训练

6)臀大肌步态

臀大肌是主要的伸髋及脊柱稳定肌。足触地时,控制重力线前移。肌力下降时,其作用改由韧带支持及棘旁肌代偿,导致在支撑相早期臀部突然后退,中期腰部前凸,以保持重力线在髋关节之后。臀大肌无力的步行特征表现为仰胸、挺腰、凸肚,腘绳肌可以部分代偿臀大肌,但是外周神经损伤时,腘绳肌与臀大肌的神经支配往往同时损伤。

矫治方法:①臀大肌肌力训练,如伸膝后踢腿、抗阻后踢腿;②俯卧背飞;③靠墙伸髋踏步;④倒退步行,随患者能力提高,可在活动平板上训练退步走,并可逐步提升坡度和速度等。

7)臀中肌步态

一侧臀中肌无力时,不能有效地维持髋关节的侧向稳定性,髋关节向患侧凸出,患者肩和腰出现代偿性侧弯,使重力线通过髋关节的外侧,依靠内收肌来保持侧方稳定。患者在支撑相早期和中期,骨盆向患侧下移超过5°,造成患侧下肢相对过长,所以在摆动相膝关节和踝关节屈曲增加,以保证地面廓清。典型双侧臀中肌无力的步态特征:步行时,上身左右交替摇摆,形如鸭子走路,故又称为鸭步。

矫治方法:①臀中肌肌力训练,如侧踢腿;②侧方上下台阶训练,如为一侧肌无力,则训练时采用患侧腿先上台阶、健侧腿先下台阶的方法;③提降骨盆训练(图5-3-13);④站立位姿势调整训练,应在矫正镜前训练调整姿势,包括单腿站立时躯干保持稳定;⑤侧方迈步(横行)步行训练,开始横行训练时可以让患者背靠墙走，以增加安全性，随患者能力提高，可在活动平板上训练横行，并可逐步提升坡度和速度。

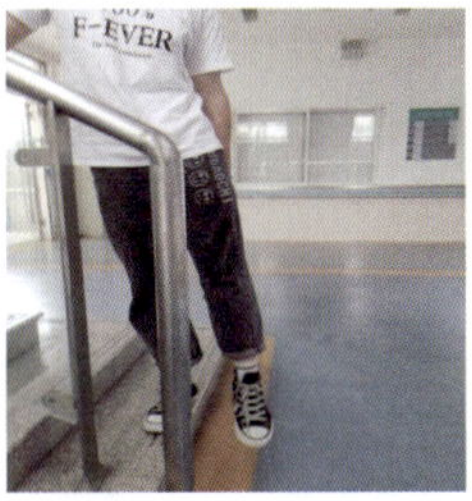
(a)

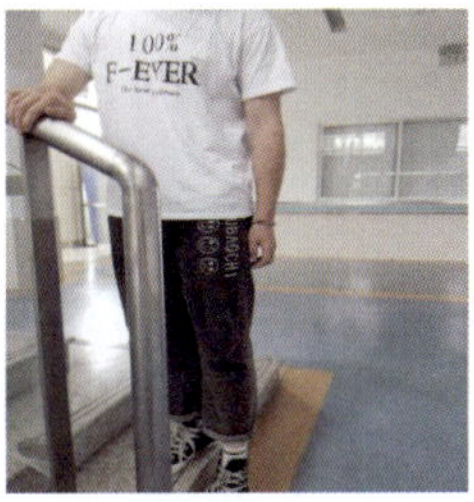
(b)

图5-3-13　提降骨盆训练

8)自主训练

学生两两分组，交替扮演患者和治疗师，完成异常步态矫治训练，并将训练情况记录在表5-3-4中。

表5-3-4　异常步态矫治训练情况记录表

训练项目	患者体位	训练要点	患者反应	备注
1.剪刀步态				
2.偏瘫步态				
3.足下垂步态				
4.膝塌陷				
5.膝过伸				
6.臀大肌步态				
7.臀中肌步态				

检查评估

(1)评估准备

在操作前，需要与患者及陪护人员充分沟通，询问病史及相关辅助检查结果，充分了解患者的康复期望，正确评估患者现有的步行功能情况，结合患者具体情况，确定训练方案。步行训练前，需要准备好相关训练设备，见表5-3-5。

表5-3-5　步行训练常用设备

序号	设备名称	备注
1	PT床/凳	
2	多体位治疗床	

续表

序号	设备名称	备注
3	肋木	
4	平行杠、平衡板	
5	矫正镜	
6	台阶	
7	沙袋	
8	巴氏球	
9	手杖、腋拐、助行器、轮椅	

(2)实施评估

对本任务的学习情况进行检查，并将相关内容填写在表5-3-6中。

表5-3-6 步行训练检查表

检查项目	操作是否合格	结果点评
1.基础训练		
体位适应性训练	是□ 否□	
肌力训练	是□ 否□	
关节活动度训练	是□ 否□	
平衡训练	是□ 否□	
协调训练	是□ 否□	
感觉训练	是□ 否□	
2.分解训练		
单腿负重	是□ 否□	
靠墙伸髋，离墙站立	是□ 否□	
患腿上下台阶	是□ 否□	
患腿支撑伸髋站立，健腿跨越障碍	是□ 否□	
靠墙伸髋踏步	是□ 否□	
侧方迈步，原地迈步	是□ 否□	

续表

检查项目	操作是否合格	结果点评
3. 室内步行训练		
平行杠内训练	是□ 否□	
助行器步行训练	是□ 否□	
腋拐步行训练	是□ 否□	
使用手杖的步行训练	是□ 否□	
驱动轮椅训练	是□ 否□	
4. 异常步态矫治		
剪刀步态	是□ 否□	
偏瘫步态	是□ 否□	
足下垂步态	是□ 否□	
膝塌陷	是□ 否□	
膝过伸	是□ 否□	
臀大肌步态	是□ 否□	
臀中肌步态	是□ 否□	

结果点评时要结合：①选用合理治疗设备；②治疗操作规范；③治疗成效；④患者满意度。

任务小结

- 步行训练
  - 基础训练
    - 体位适应性训练
    - 肌力训练
    - 关节活动度训练
    - 平衡训练
    - 协调训练
    - 感觉训练
    - 疼痛的处理
  - 分解训练
    - 单腿负重
    - 靠墙伸髋，离墙站立
    - 患腿上下台阶
    - 患腿支撑伸髋站立，健腿跨越障碍
    - 靠墙伸髋踏步
    - 侧方迈步，原地迈步
  - 减重支撑步行训练
    - 组成
    - 禁忌证
    - 操作程序
    - 常用治疗参数
    - 注意事项
  - 可穿戴式机器人步行训练
    - 可穿戴式上肢外置助力运动装置
    - 可穿戴式下肢外置助力运动装置
  - 室内步行训练
    - 平行杠内训练
    - 助行器步行训练
    - 腋拐步行训练
    - 使用手杖的步行训练
    - 驱动轮椅训练
  - 常见异常步态分类
    - 基础分类
    - 按疾病原因分类
    - 按肌紧张异常分类
    - 按步行异常类型分类
    - 按畸形类型分类
  - 异常步态矫治
    - 剪刀步态
    - 偏瘫步态
    - 足下垂步态
    - 膝塌陷
    - 膝过伸
    - 臀大肌步态
    - 臀中肌步态

情境六
脊柱牵引

情境介绍

脊柱牵引是应用作用力和反作用力的原理，通过徒手、器械或电动牵引装置，对脊柱施加牵引力，使椎体关节面发生一定分离，周围软组织得到适当的牵伸，从而达到复位、固定、减轻神经根压迫、纠正关节畸形的物理治疗方法。

脊柱牵引项目包括颈椎牵引和腰椎牵引两项任务。颈椎牵引涵盖颈椎牵引的定义与分类、颈椎牵引的常用装置、颈椎牵引的基本技术、颈椎牵引的治疗作用、颈椎牵引的适应证和禁忌证等知识；腰椎牵引涵盖腰椎牵引的定义与分类、腰椎牵引的常用装置、腰椎牵引的基本技术、腰椎牵引的治疗作用、腰椎牵引的适应证和禁忌证等知识。

情境目标

- 能针对颈部疾病类型及严重程度，合理选择颈椎牵引方法，完成颈椎牵引操作。
- 能针对腰椎疾病类型及严重程度，合理选择腰椎牵引方法，完成腰椎牵引操作。

任务一 颈椎牵引

任务二 腰椎牵引

教学资源

微课 颈椎牵引的生理效应

任务一 颈椎牵引

任务导入

场景:某康复医院牵引治疗室

人物:患者张某、治疗师小马

情节:患者张某,男,55岁,左侧颈根部、肩部、上臂疼痛,咳嗽时加重,体格检查发现该患者颈部肌肉僵硬,颈部活动受限,颈部、左侧肩胛骨内侧疼痛明显,头颈部后仰及向右侧旋转时疼痛明显,并向左上肢放射痛,无其他不适主诉。

影像学检查:颈椎MRI显示C5/6椎间盘轻度突出。该患者最可能的诊断是什么?此时该患者可进行哪些康复治疗?请简述颈椎牵引如何操作?

任务目标

- 能针对颈椎疾病,选择合理的颈椎牵引方法,熟悉颈椎牵引的治疗作用、常用的颈椎牵引装置及颈椎牵引的生理效应。
- 能运用颈椎牵引技术为患者进行康复治疗;能与患者及家属进行沟通,开展康复教育。

任务实施

技能操作

(1)颈椎徒手牵引

颈椎徒手牵引是治疗师用手对患者颈部进行牵引以达到治疗目的的一种治疗技术。颈椎的徒手牵引在临床上主要有两方面的作用:一是治疗作用;二是可作为尝试性手段,判断是否可以实施牵引,尤其是机械牵引前可用徒手牵引,如有效,可改用机械牵引。

基础知识

1)徒手坐位牵引

患者取坐位,治疗师站立于患者后侧,前方上肢屈肘托住患者下颌部,后方手固定在枕后部,双手同时发力支持患者头部重量,将患者头沿身体纵轴方向向上拔伸(图6-1-1),并维持20~30 s。操作方法类似于临床检查颈部的提颈试验。

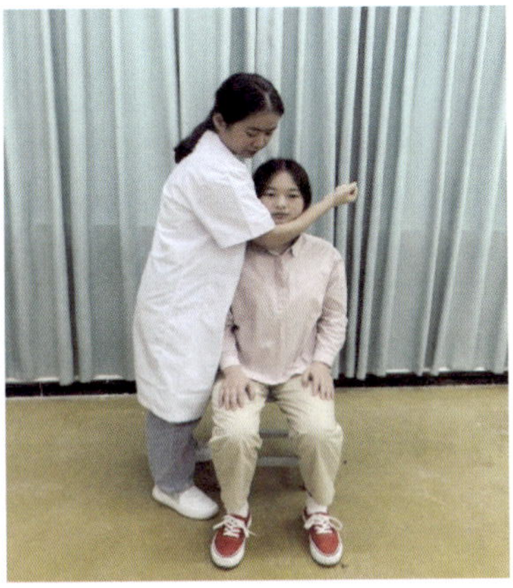

图6-1-1　颈椎徒手坐位牵引

2)徒手卧位牵引

患者取仰卧位于治疗床上,头颈部稍前屈。治疗师站立于治疗床头或取坐位,用双手支持患者头部重量。上方手掌置于患者下颌部,下方手托住患者枕后部。治疗师双臂采用等长收缩的方式施加牵引力量。治疗师站立姿势和手法必须稳定,然后逐渐地、有控制地将重心向后倾倒,以此牵引患者颈椎(图6-1-2)。

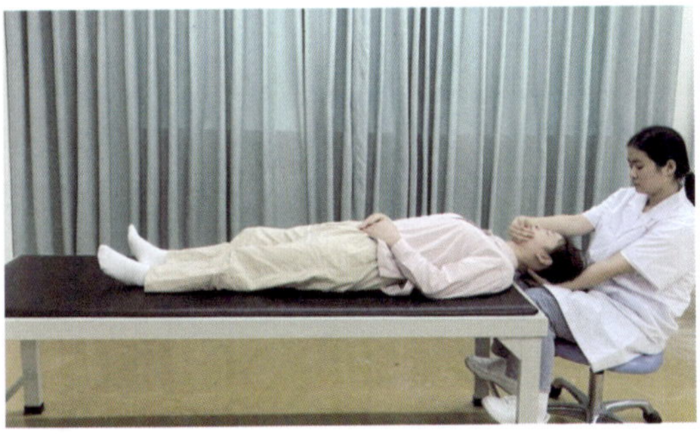

图6-1-2　颈椎徒手卧位牵引

应用徒手牵引时,应以患者的舒适度为依据,相应地变化患者头部的位置,如稍微屈曲、侧屈、伸展等,即将头部放置于可有效降低或缓解症状的位置。在每一个位置均用轻柔的牵引力量徐徐牵拉,同时观察患者的反应,以寻找牵引时最佳的头部所处体位和双手放置位置。

间歇牵引时,治疗师可使用平稳、渐增的牵引力,增加至最大后维持15~60 s,以同样平稳、逐渐放松的方式复原,休息10 s,如此反复数次。

3)临床应用

各型颈椎病在推拿过程中可配合此治疗手法,尤其是脊髓型颈椎病

注意事项

○患者尽可能放松。治疗师在操作时应向上方拔伸,避免头后仰拔伸,因为在颈项部肌肉放松状态下容易发生小关节移位,造成对脊髓的损伤。特别是严重的骨质增生和脊髓型颈椎病。该方法可作为颈椎牵引治疗的预试验,如果患者症状缓解或减轻,提示牵引治疗有效。如果提颈试验症状加重,提示该患者可能不适合颈椎牵引治疗。

在治疗时牵引参数很容易控制，而且在牵引过程中，被牵引的颈椎节段以上和对侧关节突关节活动较小或是没有伸展。对患者颞下颌关节处无压力，不会引起颞下颌关节的疼痛。以上两种方法可作为颈椎牵引的预试验，特别是机械牵引前的尝试性牵引。

(2)颈椎重锤牵引

1)坐位重锤牵引

①牵引体位：患者取坐位，根据牵引的目的和要求不同，调整牵引角度，使颈椎处于中立位、后伸位或前屈位牵引。椅子高度以患者坐位双脚平放地面为宜。用枕颌套托住下颌和枕部，枕颌套的松紧度调节以患者舒适为准。

②牵引角度：一般认为采用颈椎前屈10°~30°可使颈椎间隙显著增宽。垂直(0°)牵引时，最大应力作用于颈椎上段，增大前屈角度则最大应力位置下移。前屈20°~30°牵引时，可使第6、7颈椎间隙增大最明显。

临床可根据颈椎病的分型和颈椎X线片表现来决定牵引角度，如神经根型颈椎病采用前屈20°~30°，颈型前屈15°~20°，椎动脉型前屈小于5°，脊髓型后伸10°~15°。X线片显示颈椎曲度消失时，采用垂直或略前倾牵引；颈椎呈反弓状态时，采用垂直或后伸位牵引；颈椎反弓且呈直角时，可采用垂直牵引，辅以按摩或进行间歇牵引。牵引角度还应根据患者牵引后的反应及时调整。

③牵引重量：牵引重量约相当于正常成年人体重的10%，年老体弱者为体重的5%。一般首次牵引从3~5 kg开始，椎动脉型从5 kg开始或体重的1/15开始；每天增加重量1~2 kg，至症状改善后，并以此重量维持或逐渐减少重量，直到症状缓解或消失。如果没有改善，可继续逐渐增加重量，最大牵引重量需要视患者体质及对牵引的反应而定，不得超过20 kg。由于颈部周围韧带薄弱，肌肉短小、密集，牵引重量过大，容易造成肌肉、韧带、关节囊的损伤。

颈椎牵引重量应根据治疗次数、患者体质、牵引时间以及采用持续牵引还是间歇牵引等因素来确定。

④牵引时间：每次牵引时间一般为20~30 min。大重量牵引者牵引时间宜相应缩短至5~15 min。门诊患者一般每天牵引1次，住院患者可每天牵引2次。10次为1个疗程，直到症状消失，一般需要2~3个疗程。

2)卧位牵引

卧位牵引有床上斜面自重牵引和床上重锤持续牵引(又称床头牵引)两种。床头牵引指利用枕颌套，通过床头滑轮直接悬挂重量进行牵引的方法。卧位牵引与坐位牵引相比，肌肉易放松，较小的牵引重量即可克服肌肉张力，达到牵引目的。一般在医院或病房进行。床上斜面自重牵引是指利用自身体重作为对抗牵引重量达到治疗目的的方法，可在家中进行。

①床上斜面自重牵引：将床头升高约15 cm形成斜面，在床垫和褥子

之间铺上一层硬板。患者头枕10 cm高的硬枕，枕颌牵引带上端固定于床头，患者身体向床尾移动将牵引带拉紧，借助身体下移趋势进行牵引。治疗初始以30 min为1个单位，休息后逐渐延长牵引时间，睡前停止牵引，以保证患者睡眠充足。

②床上重锤持续牵引：患者仰卧在水平床面上，颈部垫一个普通枕头，床头安装滑轮，枕颌牵引带跨过滑轮与重锤相连。重锤重量从3~4 kg开始，待患者适应后逐渐增加重量，最高可达7 kg。牵引时间每次20~30 min，每天1~2次。连续牵引重量从2~3 kg开始，逐渐增加为4~5 kg。牵引时间为每天6 h以上，每2 h需要休息10~15 min，牵引治疗2~3 d或症状缓解后，可逐渐减少重量为2~3 kg，并缩短牵引时间。对重症或疑有颈椎脱位者，可持续牵引达24 h以上。

3)临床应用

卧位牵引易于使用和操作，广泛应用于家庭、社区和医院；坐位重锤牵引适用于各型颈椎病。椎动脉型、交感型颈椎病的急性发作期以及神经根型颈椎病的急性神经根水肿期暂缓牵引。脊髓型颈椎病有硬膜囊受压时谨慎牵引，如有脊髓严重受压时，则禁止牵引。牵引治疗1周症状无改善，则需要重新评估并调整牵引治疗参数。颈椎牵引有预防颈椎病复发的作用，但是，疗程过长或常年在家自行牵引有可能导致颈椎关节不稳。

(3)电动颈椎牵引

电动颈椎牵引由电动牵引装置提供颈椎牵引动力。近年来，常用微型电子计算机控制的电动牵引装置，参数调节精确、操作方便，可进行持续牵引和间歇牵引，根据个体差异进行不同重量和时间的多种组合(图6-1-3)。

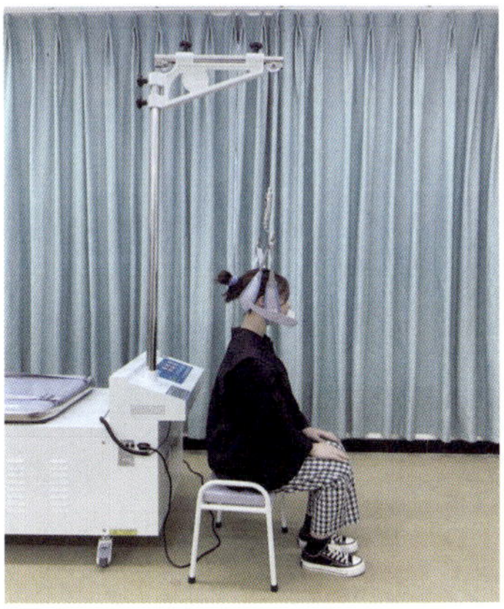

图6-1-3 电动颈椎牵引

1)牵引参数

患者取坐位或仰卧位，可选择持续牵引或间歇牵引。牵引角度、重量和时间参数设置原则参照坐位重锤牵引和卧位牵引。

①持续牵引重量和时间：重量相当于患者体重的10%。无论是持续牵引或间歇牵引均在10~30 min选择，一般为15~20 min。长时间的牵引会造成供血不良和代谢产物堆积而引起循环障碍。

②间歇牵引重量和时间:间歇牵引重量可稍加大,从10 kg左右开始,如患者无不适反应,以后可每天递增1 kg,最大不能超过20 kg。当症状减轻后,维持或逐渐减少重量。牵引时间和间歇时间比例按3:1或4:1的原则设定,一般是牵引30 s、间歇10 s。牵引治疗15~20 min。研究表明,7 s的牵引可有效增大椎间隙,但过于快速的牵引有可能激惹患者的症状。因此,要根据患者的治疗反应调节和设置间歇牵引的时间组合,例如,牵引1 min间歇10 s,或牵引3 min间歇1 min,以避免过快速的牵引引起患者不适。门诊患者每天1次,住院患者可每天1~2次。10 d为1个疗程,一般需要1~2个疗程。

2)临床应用

持续牵引适用于除脊髓型颈椎病之外的各型颈椎病患者。急性颈椎小关节紊乱,对松动术无效的上颈段疾病,退行性颈部疾病伴有老年骨质疏松者,应采用小重量牵引。间歇牵引适用于颈部有显著改变的退行性疾病和颈部运动明显受限者,以及有明确的神经根受损体征,但无神经根性水肿、炎症的患者。间歇牵引有按摩作用,使颈部肌肉紧张、松弛交替出现的运动符合肌肉收缩与松弛交替进行的生理功能,使扭曲的椎动脉伸展,有利于改善大脑和肌肉的血液循环。

3)注意事项

由于电动牵引的特殊性,治疗师在操作时必须注意以下几点:

①熟悉牵引装置,了解牵引装置的性能、限制和有关参数的调节范围。

②在启动牵引装置前,牵引力、牵引时间和间歇时间等所有控制参数在显示器上应为“0”,若不为“0”,则必须回“0”。关机时,应逐渐地降低牵引力量,使牵引绳完全放松,显示器上所有控制参数显示为“0”,再关机。从牵引弓上卸下牵引套。

③根据患者的临床诊断、分型、影像学结果及体重设定牵引参数。

④治疗师对患者进行颈椎牵引技术和安全指导,除去耳机、眼镜等易影响牵引带放置的物品,并告知牵引过程中可能出现的不良反应。

⑤在牵引治疗过程中,治疗师应密切观察患者的治疗反应,一旦出现异常反应或症状加重,需要立即停止治疗,并指导患者使用应急开关停机。

⑥询问患者对牵引治疗的反应,记录牵引重量、时间、体位等相关数据,作为下一次牵引治疗调整牵引参数或终止治疗的依据。如果牵引治疗一周后症状无改善,则牵引治疗无效,应重新评估并改用其他方法治疗。

(4)简易家庭颈椎牵引

家庭颈椎牵引是治疗慢性颈部疾病的积极方法。可自行制作改良的家庭枕颌牵引装置,市场上还有各种各样的成品颈椎牵引装置可供选购,如牛皮或人造革牵引头套、悬挂于门框的简易牵引装置、充气式气囊颈椎牵引装置等。

(5)自主练习

学生两两分组,交替扮演患者和治疗师,完成颈椎牵引训练,并将训练情况记录在表6-1-1中。

表6-1-1　颈椎牵引自主训练情况记录表

训练项目	患者体位	训练要点	患者反应	备注
1.颈椎徒手牵引				
2.颈椎重锤牵引				
3.电动颈椎牵引				
4.简易家庭颈椎牵引				

检查评估

(1)评估准备

在操作前,需要与患者及陪护人员充分沟通,询问病史及相关辅助检查结果,充分了解患者的康复期望,正确评估患者目前颈椎活动、疼痛等功能情况,结合患者具体情况,确定训练方案。颈椎牵引前,需要准备好相关牵引设备,见表6-1-2。

表6-1-2　颈椎牵引常用设备

序号	设备名称	备注
1	颈椎重锤牵引装置	
2	颈椎电动牵引装置	
3	简易家庭颈椎牵引装置	

(2)实施评估

对本任务的学习情况进行检查,并将相关内容填写在表6-1-3中。

表6-1-3　颈椎牵引操作检查表

检查项目	操作是否合格	结果点评
1.非徒手牵引		
颈椎重锤牵引	是□ 否□	
电动颈椎牵引	是□ 否□	
简易家庭颈椎牵引	是□ 否□	
2.徒手牵引		
颈椎徒手牵引	是□ 否□	

结果点评时要结合:①选用合理治疗设备;②治疗操作规范;③治疗成效;④患者满意度。

注意事项

○在牵引过程中,需要注意观察患者的反应,如有不适或症状加重的情况,需要及时停止牵引,查找原因,更改治疗方案。

温馨提示

○对于长期牵引者,应注意皮肤是否有刺激性炎症,发炎者,可局部加棉纱垫缓解压力。

任务小结

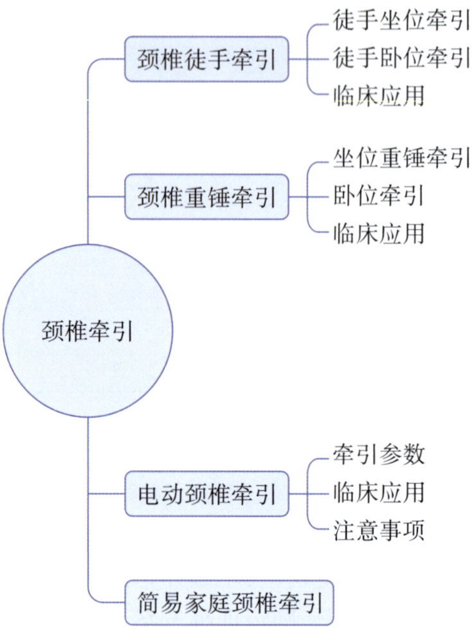
颈椎牵引
颈椎徒手牵引
徒手坐位牵引
徒手卧位牵引
临床应用
颈椎重锤牵引
坐位重锤牵引
卧位牵引
临床应用
电动颈椎牵引
牵引参数
临床应用
注意事项
简易家庭颈椎牵引

任务二　腰椎牵引

任务导入

场景：某康复医院运动治疗室

人物：患者张某、治疗师小刘

情节：患者张某，男，47岁，因“腰背持续性钝痛半年，加重一周”来院就诊；患者从事搬运工作15年，半年前因“感冒”咳嗽后出现腰背疼痛，呈持续性钝痛，平卧时减轻，站立时加剧，疼痛向左侧大腿及小腿后侧放射，咳嗽、打喷嚏、排便时疼痛加重；一周前，因便秘、用力排便后上述症状进一步加重。

查体：体温36.8℃，脉搏78次/min，呼吸18次/min，血压110/72mmHg，急性病容，头颅五官未见畸形，双侧胸廓对称，双肺呼吸音清晰，心率78次/min，律齐，各瓣膜听诊区未闻及病理性杂音，腹部稍膨隆，生理反射存在。

专科检查：腰椎前屈、旋转及侧向活动明显受限，L4和L5棘突、棘突间隙及棘突旁压痛明显，直腿抬高试验及加强试验阳性，屈颈试验阳性。腰椎MRI显示L4/5椎间盘膨出。假如你是治疗师小刘，针对该情况，该如何处理？

任务目标

- 能针对腰椎疾病，选择合理的腰椎牵引方法，熟悉腰椎牵引的治疗作用、常用的腰椎牵引装置及腰椎牵引的生理效应。
- 能运用腰椎牵引技术为患者进行康复治疗；能与患者及家属进行沟通，开展康复教育。

教学资源

微课　腰椎间盘突出的因素

基础知识

任务实施

技能操作

(1)腰椎徒手牵引

患者取俯卧位，一般由2~3名治疗师同时操作。治疗时，一人立于患者头侧，双手握持患者的腕部，另一人立于患者足端，握住患者的双侧踝部，两人同时缓慢发力，沿患者身体纵轴进行对抗牵引（图6-2-1）。在牵引的同时还可由第三人在患者腰部病变部位进行按压或作相关复位手法。一次牵引维持15~30 s，重复1~2次，每周1~2次。治疗后患者要卧床休息，同时应用药物辅助治疗。

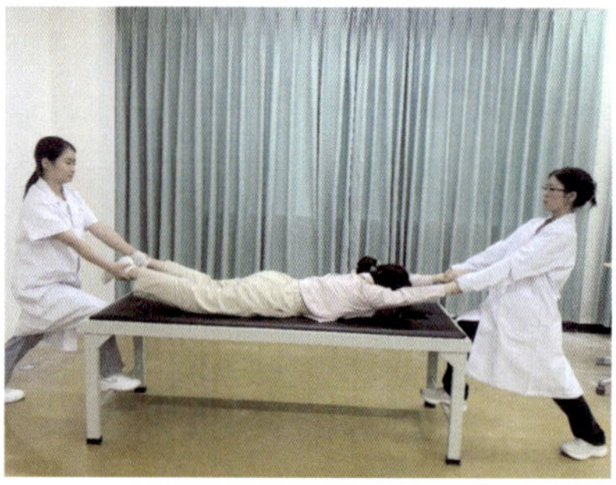

图6-2-1　腰椎徒手牵引

(2)骨盆重锤牵引

①患者仰卧于硬板床或普通病床上，小腿处垫高，屈膝约90° 。骨盆牵引带固定于腰部（髂嵴上方），牵引带两端连接牵引绳，分别通过安装在足端床头的滑轮装置悬挂重量。两个滑轮的高度距床面15~20 cm，间距与人体宽度相近。该方法适用于需要长时间持续牵引的绝对卧床患者，也可以在病房、家庭或缺乏牵引设备的环境下使用。

②牵引重量一般为每侧10~15 kg。首次牵引从每侧5 kg开始，两侧共10 kg；以后根据患者的治疗反应每1~3 d增加1~2 kg，最后达到合适的重量。

③牵引时间为每牵引1 h，休息20 min。待患者适应后逐渐延长牵引持续时间。夜间停止牵引，以利睡眠。

④该方法适用于较轻的腰椎疾病。要根据病情和个体差异，选择不同的牵引重量和时间组合。通过调节滑轮与床面的高度可调节牵引作用力的角度。绝对卧床患者的长时间牵引，要防止压疮形成。牵引时双侧髂前上棘、股骨粗隆部放置棉垫以保护皮肤。

(3)斜位自重牵引

利用患者自身腰部以下或以上的体重进行牵引，方法简便，易于掌握。有两种体位的牵引方法。

①头高足低位牵引。患者仰卧于倾斜的床板上，胸腰部用胸肋牵引带固定于床头两侧，腰部及下肢不固定，利用腰部以下的自身重量进行牵引。初次牵引时，从床面与水平面夹角30°开始，以后每天增加5°，一般8~10 d倾角可达70°~90°。牵引时间一般比较长，每天牵引4 h。该方法仅适合不方便去医院治疗的患者做家庭牵引。

②头低足高位牵引。患者头低足高俯卧于倾斜的床板上，双踝固定于斜板上端，利用腰部以上自身重量对腰椎进行牵引。牵引可从床面与水平面夹角30°开始，逐渐增加至70°~90°。每日1次，每次30~60 min。牵引过程中还可用双手支撑，做腰部旋转、后伸、屈曲等动作，以增强牵引效果。该方法多在医院治疗室或有治疗师在场的情况下进行。老年人或伴有心、脑血管疾病患者慎用此法，避免发生意外。

（4）电动骨盆牵引

该方法以电动牵引装置提供牵引动力替代重锤进行腰椎牵引（图6-2-2），可精确地设定重量和时间组合，做持续的或间歇的腰椎牵引。

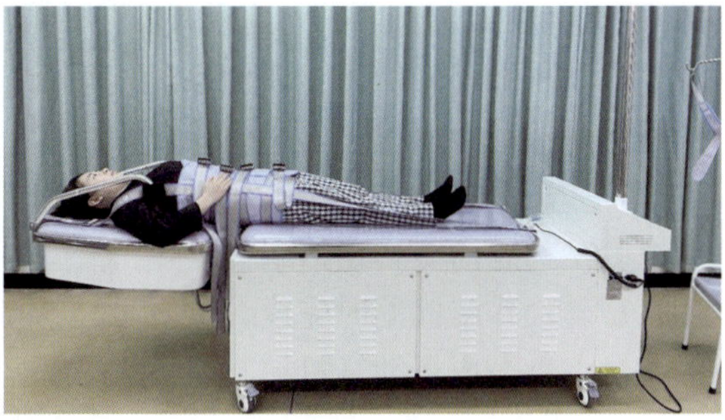

图6-2-2　腰椎电动骨盆牵引

患者可取仰卧位或俯卧位，胸肋牵引带和骨盆牵引带分别固定于季肋部和骨盆髂嵴上方。通过调整骨盆牵引带两侧牵引绳位置，可以调节腰椎牵引作用力的角度。如牵引力点靠近腹侧，则骨盆倾角减小，而使腰椎曲度加大；力点靠近腰背侧，则骨盆倾角加大，腰椎曲度变小。俯卧位牵引时，牵引力点稍偏向于臀部（背侧），有助于腰椎的充分伸展，减小腰椎生理曲度，扩大椎间孔。

双下肢伸直平卧牵引使腰椎伸展，有利于牵引力更好地作用于腰椎上段病变部位。而屈髋、屈膝90°时，腰椎前凸变平处于中立位，牵引力主要作用于腰椎下段，在此体位下的牵引可更充分地放松腰部肌肉，使腰椎生理前屈变平，牵引力更容易作用于椎体后侧的病变部位，产生更好的治疗效果。

俯卧位牵引使腰椎伸展，腹部垫枕头使腰椎前凸变平处于中立位，通过所垫枕头的高低来调节腰椎曲度的大小。疼痛导致伸展活动受限时，可选择使腰椎生理前凸变平的体位进行牵引；而伸展活动使疼痛缓解时，可选择伸展位牵引。在俯卧位牵引下可同时实施脊柱按压或踩跷等操作手法。

牵引参数具体设置及调节如下：

牵引重量为自身体重的30%~80%，可逐渐增加至100%，最大不能超过体重。持续牵引的重量可从10~20 kg开始，间歇牵引重量可从20~30 kg开始。待患者适应后可逐渐增加重量和时间，当症状改善时，以此重量维持牵引。

一次牵引时间为20~30 min。轻重量牵引时，持续时间可适当延长；大重量牵引时，持续时间可酌情缩短。间歇牵引的牵引力、牵引时间、间断时间可预先设置，如牵引1~3 min，间歇10~30 s，节律性牵拉、放松，周期性反复多次进行，直至牵引治疗结束；每天1~2次，10次为1个疗程，一般需要1~2个疗程。

临床应用电动骨盆牵引是常用的腰椎牵引方式之一。主要用于急性腰椎间盘突出症、腰椎关节紊乱或各种类型的急慢性腰痛。牵引后在2 h内腰部有不适感是正常的，为减轻患者牵引的治疗反应，应随时观察患者的反应并适时调整体位、重量和时间，如出现严重不适，应该停止治疗并给予相应处理。牵引后不要马上站立，应该稍做休息后佩戴围腰慢慢下床，平卧休息2 h以上。骨盆牵引适用于有神经根性腰痛的患者，单纯性腰痛如不伴有坐骨神经痛，则不建议牵引，因为牵引后还会引起腰痛。

(5)三维多功能牵引

三维多功能牵引又称屈曲旋转快速牵引，在沿脊柱轴向牵引力的基础上，增加了屈曲、旋转动作瞬间同时完成，是近年来发展起来的一种有别于传统牵引的方法。微型电子计算机控制高亮数码管显示牵引力、牵引时间、松弛力、牵引周期数、治疗时间等。轻触键盘操作，三重安全保护。

三维牵引床由微型电子计算机控制部分和床体部分组成，三维旋转可在−30° ~+30° 连续摇摆或任意位置牵引，可自动复位至水平状态。控制箱将输入的参数传递给治疗床，由液压传动装置控制，使床体完成各种设定动作。床体的胸腰板可向头端移动，臀腿板可以屈曲和旋转。牵引力可随牵引时受到的阻力(来自患者腰部肌肉和韧带的抵抗力)而自动调节，这样既可达到规定的分离距离，又不会出现牵引过度。

检查评估

(1)评估准备

在操作前，需要与患者及陪护人员充分沟通，询问病史及相关辅助检查结果，充分了解患者的康复期望，正确评估患者目前腰椎活动、疼痛等功能情况，结合患者具体情况，确定训练方案。腰椎牵引前，需要准备好相关牵引设备，见表6-2-1。

表6-2-1　腰椎牵引常用设备

序号	设备名称	备注
1	腰椎重锤牵引床	
2	腰椎电动骨盆牵引床	
3	腰椎三维多功能牵引床	

(2)实施评估

对本任务的学习情况进行检查,并将相关内容填写在表6-2-2中。

表6-2-2　腰椎牵引操作检查表

检查项目	操作是否合格	结果点评
1.非徒手牵引		
骨盆重锤牵引	是□ 否□	
斜位自重牵引	是□ 否□	
电动骨盆牵引	是□ 否□	
三维多功能牵引	是□ 否□	
2.徒手牵引		
腰椎徒手牵引	是□ 否□	

结果点评时要结合:①选用合理治疗设备;②治疗操作规范;③治疗成效;④患者满意度。

任务小结

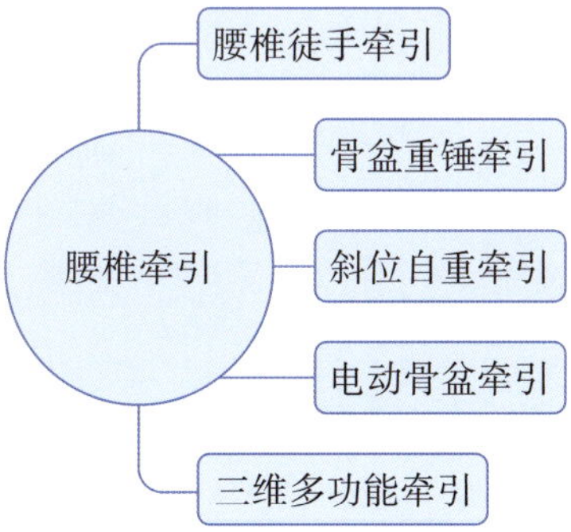

情境七
心肺功能训练

情境介绍

随着社会的发展，人们生活方式和饮食习惯的改变，高血压、糖尿病、冠心病、肥胖等疾病发病率居高不下。这些疾病导致心肺系统疾病发病率逐年上升，还会引起呼吸困难、心功能下降等严重并发症，影响患者生活质量。心肺功能训练是针对心血管疾病和肺疾病进行的一种运动治疗技术，包括心功能训练和肺功能训练，不仅可以降低心肺系统疾病的死亡率和复发率，提高临床心肺疾病治疗的有效性，还可以降低医疗费用、提高患者生活质量。

心功能训练是指心血管疾病患者综合采用积极主动的身体、行为和社会活动的训练，主要以有氧运动为主，帮助缓解症状，改善心血管功能和激活心肌的侧支循环，使患者的心功能达到理想状态的康复治疗项目。心功能训练包括有氧运动、伸展柔韧性运动、抗阻运动、作业治疗、娱乐活动等。

肺功能训练的目标是改善通气，提升咳嗽机制的效率，改善呼吸肌的肌力、耐力及协调力，保持或改善胸廓的活动度，建立有效呼吸模式，促进放松，教育患者处理呼吸急促，增强患者整体功能。具体的呼吸训练包括膈肌呼吸训练、呼吸肌训练、局部呼吸训练、缩唇呼吸训练、预防及解除呼吸急促、胸廓松动训练、咳嗽、体位引流训练等。

情境目标

- 能针对心功能障碍患者进行客观的监测和心功能评定。
- 能根据评定情况制定合适的心脏康复方案，并安全、有效地开展心功能训练。
- 能针对患者进行肺功能评估。
- 能根据评估情况制定合适的肺康复方案，实施肺功能训练。

任务一　心功能训练

任务二　肺功能训练

任务一　心功能训练

教学资源

微课　心功能评定的方法

任务导入

场景：某康复医院运动治疗室

人物：患者李某、治疗师小刘

情节：患者李某，女，56岁。2年来反复出现发作性胸骨后疼痛，呈压迫感，多因情绪激动或劳累诱发，每次发作3~5 min，休息后症状可自行缓解，无头晕、头痛，偶有腹胀、反酸，曾到当地医院就诊，多次做心电图大致正常。患病以来，生活和活动如常，睡眠可，大小便正常，体重无变化。既往有糖尿病病史，口服降糖药及控制饮食治疗。无药物过敏史。

查体：体温36.5℃，脉搏80次/min，呼吸18次/min，血压130/70 mmHg。神志清醒，无颈静脉怒张，双侧颈部未闻及血管杂音。双肺呼吸音清晰。心界不大，心率80次/min，律齐，未闻及心脏杂音。腹平软，无压痛，肝脾未触及。双下肢无水肿，双侧足背动脉搏动对称。

实验室检查：CK 175 U/L，CK-MB 8 U/L，cTnT 0.02 ng/ml，空腹血糖7.8 mmol/L。假如你是治疗师小刘，如何对患者李某进行心功能的评定和开展运动康复训练？

任务目标

- 能针对患者的具体情况，对患者进行客观的监测和心功能评定。
- 能制定适合患者特点的心功能训练项目，从而安全、有效地开展心血管运动康复训练。

基础知识

任务实施

心功能训练方法

(1)运动疗法

1)有氧运动

有氧运动指身体在充足的氧供给下进行的一种活动，是心功能训练最主要的方法，可以改善、提高心血管功能，预防心血管疾病及有利于心血管疾病的康复。项目主要有步行、慢跑、骑自行车、跳绳、游泳等。特点是节奏快、不间断、持久。

①步行和慢跑：人的正常步行速度为4 km/h，慢步速度为1~2 km/h，散步速度为3 km/h，快步速度为5 km/h，疾步速度为6 km/h，慢跑(健身跑)速度为8 km/h，缓慢者速度为4~5 km/h，快速者速度为10 km/h。每分钟步行100步以上者，可以使心率达100~110次/min。慢跑时应先做好准备运动，穿合脚的运动鞋，注意地面，防止失足受伤。慢跑中也可交叉进行步行，跑完步后可缓步走。在康复医疗机构因场地有限，可以利用活动平板进行步行锻炼。慢跑能提高睡眠质量，通过跑步，大脑的供血量、供氧量可以提升20%。慢跑还会起“通风”作用，在跑步的过程中，肺部的容量平均从5.8 L上升到6.2 L，同时，血液中氧气的携带量也会大大增加。运动中，心跳、血压和血管壁的弹性也会随着升高。慢跑可以抑制肾上腺素和皮质醇这两种造成紧张的激素分泌，释放让人轻松的物质。

②骑自行车：能预防大脑老化，提高神经系统的敏感度，提高心肺功能，锻炼下肢肌力和增强全身耐力。骑自行车对内脏器官的耐力锻炼效果与游泳和跑步相同。骑自行车还可以瘦身，是周期性的有氧运动，热量消耗较多。可在晨间或运动场内进行，也可以在健身会所、医院康复机构或居室内应用功率自行车进行有氧训练。

③跳绳：虽然简便易行，但由于运动强度大，相当于心脏功能容量9.5~12.5 METs，一般认为不适于心功能异常患者。

④游泳：可以有效地降低血液中高半胱氨酸水平，从而极大降低心血管病发生的风险，有利于心血管病的预防。人体较长时间泡在水中，能够在一定程度上隔绝空气中的突发性心血管病诱导因子，有利于保护心血管。相比于跑步而言，游泳更能带动全身的肌肉运动，是一种抗阻力运动，能够极大地提高心肺的带氧能力，促进心肺功能。但对于心功能异常患者来说，强度偏高，据报告为6.5~8.5 METs，并且水温过低时容易引起不适，因此除体力好、会游泳、能在室内游泳池长期坚持的患者外，进行这项运动前应进行充分的心功能评定，可以选择低速、短距离、恒温游泳池进行游泳运动。游泳前应做好准备运动，早期可以做水中步行，逐渐增加运动时间，但时间不宜过久，以防止肌肉痉挛，甚至心绞痛发作。

2)伸展柔韧性运动

太极拳、瑜伽、八段锦、五禽戏、医疗体操、各种气功等，适用于心血管病的心功能训练。

3)抗阻运动

抗阻运动主要适用于心功能稳定的患者。对要恢复正常工作和体育运动者，康复运动训练除要改善心血管功能外，增强肌力和局部肌肉耐力也是必要的。力量训练可增加肌力，提高运动能力，只要训练得当，对体质的增强有重要意义。动力性有氧训练是改善心血管耐力的重要步骤，抗阻训练已逐渐成为动态运动程序的辅助手段。心血管功能训练中的抗阻训练的特点为对抗阻力较小(多为轻度至中度)，运动次数较多。

①训练原则：抗阻或力量运动训练应是低水平的抗阻训练；抗阻或力量运动训练的禁忌证患者应禁止运动；靶心率是力量运动训练强度的限制指标；力量训练处方包括3组运动，每组重复12~15次，每组运动形式为30 s运动、30 s休息；冠心病患者应保持正确呼吸节奏，避免用力屏气；急性发作至少7~8周后才能进行这种训练。

②训练方法：常用的抗阻训练方法为循环抗阻训练，其运动处方如下：

a.运动方式：上举、屈肘、伸肘、握拳、伸膝、侧举、提举、下按等动作，抗重负荷可采用弹簧、橡皮条、哑铃、沙袋、实心球和多功能肌力训练器等。

b.运动量：强度一般为一次最大抗阻重量的40%~50%；在10s内重复收缩8~10次为1组，5组左右为1个循环，每组运动休息30s。一次训练重复2个循环，每周训练4次。

c.进度：训练开始时运动强度偏低，之后重量可逐次增加5%左右。

(2)作业治疗

可以用模拟性作业活动及日常生活活动来达到心功能训练的目的，这是一种非常有效、经济的方法。

研究证明，要使作业治疗达到维持或改善心肺功能的效果，相当于每天每小时至少要搬起大于10 kg重量的物体一次或整天连续搬运物体。由于当今日常生活活动和社会活动自动化程度提高，很少作业活动可达上述运动量，因此还需要进行额外的有氧训练。作业治疗时，可以根据心电运动试验的结果得出的MET值来确定运动强度。

(3)娱乐活动

各种棋牌类和球类活动可以提高患者参加活动的积极性，提高训练效果。但应避免任何竞技性活动，以免产生过强的心血管应激，活动强度不应大于有氧训练的强度。

温馨提示

○长期不运动的人应该以慢慢递增运动量的方式来运动，只有这样才能减少运动危险性并达到锻炼心肺功能的效果。一定要注意，不要运动过量，应该制订合理的计划，这样才可以既不伤害自己又增强自己的心肺功能。

注意事项

○除了有氧训练的注意事项外，还应注意强调缓慢的全关节活动范围的抗阻运动。训练应以大肌群为主，如腿、躯干和上臂。强调在抗阻运动时使用正确的姿势和呼吸方式，上举时呼气，下降时吸气，不要屏住呼吸，以免使血压过度升高。为了减少过强的心血管反应，训练时应避免双侧肢体同时运动，握拳不能太紧。

(4)临床各期冠心病患者康复训练方案

1)康复分期:Ⅰ期(住院期)

①急性心肌梗死或急性冠脉综合征住院期康复(包括经皮冠脉支架植入术后或经皮腔内冠脉成形术后早期康复),时间为3~7 d。

②训练原理:通过适当运动,减少或消除绝对卧床休息所带来的不良影响。

③临床应用

a.适应证:患者生命体征稳定,无明显心绞痛,安静心率<110次/min,无心力衰竭、严重心律失常和心源性休克,血压基本正常,体温正常。

b.禁忌证:不稳定型心绞痛;血压异常、严重心律失常、心衰、休克;严重并发症(如发热>38℃、血栓等);新出现的心电图心肌缺血表现;不理解或不配合医疗行为的患者。

④Ⅰ期康复治疗目标

低水平运动试验阴性,可以按正常节奏连续行走100~200 m或上、下1~2层楼而无症状和体征。运动能力达到2~3 METs,能够适应家庭生活。患者需要理解冠心病的危险因素及注意事项,在心理上适应疾病的发作和处理生活中的相关问题。

⑤Ⅰ期康复治疗方案与实施

床边活动(个人生活如吃饭、洗脸、刷牙、穿衣等);呼吸训练(训练腹式呼吸);坐位训练(病情平稳后第一天就开始);步行训练(床边站立开始,克服体位性低血压,逐渐床边步行);大便(床边坐便器,尽早坐位大便,保持排便通畅);上、下楼;心理康复与健康教育(克服焦虑与恐惧)等。以循序渐进地增加活动量为原则,生命体征一旦稳定,无合并症时即可开始。康复治疗的基本原则是根据患者的自我感觉,尽量进行可以耐受的日常活动。康复治疗采用团队合作模式,即由心脏科医师、康复科医师、康复治疗师(物理治疗、作业治疗、心理治疗等)、护士、营养师等共同工作。

2)康复分期:Ⅱ期(出院患者或家庭运动方案)

①患者出院开始,至病情稳定性完全建立为止。时间为5~6周。

②训练原理:患者在此期间主要是保持适当的体力活动,逐步适应家庭活动,等待病情完全稳定,准备参加Ⅲ期康复锻炼。

③临床应用

a.适应证:患者生命体征稳定,运动能力≥3 METs,家庭活动时无显著症状和体征。

b.禁忌证:(与Ⅰ期相似)稳定型心绞痛;血压异常、严重心律失常、心衰、休克;严重并发症(如发热>38℃、血栓等);新出现的心电图心肌缺血表现;不理解或不配合医疗行为的患者。

④Ⅱ期康复治疗目标

逐步恢复一般日常生活活动能力,包括轻度家务劳动、娱乐活动等。运动能力达到4~6 METs,提高生活质量。对于体力活动没有更高要求的患者，可停留在此期。

⑤Ⅱ期康复治疗方案与实施

以进行轻微的体力活动为主：室内外散步、医疗体操（如太极拳）、家庭卫生、厨房活动、园艺活动或在邻近区域购物、作业治疗等。运动量：强度为40~50 HR_{max}。一般活动无须医学监测。在进行较大强度活动时，可采用远程心电图监护系统监测，或由有经验的康复治疗师观察数次康复治疗过程，以确立安全性。无并发症患者可在家属帮助下逐渐用力，活动时不可有气喘和疲劳感。所有上肢超过心脏平面的活动均为高强度活动，应该避免或减少。训练时要注意保持一定的活动量，但日常生活和工作时应采用能量节省策略，比如制定合理的工作或日常活动程序，减少不必要的动作和体力消耗等，以尽可能提高工作和体能效率。每周需要门诊随访一次。

⑥Ⅱ期康复方案的调整与监护

在训练过程中没有不良反应，运动/活动时心率增加<10次/min，次日训练可以进入下一阶段。运动中，心率增加在20次/min左右，则需要进行同一级别的运动。心率增加>20次/min，或出现任何不良反应，则应该退回到前一阶段运动，甚至暂时停止运动。

3）康复分期：Ⅲ期（社区运动方案）

①病情处于长期稳定状态，或Ⅱ期过程结束的患者，包括陈旧性心肌梗死、稳定性心绞痛及隐匿型冠心病。康复疗程一般为2~3个月，自我锻炼应持续终身。

②训练原理

a.外周效应：指心脏之外的组织和器官发生的适应性改变，是公认的冠心病和各类心血管疾病康复治疗机制。

b.中心效应：指康复训练对心脏的直接作用，主要为心脏侧支循环形成（冠脉生物搭桥），冠状动脉供血量提高，心肌内在收缩性相应提高。

c.危险因素控制。

③临床应用

a.适应证：临床病情稳定者，包括陈旧性心肌梗死、稳定型心绞痛、隐匿型冠心病、冠状动脉分流术和腔内成形术后、心脏移植术后、安装起搏器后。

b.禁忌证

a）绝对禁忌证：临床情况不稳定患者，包括未控制的心衰、严重左心功能障碍、严重心律失常、急性冠脉综合征、急性心包炎、心肌炎、心内膜炎、严重高血压（>210/100 mmHg）、急性肺栓塞、传染病、发热、瓣膜病、肺水肿、精神病发作等；

b）相对禁忌证：高血压（>180/100 mmHg）、运动时低血压、明显心动过速或过缓、中度瓣膜病、扩心、房室传导阻滞、严重肝肾甲状腺疾病、严重糖尿病、血电解质紊乱、风湿病、晚期妊娠、严重贫血、情绪激动等。

④Ⅲ期康复治疗目标

巩固Ⅱ期康复成果，控制危险因素；改善或提高体力活动能力和心血管功能，恢复发病前的生活和工作。

⑤Ⅲ期康复治疗方案与实施

a.运动方式：包括有氧训练（如步行、登山、游泳、骑车等）、循环抗阻训练、力量训练、柔韧性训练、作业训练、平衡训练、医疗体操、气功等。

b.运动量：要达到一定的阈值才能产生训练效应。基本要素为运动的强度、时间和频率。周运动量为700~2 000 kcal（步行10~32 km）。靶强度为70%~85% HR_{max}或40%~80% METs，每周3~5次，靶强度时间为10~20 min，每次运动总时间为10~60 min。

c.合适运动量：运动时稍出汗，轻度呼吸加快但不影响对话，早晨起床感觉舒适，无持续疲劳感和其他不适感。

d.Ⅲ期康复训练的实施：每次训练都必须包括准备活动（强度宜小）、训练活动（达到靶强度，有持续、间断、循环训练法）和结束活动（强度逐渐减小）。

e.健康教育：对冠心病患者及其家属进行宣教，并使患者主动改变不良生活方式，是康复的重要内容。如坚持用药控制血压，合理饮食控制糖尿病，戒烟，控制体重，限制脂肪、胆固醇和钠盐的摄入，适当的体力活动和文体活动，改善性格，劳逸结合等。还要再次对患者及其家属讲解回家后可能发生的疾病恶化和运动造成的严重反应的主要表现，以及处理的方法。

4）康复的安全性和预后

大量的研究表明，早期的康复活动和完成早期康复程序后的低水平运动试验是相当安全的。在医学监护下的运动和运动试验，死亡率仅为0.05‰~0.1‰。但对心脏病患者进行运动训练或运动试验时，仍要保持高度警惕，必须熟记运动试验的禁忌证、终止运动试验的指征，掌握突发心脏病的处理方法，以确保心脏康复的安全。

注意事项

○制定的运动处方安全有效，定期检查和修正处方，适当活动，避免竞技类活动，感冒或发热后，要症状体征消失2天以上才可恢复运动，注意环境变化，注意患者个人运动能力，注意药物改变后的运动处方调整，运动出现不适，即停止运动，及时就医。

检查评估

（1）评估准备

在操作前，需要与患者及陪护人员充分沟通，询问病史及相关辅助检查结果，充分了解患者的康复期望，正确评估患者现有心功能情况，结合患者具体情况，确定康复训练方案。心功能训练前，需要准备好相关训练设备，见表7-1-1。

表 7-1-1　心功能训练常用设备

序号	设备名称	备注
1	心脏康复管理系统	
2	功率自行车	
3	跑步机	带心电监护

(2)实施评估

对本任务的学习情况进行检查,并将相关内容填写在表 7-1-2 中。

表 7-1-2　心功能康复训练检查表

检查项目	操作是否合格	结果点评
1.心功能康复评定		
心电运动试验	是□ 否□	
6 min 步行试验	是□ 否□	
2.心功能训练方法		
制定冠心病患者Ⅰ~Ⅲ期运动方案	是□ 否□	

结果点评时要结合:①选用合理治疗设备;②治疗操作规范;③治疗成效;④患者满意度。

任务小结

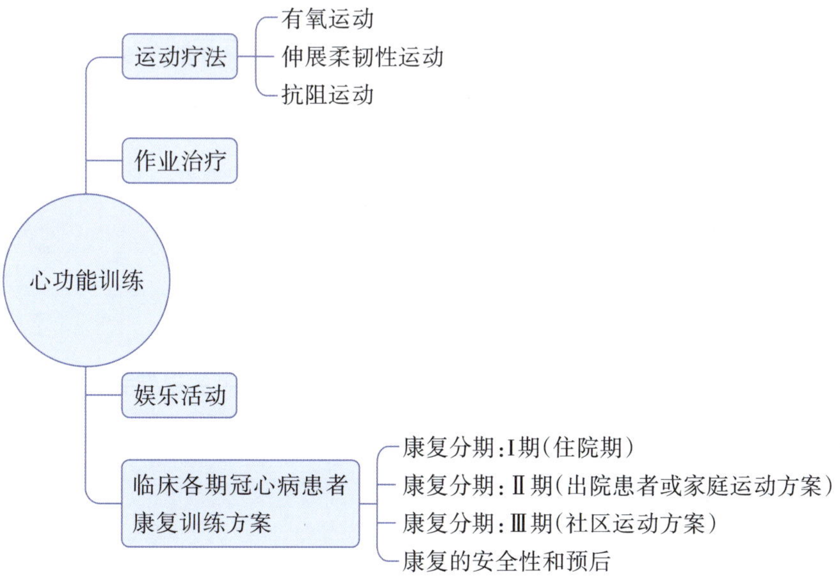

教学资源

微课 肺功能训练的机制

任务二 肺功能训练

任务导入

场景：某康复医院运动治疗室

人物：患者黄某、治疗师小李

情节：患者黄某，男，65岁，因“反复气促咳嗽5年，再发加重10余天”入院。5年前因受凉出现咳嗽、咳痰，痰色白黏稠、量不多，活动后气促，伴少许恶寒发热。经对症治疗症状缓解。后上述症状在冬季反复发作。10天前因天气转冷后患者出现气促加重，活动后明显，间有咳嗽、咳痰，痰黏稠、量不多，较难咳出。伴有右侧少许胸痛，无心悸、无发热、无鼻塞流涕。既往有吸烟史40年，每天1包左右，已戒烟1年余。

查体：体温36.4℃，脉搏73次/min，呼吸23次/min，血压126/74 mmHg。神志清醒，精神疲倦，营养偏差，急性病容，胸廓无畸形，下肺胸膜摩擦感，双肺叩诊过清音，双肺呼吸音稍弱，双肺可闻及干啰音及痰鸣音，全肺可闻及少许哮鸣音。诊断为慢性支气管炎急性发作。入院完善相关检查后给予吸氧、抗感染、解痉平喘、化痰等治疗，经过2周治疗病情稳定。现患者仍有咳嗽、咳痰困难、活动后气喘。假如你是治疗师小李，针对肺功能障碍患者如何进行处理？

任务目标

- 能针对肺功能障碍患者评估情况，合理选择应用肺功能训练技术进行康复治疗。

任务实施

(一)膈肌呼吸

1.知识学习

膈肌呼吸(Diaphragmatic Breathing)使横膈的活动增加,胸锁乳突肌、斜角肌等呼吸辅助肌活动减少,从而使呼吸频率、每分钟通气量减少,增加潮气量、肺泡通气量,提高动脉血氧饱和度。膈肌较薄,活动时耗氧不多,又减少了辅助呼吸肌不必要的使用,因而呼吸效率提高,呼吸困难缓解。膈肌呼吸可在卧位、坐位、站立位、步行、上下楼梯等日常生活中使用。膈肌呼吸训练也叫腹式呼吸训练,是用来鼓励患者使用膈肌,使膈肌充分升降,从而增大肺通气量的练习,是应用广泛的肺功能训练。

基础知识

2.技能操作

(1)半卧位膈肌呼吸训练

患者半卧位,略屈髋、屈膝,全身处于舒适体位。治疗师把手掌轻放在患者的上腹部、横膈下方(腹直肌上)(图7-2-1)。要求患者用缩唇呼吸(鼻吸气、口呼气)的方式缓慢呼吸,肩部及胸廓保持平静,允许腹部抬高。吸气时,患者放松,让空气进入肺底,感觉胸内的空气慢慢膨胀推动治疗师的手。呼气时,治疗师的手向患者内上方轻推胸廓,协助排出残气,并牵伸膈肌以利下次吸气。重复上述动作3~4次后休息,不要让患者换气过度。让患者将手放置于腹部,体会腹部的运动,吸气时手上升,呼气时手下降(图7-2-2)。让患者在各种体位(坐位、站立位)及活动中(步行、上下楼梯)练习膈肌呼吸。训练时间为每次5~10 min。

(2)坐位膈肌呼吸训练

坐位腹式呼吸的基础是仰卧位腹式呼吸。患者坐在床边或椅子上,足跟着地,脊柱伸展并保持前倾坐位。患者一手放在膝外侧支撑体重,另一手放在腹部。治疗师一手放在患者的颈部,触及斜角肌的收缩;另一手放在患者的腹部,感受横膈的收缩。正确的膈肌呼吸是吸气时横膈开始收缩,然后斜角肌等呼吸辅助肌收缩;呼气时吸气肌放松处于迟缓状态(图7-2-3)。

注意事项

○膈肌呼吸不是膈肌深呼吸，膈肌呼吸应在肺活量1/3～2/3通气量的程度上进行指导训练。开始训练时不要进行深呼吸，否则可加重患者呼吸困难。熟练后鼓励患者在活动时或紧张时使用深呼吸。治疗师应从患者的斜角肌的收缩把握患者的呼吸类型。可使用矫正镜等视觉反馈进行患者自我训练。当患者理解和掌握了膈肌呼吸后，可在不同体位（仰卧位、坐位、站立位）及活动中（步行、上下楼梯）使用此呼吸模式。不要快速行走，采用尽量不出现呼吸急促的步行速度。可利用计步器进行有目的的行走，其优点是可使患者容易设立目标和设定运动处方，并明确运动量。

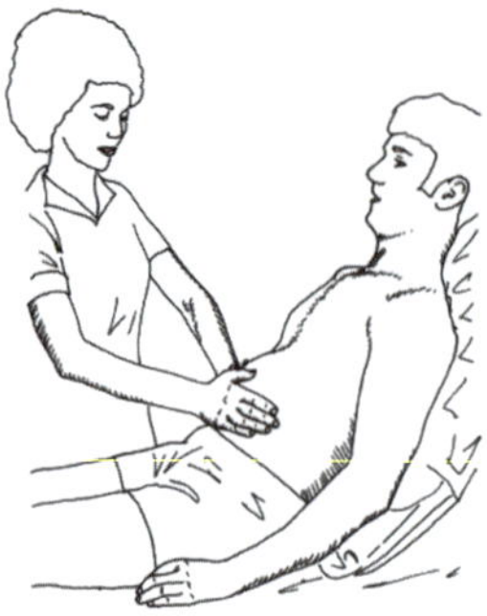
图7-2-1　半卧位膈肌呼吸训练

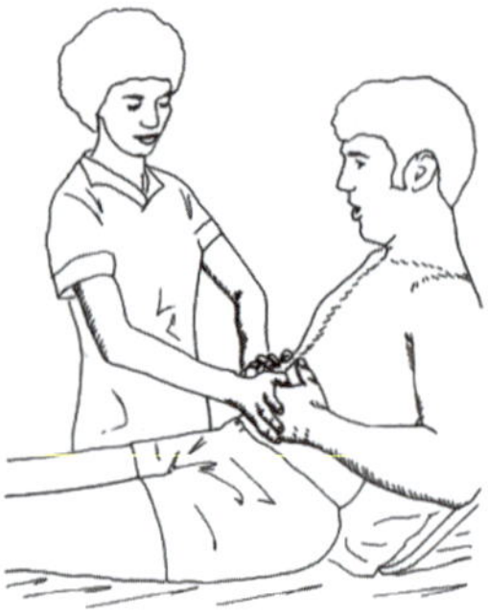
图7-2-2　患者双手置于腹部以感觉膈肌正确的呼吸活动

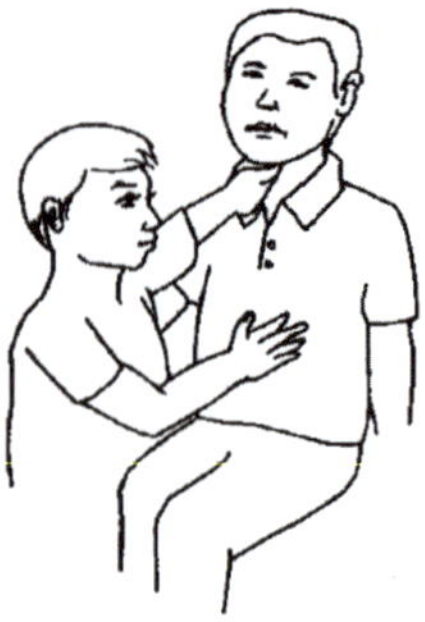
图7-2-3　坐位膈肌呼吸训练

（3）站立位膈肌呼吸训练

患者用单手扶床栏或其他支撑物，上身争取前倾位。治疗师按照坐位方式指导患者训练。

（4）平地步行时的膈肌呼吸训练

在平地进行短距离步行，把呼吸类型与行走的步数相互协调起来。行走时吸气和呼气的比例为1∶2，也就是两步吸气、四步呼气（图7-2-4），临床上也可按2∶3、1∶1比例进行。

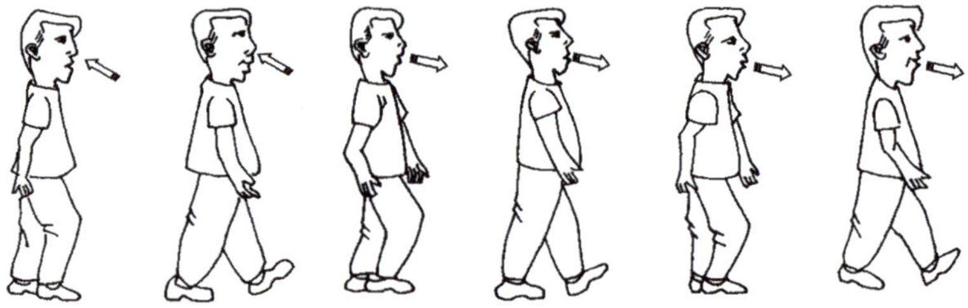

图7-2-4　平地步行时的膈肌呼吸训练

（5）上下楼梯、陡坡时的膈肌呼吸训练

以步行为基础，在上楼梯、坡道时呼气迈步、吸气停止迈步（图7-2-5）。下楼梯时与平地步行一样，吸气和呼气比例为1∶2。先从一级楼梯开始练习，逐渐过渡到两级、三级楼梯。

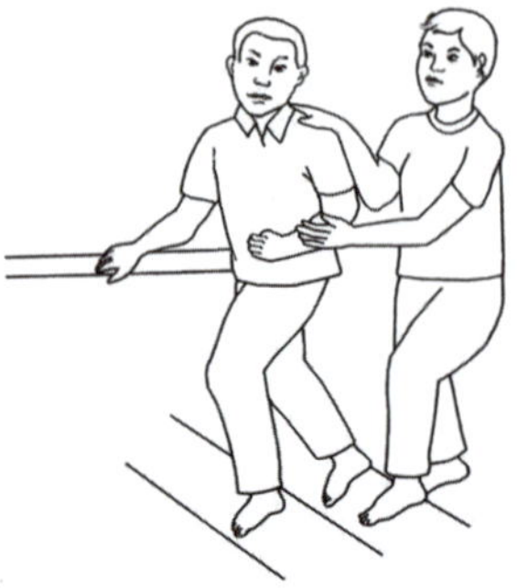
图7-2-5　上下楼梯时的膈肌呼吸训练

(6)自主训练

学生两两分组，交替扮演患者和治疗师，完成膈肌呼吸训练，并将操作情况记录在表7-2-1中。

表7-2-1　膈肌呼吸训练自主操作情况记录表

训练项目	患者体位	训练要点	患者反应	备注
1.半卧位膈肌呼吸训练				
2.坐位膈肌呼吸训练				
3.站立位膈肌呼吸训练				
4.平地步行时的膈肌呼吸训练				
5.上下楼梯、陡坡时的膈肌呼吸训练				

(二)呼吸肌

1.知识学习

改善呼吸肌的肌力和耐力的过程被称为呼吸肌训练(Ventilatory Muscle Training，VMT)。重点是进行吸气肌肌力训练，并以建立膈肌呼吸方式为呼吸肌肌力训练的前提。适用于各种急性和慢性肺疾病。

2.技能操作

(1)膈肌阻力训练

膈肌阻力训练原则与骨骼肌肌力训练相似。步骤如下：

①患者取仰卧位，头稍抬高。

②确认患者能够进行横膈吸气。

③在患者上腹部放置1~2 kg的沙袋。

④让患者深呼吸，并试着保持上胸廓平静。阻力必须以不妨碍膈肌活动并有上腹部鼓起为宜。

⑤逐渐延长患者呼吸时间，当患者可以保持膈肌呼吸模式且呼气不会使用到辅助肌约15 min时，则可增加重量。

⑥徒手阻力训练也可增强膈肌肌力。

(2)吸气肌阻力训练

吸气阻力训练器(图7-2-6)通过各种不同直径的管子或弹簧提供吸气时的阻力。气道管径愈窄则阻力愈大，通过改变训练器的管径大小，可调整呼吸训练强度。步骤如下：

①患者经由口中的阻力训练器吸气。

温馨提示

○治疗师要有高度的爱心和耐心，全身心投入到呼吸训练指导中。膈肌呼吸训练尽可能在安静的环境中进行，充分向患者说明呼吸训练的目的和合理性。指导患者穿着轻便的衣服，尽可能保持全身放松。仰卧位时，可采取膝下垫枕。适时选择坐位、站立位等其他体位进行治疗。对有呼吸困难的患者，首先考虑辅助呼吸法和给予氧气吸入，维持呼吸的通畅。如果在治疗开始时，患者最初的呼吸模式在吸气时运用了辅助呼吸肌，则要教会患者如何放松这些肌肉，如可采用肩部环转和耸肩运动来放松。如果患者在吸气时运用膈肌呼吸非常困难，则可通过鼻嗅动作完成吸气，这个动作也能易化膈肌。训练时须把握患者的呼吸节奏，顺应患者的呼吸节律进行呼吸指导。

②每次训练时间逐渐增加到20~30 min以增强吸气肌耐力，每日2~3次。

③当患者的吸气肌肌力和耐力有所改善时，逐渐将训练器的直径减小或增加弹簧阻力。

(3)诱发呼吸训练

诱发呼吸训练是一种强调持续最大吸气的低阻力训练方式。其目的是增加气体吸入量，预防术后发生肺泡塌陷，同时也能增强神经肌肉疾病患者无力的呼吸肌。诱发呼吸训练器(图7-2-7)可提供患者视觉和听觉反馈。步骤如下：

①让患者处于放松、舒适的体位(仰卧或半卧位)。

②让患者做3~4次缓慢、轻松的呼吸，之后做最大呼气。

③将训练器放入患者口中，经由吹嘴做最大吸气并且持续数秒。

④重复5~10次，每天练习数次。

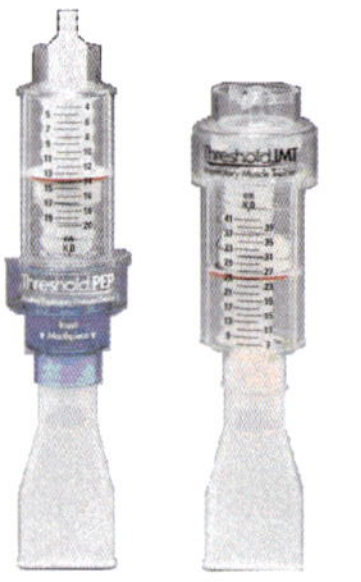

图7-2-6　吸气阻力训练器

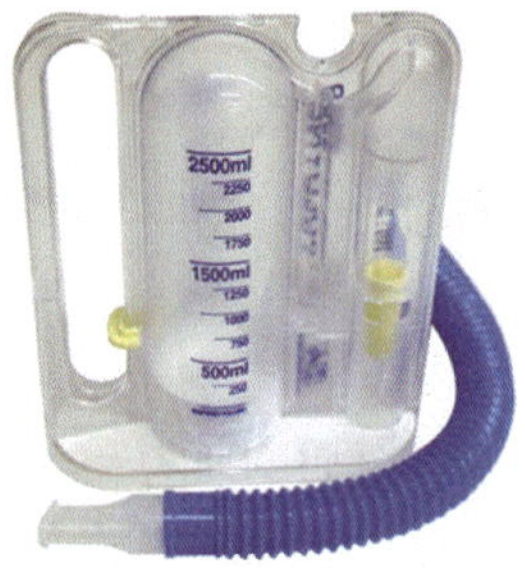

图7-2-7　诱发呼吸训练器

(4)自主训练

学生两两分组，交替扮演患者和治疗师，完成呼吸肌训练，并将操作情况记录在表7-2-2中。

表7-2-2　呼吸肌训练自主操作情况记录表

训练项目	患者体位	训练要点	患者反应	备注
1.膈肌阻力训练				
2.吸气肌阻力训练				
3.诱发呼吸训练				

(三)局部呼吸

1.知识学习

局部呼吸训练(Segmental Breathing Training)也叫胸廓扩张训练，此方法是对特定的肺部组织进行扩展的训练，特别是手术后疼痛及防卫性肺扩张不全或肺炎等原因导致肺部特定区域的换气不足，扩张的部位是胸壁和有病变的肺叶部分。

2.技能操作

(1)单侧或双侧肋骨扩张

进行单侧或双侧肋骨扩张(Lateral Costal Expansion)操作时,患者取坐位、屈膝仰卧位或半卧位。治疗师双手置于患者下肋骨外侧,让患者集中意识在此部位(图7-2-8、图7-2-9)。在患者吸气前,快速向下、向内牵张胸廓,从而诱发肋间外肌收缩。在患者吸气时,指导患者对抗治疗师手掌的阻力,以扩张下肋。在患者呼气时,治疗师的手向内侧移动并轻压肋骨辅助呼气。指导患者自行训练时,患者可将双手置于肋骨上或利用布带提高阻力(图7-2-10、图7-2-11)。

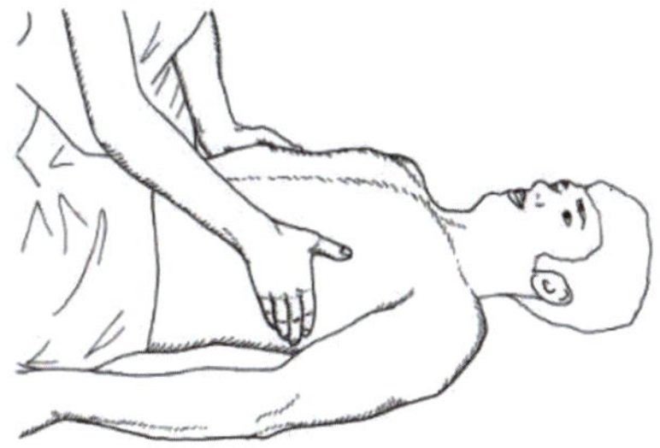

图7-2-8　仰卧时双侧肋骨扩张

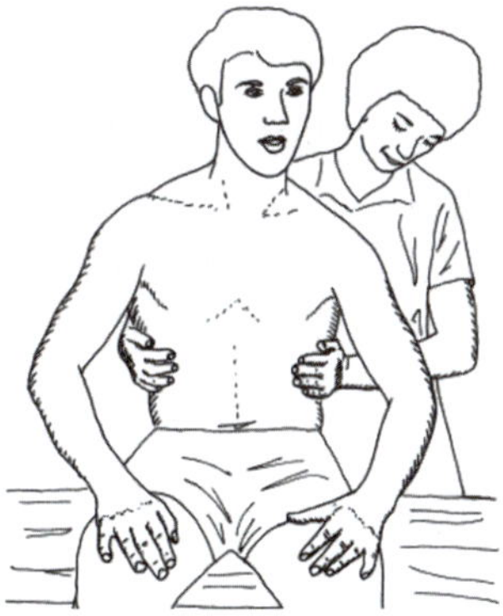

图7-2-9　坐位时双侧肋骨扩张

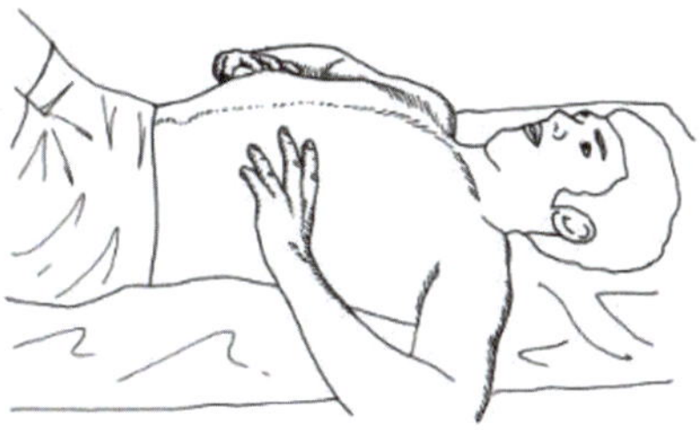

图7-2-10　自我双手施压行肋骨扩张

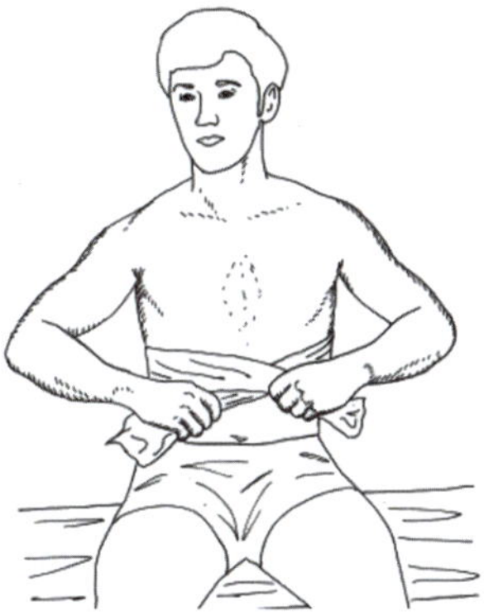

图7-2-11　利用布带做侧肋扩张

(2)后侧底部扩张

进行后侧底部扩张(Posterior Basal Expansion)操作时,患者采取前倾坐位。治疗师双手置于下肋后侧。训练方法与“单侧或双侧肋骨扩张”相同。此种方法适用于术后需要长期半卧位的患者,因为分泌物很容易堆积于后侧肺底部。

(3)自主训练

学生两两分组,交替扮演患者和治疗师,完成局部呼吸训练,并将训练情况记录在表7-2-3中。

表 7-2-3 局部呼吸训练自主操作情况记录表

训练项目	患者体位	训练要点	患者反应	备注
1.单侧或双侧肋骨扩张				
2.后侧底部扩张				

（四）吹笛式呼吸

1.知识学习

吹笛式呼吸（Pursed-lip Breathing）也叫缩唇呼吸，是吸气时用鼻子，呼气时嘴呈缩唇状，如同吹笛，使气体缓慢、均匀地吹出的方法。使用该方法时，可增加呼气时的阻力，使气道内保持一定压力，防止小气道过早塌陷，有利于肺泡内气体排出，减少肺内残气量，从而可以吸入更多新鲜空气，缓解缺氧症状。此方法应在自然呼吸时而非用力呼吸的情况下使用。

2.技能操作

（1）吹笛式呼吸训练

患者处于舒适、放松的体位，如半卧位、前倾位等，COPD患者通常采用前倾位。向患者解释，在呼吸时应放松，不要引起腹部肌肉收缩。同时治疗师将手放于患者腹部，感觉腹部肌肉是否收缩。患者深而慢用鼻吸气，缩唇将气体缓慢呼出。吸气与呼气比例在1∶2进行，慢慢地比例达到1∶4的目标。普通呼吸与缩唇呼吸分别如图7-2-12和图7-2-13所示。

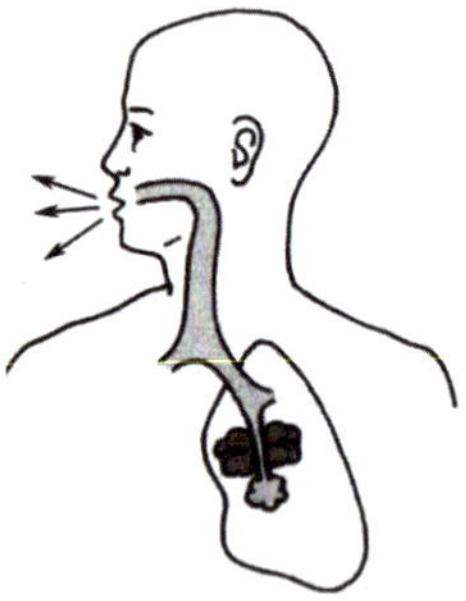

图 7-2-12 普通呼吸

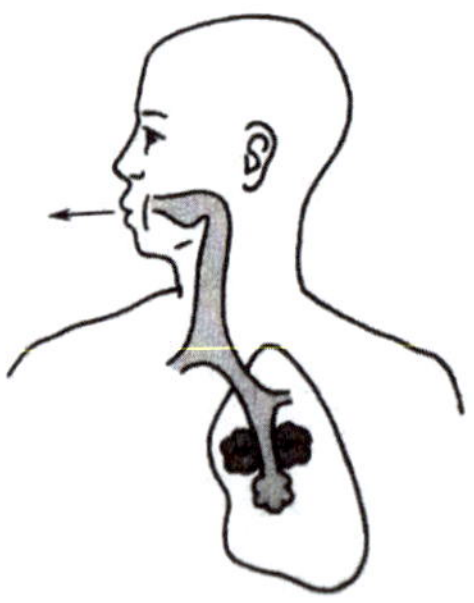

图 7-2-13 缩唇呼吸

（2）自主训练

学生两两分组，交替扮演患者和治疗师，完成吹笛式呼吸训练，并将操作情况记录在表7-2-4中。

表 7-2-4 吹笛式呼吸训练自主操作情况记录表

训练项目	患者体位	训练要点	患者反应	备注
吹笛式呼吸				

(五)预防及解除呼吸急促

1.知识学习

预防及解除呼吸急促(Preventing and Relieving Episodes of Dyspnea)适用于患者正常的呼吸模式被干扰而产生的呼吸短促,例如,慢性阻塞性肺疾病(肺气肿、气喘)的周期性呼吸困难发作、患者用力过度或接触过敏原。

2.技能操作

(1)预防及解除呼吸急促训练

患者处于放松体位,多采用身体前倾,该体位可刺激膈肌呼吸(图7-2-14~图7-2-16)。按医嘱使用支气管扩张剂。让患者吹笛式呼气,同时减慢呼气速度,呼气时不要用力。采用腹式呼吸模式,不要使用辅助肌。

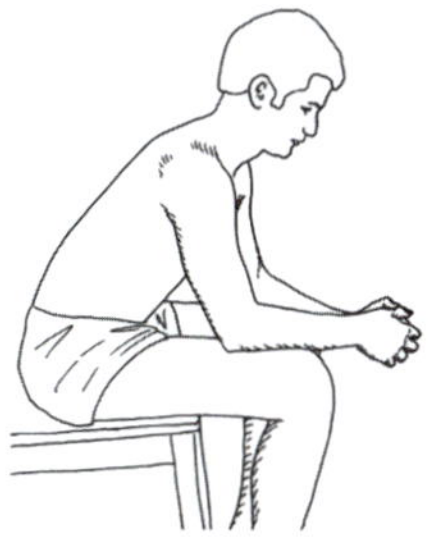

图7-2-14　患者取坐位,身体前倾,前臂放于大腿以缓解呼吸急促

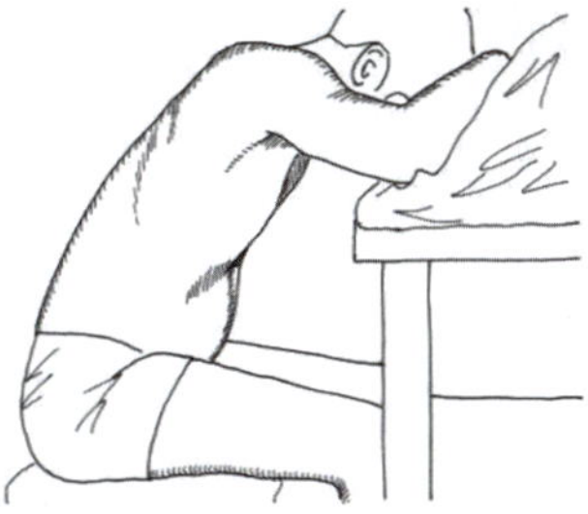

图7-2-15　患者取坐位,身体前倾趴在枕头上以缓解呼吸急促

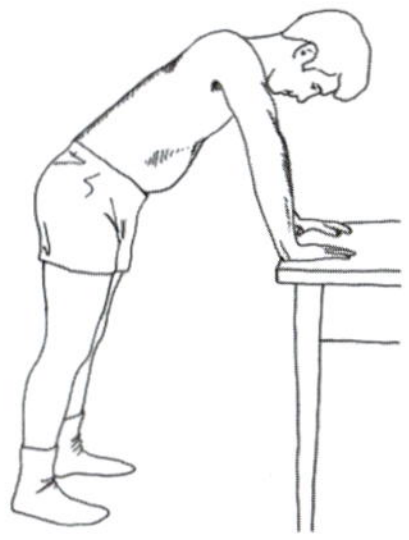

图7-2-16　患者取站立位,身体前倾,上肢支撑以缓解呼吸急促

(2)自主训练

学生两两分组,交替扮演患者和治疗师,完成预防及解除呼吸急促训练,并将操作情况记录在表7-2-5中。

表7-2-5　预防及解除呼吸急促训练自主操作情况记录表

训练项目	患者体位	训练要点	患者反应	备注
预防及解除呼吸急促				

(六)胸腔松动

1.知识学习

胸腔松动训练(Exercises to Mobilize the Chest)是躯干或肢体结合深呼吸所完成的主动运动。其作用是维持或改善胸壁、躯干及肩关节的活动度,增强吸气深度或呼气控制,还可以将胸腔松动练习配合音乐编成体操,达到增强体力、提高肺功能的目的。一种松动练习可重复5~10次,一日多次进行。

2. 技能操作

(1)松动单侧胸腔

患者取坐位，在吸气时朝紧绷的相反侧弯曲，以拉长紧绷的组织[图7-2-17(a)]。然后，当患者朝紧绷侧弯曲并呼气时，将握拳的手朝胸腔侧边推[图7-2-17(b)]。患者以渐进的方式将紧绷侧的手臂高举过头，并弯向对侧，这会让紧绷侧组织做额外的牵张。

(2)松动上胸腔及牵张胸肌

患者取坐位，双手在头后方交叉相握[图7-2-18(a)]。深吸气时做手臂水平外展，呼气时将手、肘并拢，低头含胸，且身体向前弯[图7-2-18(b)]。

(3)松动上胸腔及肩关节

患者取坐位，吸气时双手臂高举过头[图7-2-19(a)]，之后呼气时弯腰、屈髋，同时双手尽量下伸[图7-2-19(b)]。还可采用体操棒运动，运动时强调吸气合并肩关节屈曲。

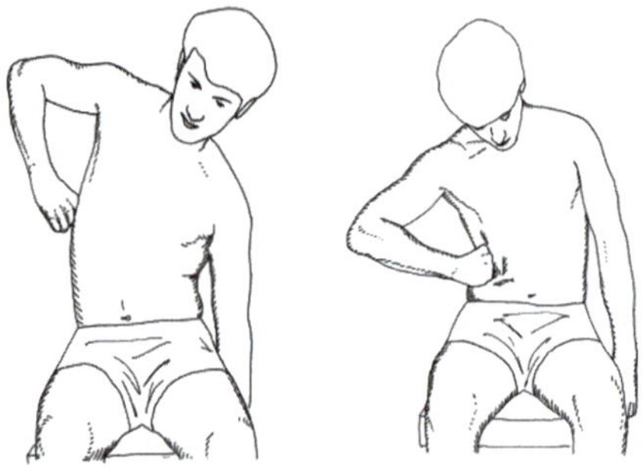

(a)吸气时　(b)呼气时

图7-2-17　松动单侧胸腔

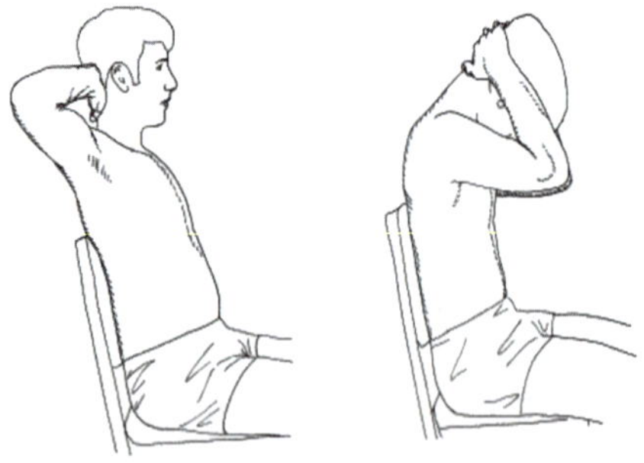

(a)吸气时　(b)呼气时

图7-2-18　松动上胸腔及牵张胸肌

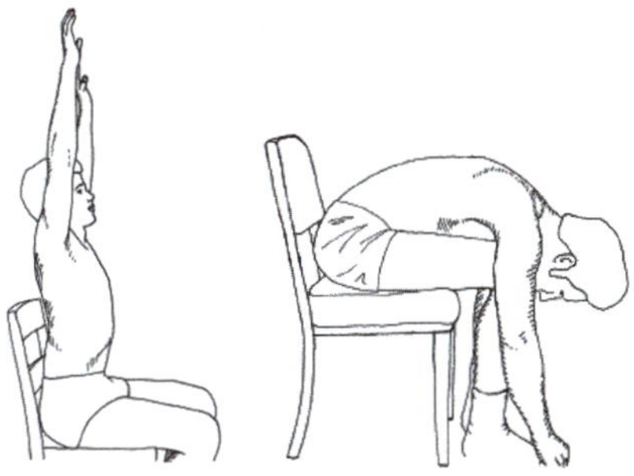

（a）吸气时　　（b）呼气时

图7-2-19　松动上胸腔及肩关节

（4）深呼吸时增加呼气练习

患者取仰卧屈膝姿势，先吸气，然后呼气时将双膝屈曲靠近胸部（一次屈曲单侧膝关节以保护下背部）。该动作将脏器推向横膈以协助呼气。

（5）自主训练

学生两两分组，交替扮演患者和治疗师，完成胸腔松动训练，并将操作情况记录在表7-2-6中。

表7-2-6　胸腔松动训练自主操作情况记录表

训练项目	患者体位	训练要点	患者反应	备注
1.松动单侧胸腔				
2.松动上胸腔及牵张胸肌				
3.松动上胸腔及肩关节				
4.深呼吸时增加呼气练习				

（七）咳嗽

1.知识学习

有效的咳嗽可以排出呼吸道阻塞物并保持肺部清洁，无效的咳嗽只会增加患者痛苦和消耗体力。因此，应教会患者正确的咳嗽方法，以促进分泌物排出，减少反复感染的机会。正常咳嗽包括一系列动作：深呼吸；吸气后短暂闭气；声门关闭且声带紧绷；腹肌收缩且横膈上升，使腹内压增加；声门开放，瞬间爆发呼气动作。当其中任一步骤出现困难都可能降低咳嗽效率。

2.技能操作

（1）有效咳嗽训练

①评估患者能否进行自发性或反射性的咳嗽。

②让患者采用放松、舒适的姿势，取坐位或身体前倾，颈部稍微屈曲。

③指导患者膈肌呼吸，强调深吸气。

温馨提示

○咳嗽训练前备好痰杯用于采集痰液，备好温水、纸巾用于漱口及擦拭痰液。

注意事项

○训练中不要让患者使用喘气吸进空气，因为这样使患者更容易疲劳，有增加气道阻力及乱流的倾向，导致支气管痉挛。同时，会将黏液或外来物向气道深处推进。

④治疗师示范双重咳嗽及腹肌收缩。

⑤让患者双手置于腹部，且在呼气时做3次哈气，以感觉腹肌收缩。

⑥患者练习发“K”声音以感觉声带绷紧、声门关闭及腹肌收缩。

⑦当患者将这些动作结合时，指导患者做深而放松的吸气，接着做急剧的双重咳嗽。单独呼吸时的第2个咳嗽比较有效。

（2）诱发咳嗽训练

①手法协助咳嗽适用于腹肌无力者（如脊髓损伤患者）。手法压迫腹部可协助产生较大的腹内压，进行强有力的咳嗽。手法可由治疗师或患者自己操作。

a.治疗师协助。方法一：患者取仰卧位，治疗师双手叠加置于患者上腹区，手指张开或交叉[图7-2-20(a)]；患者尽可能深吸气后，治疗师在患者要咳嗽时向内、向上压迫腹部，将横膈往上推。方法二：患者坐在椅子上，身体稍前倾，治疗师站在患者身后，双手穿过患者腋下，手指交叉置于剑突下方[图7-2-20(b)]；在患者开始咳嗽时，治疗师给予向上、向内手法压迫。

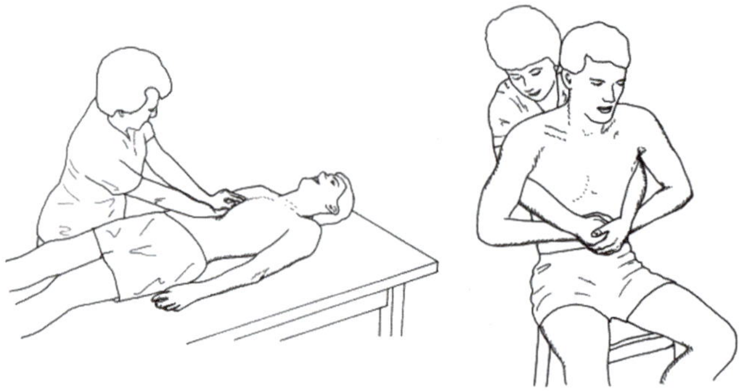

(a)仰卧位　　(b)坐位

图7-2-20　治疗师协助咳嗽

b.患者自我操作。手臂交叉放置于腹部或者手指交叉置于剑突下方。深吸气后，双手将腹部向内、向上推，且在想要咳嗽时身体前倾。

②伤口固定法适用于手术后因伤口疼痛而咳嗽受限者。咳嗽时，患者用双手紧紧地压住伤口，以固定疼痛部位。如果患者触及不到伤口部位，则治疗师给予协助（图7-2-21）。

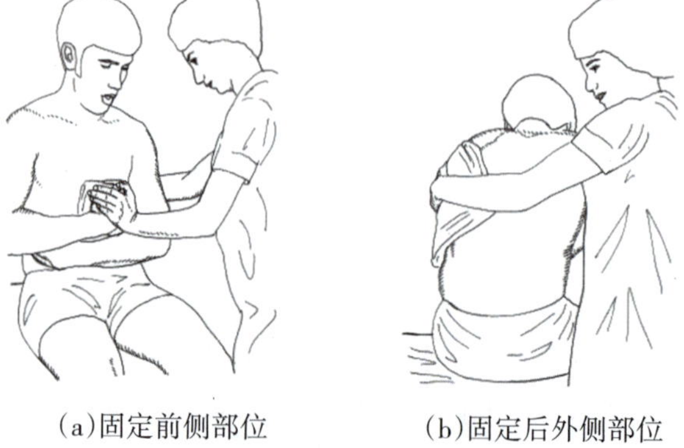

(a)固定前侧部位　　(b)固定后外侧部位

图7-2-21　治疗师协助固定手术伤口

③气雾剂吸入法适用于分泌物浓稠者。可用手持气雾器或超声雾化器等，产生的微粒，大的沉着于喉及上呼吸道，小的沉着于远端呼吸性支气管肺泡。气雾剂有黏液溶解剂、支气管扩张剂，也可用抗生素类，使水分充分达到气道并减少痰的黏滞性，使痰易咳出。临床上使用乙酰半胱氨酸或2%碳酸氢钠1~2 mL，沙丁胺醇或氯丙那林0.2~0.5 mL，每天2~4次，至少在起床或入睡时吸入。气雾剂吸入后鼓励患者咳嗽。治疗后立即进行体位引流排痰则效果更好。

（3）自主训练

学生两两分组，交替扮演患者和治疗师，完成咳嗽训练，并将操作情况记录在表7-2-7中。

表7-2-7　咳嗽训练自主操作情况记录表

训练项目	患者体位	训练要点	患者反应	备注
1. 有效咳嗽训练				
2. 诱发咳嗽训练				
手法协助咳嗽				
伤口固定法				
气雾剂吸入法				

温馨提示

○治疗师协助咳嗽时，应避免直接施力于剑突上。应避免阵发性咳嗽；有脑血管破裂、栓塞或血管瘤病史者应避免用力咳嗽，最好用多次的哈气来排除分泌物。

注意事项

○婴儿或无法配合的患者，可使用气管刺激方法诱发咳嗽。操作时，治疗师可用两手指置于胸骨上窝做揉压以诱发反射性咳嗽。

（八）体位引流

1. 知识学习

（1）体位引流的治疗作用

体位引流（Postural Drainage）是去除呼吸道中分泌物的一种方法，通过去除呼吸道上分泌物的潴留，减轻空气在呼吸道中的流通障碍，减少细菌繁殖，从而达到净化呼吸道、改善肺通气的目的。痰含有呼吸道中流动空气带来的尘埃和细菌，可随纤毛的摆动排出体外。比如，上呼吸道感染引起的痰多症状，为了清洁呼吸道，常咳出比平时多的痰量。但是，因吸烟造成的呼吸道反复感染，是因为纤毛摆动减弱，咳痰费力，痰残留在呼吸道中，妨碍空气流通，成为细菌滋生的温床，造成反复感染。此时，有效地进行排痰法，有助于纤毛的摆动、痰的排出。体位排痰技术包括体位引流、叩击、振动和摇动，以及分泌物的清除等。

（2）体位引流的治疗原理

体位引流的原理是根据气管、支气管树的解剖特点，将患者摆放于一定的体位，借助重力作用促使各肺叶、肺段支气管内痰液向中央大气道移动。因此，病变部位应处于高处，以利于痰液从高处向低处引流。机械的刺激有助于痰的排出，咳嗽使痰从气管中排出。

(3)体位引流的临床应用

①体位引流的适应证:气道痰液过多、过于黏稠,咳痰无力患者;慢性阻塞性肺疾病急性加重、肺不张、肺部感染患者;长期不能清除肺内分泌物,如支气管扩张、囊性肺纤维化伴大量咳痰患者;年老体弱、长期卧床患者;建立人工气道,行机械通气患者。

②体位引流的禁忌证:明显的呼吸困难、高热、疼痛等;颅内压>20 mmHg,头颈部损伤;近期脊柱外伤或手术、肋骨骨折,食道手术及严重的骨质疏松患者;活动性出血伴血流动力学不稳定,严重的心脏病和高血压;近期咯血,支气管扩张造成的急性感染除外;肺水肿、肺栓塞、支气管胸膜瘘、气胸及胸腔积液患者;烦躁、焦虑或年老体弱不能忍受体位改变患者。

(4)体位引流治疗监测内容

痰液的量和性状;主观感受,如胸痛、呼吸困难等;精神状况;呼吸动度、频率及节律,是否存在胸部矛盾运动、辅助呼吸肌参与;血流动力学状况,如心率、血压等;氧合状况,如口唇及皮肤颜色、血氧饱和度等;颅脑外伤患者需要监测颅内压。

(5)体位引流效果评估内容

患者主观感受,如胸痛、呼吸困难是否有所改善;胸部矛盾运动、辅助呼吸肌参与是否减轻;听诊呼吸音是否变清晰,干湿啰音是否减少;呼吸力学指标是否有所改善;治疗后咳痰量和性状;治疗前后的血气分析、胸部X线片对比。

(6)体位引流的注意事项

①治疗时机选择:宜在饭前进行,应与气雾剂吸入结合使用,可选择清晨或傍晚。夜间咳嗽次数减少,痰液容易潴留,故清晨行体位引流效果较好;傍晚做体位引流使睡前肺较干净,有利于患者睡眠。

②治疗次数与时间:排痰时间不宜过长,分泌物少时体位引流以2次/d为宜,分泌物多时可3~4次/d,每个部位5~10 min。如果痰液较多且患者能耐受,可适当增加时间或增加引流次数。如多个部位需要体位引流,不得超过45 min。

③终止体位引流的指征:胸部X线片纹理清楚;患者体温正常,并维持24~48 h;肺部听诊呼吸音正常或基本正常。

2.技能操作

(1)体位引流训练

①评估患者,确定排痰部位:治疗师使用听诊器听诊,通过啰音判断痰液部位(图7-2-22),同时参考医生的临床诊断和X线片诊断。

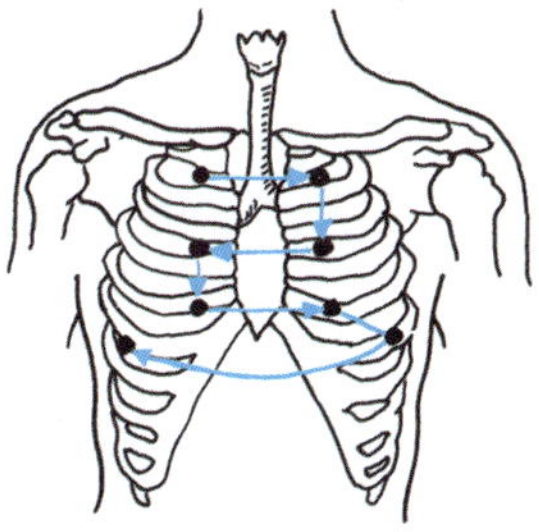

(a)肺部前面听诊区域

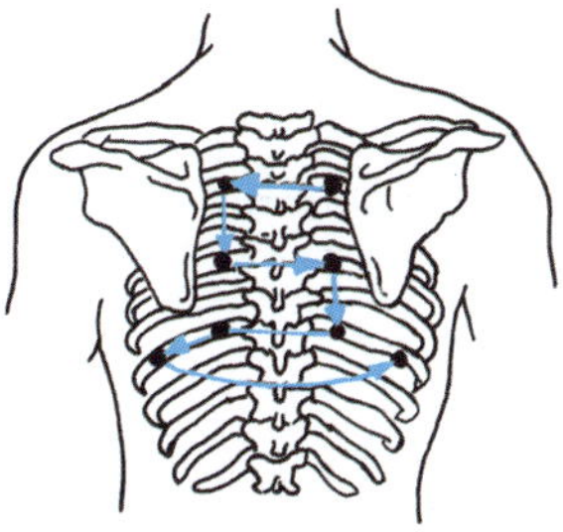

(b)肺部后面听诊区域

图7-2-22　肺部听诊区域

②摆放引流体位:引流的体位主要取决于病变的部位,尽量让病变部位在上,引流支气管开口向下,受重力的影响使痰向口腔移动。体位引流依据肺、气管和支气管的解剖位置而定。肺上叶引流可取坐位或半卧位,中、下叶各肺段的引流可取头低脚高位,并根据各引流部位的不同转动身体角度(各肺叶的引流姿势如图7-2-23~图7-2-34所示,阴影部分表示叩击、振动的部位)。治疗师为了防止吸入患者咳出的飞沫,采用不同站立的位置和确定患者的卧位的朝向。患者咳出的痰液应吐在痰杯中,注意观察痰的性质和痰量。尽可能地让患者的体位舒适、放松,随时观察患者的脸色与表情,避免疲劳。

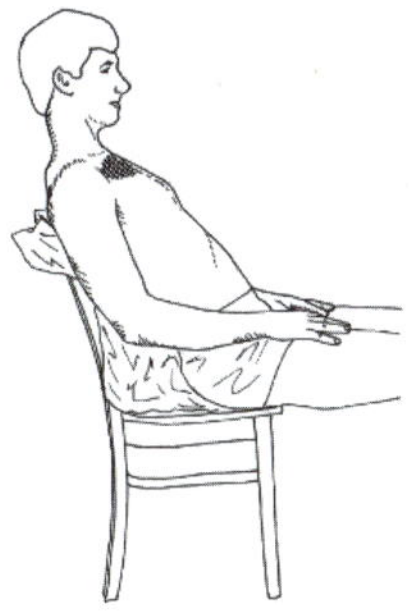

图7-2-23　上叶尖段前部:直接叩击于锁骨下

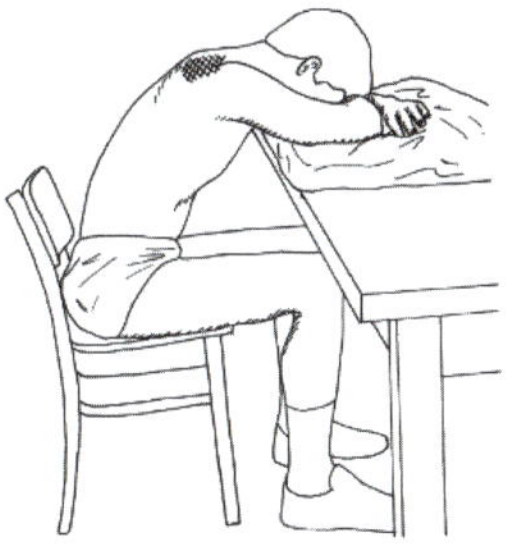

图7-2-24　上叶尖段后部:在肩胛骨上叩击

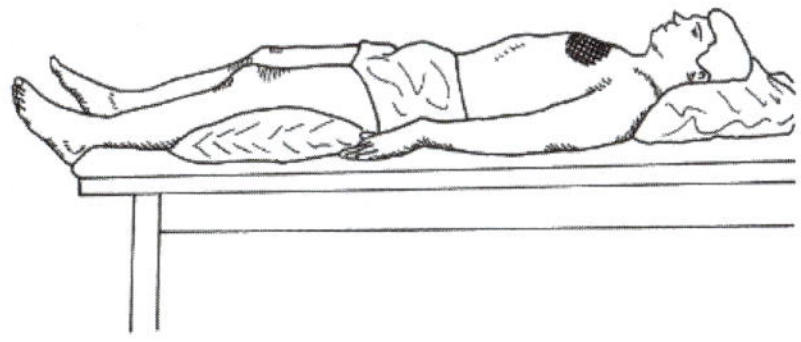

图7-2-25　上叶前段:直接在两侧乳头或乳房上叩击

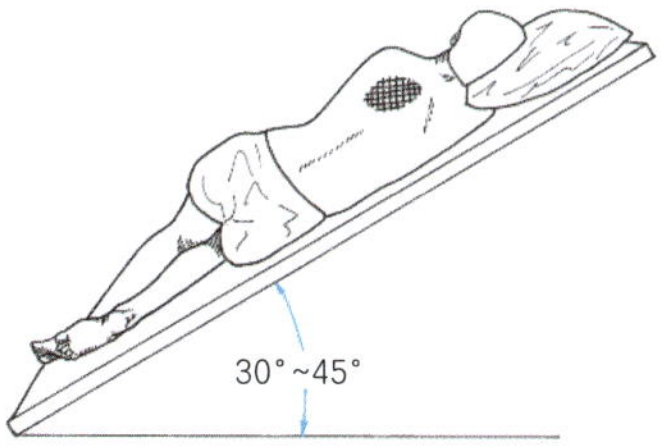

图7-2-26　左上叶后段

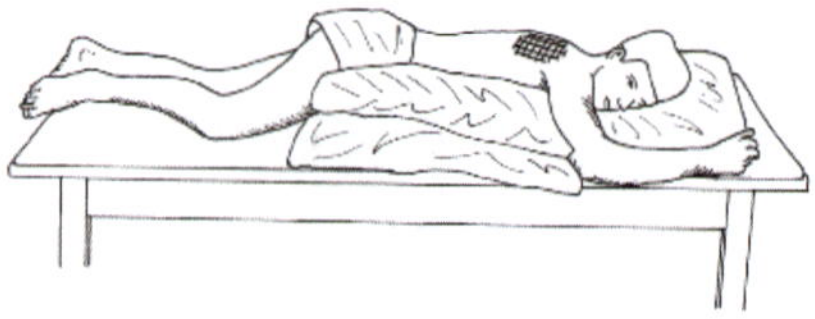

图7-2-27　右上叶后段

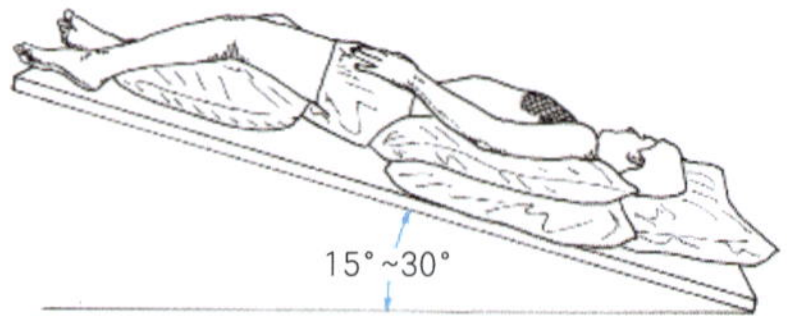

图7-2-28　左肺舌叶

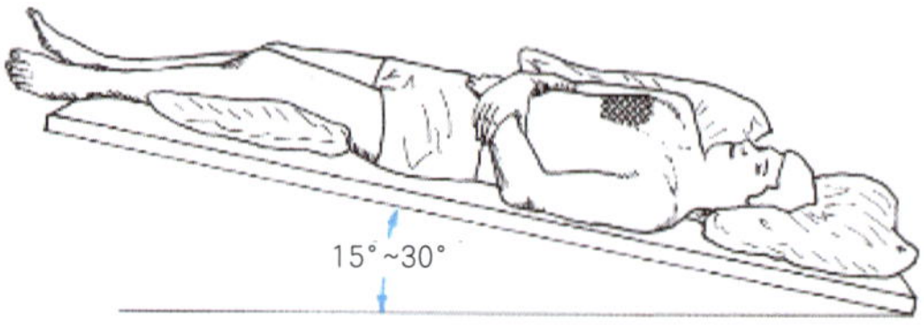

图7-2-29　右中叶

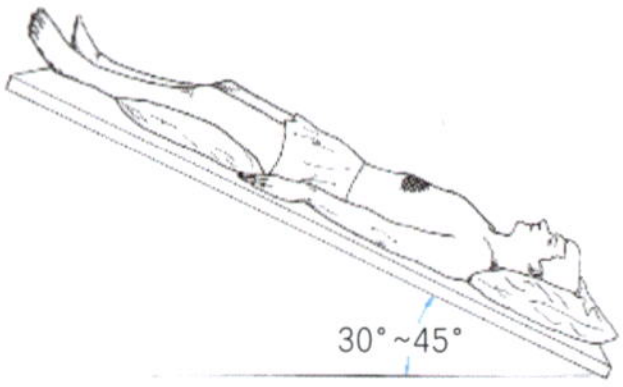

图7-2-30　下叶前底段

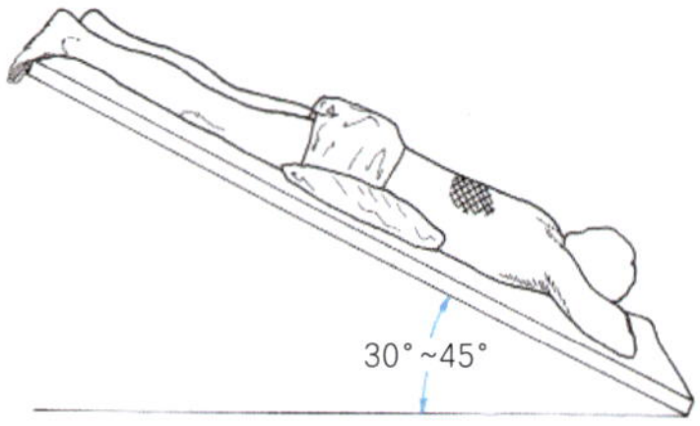

图7-2-31　下叶后底段

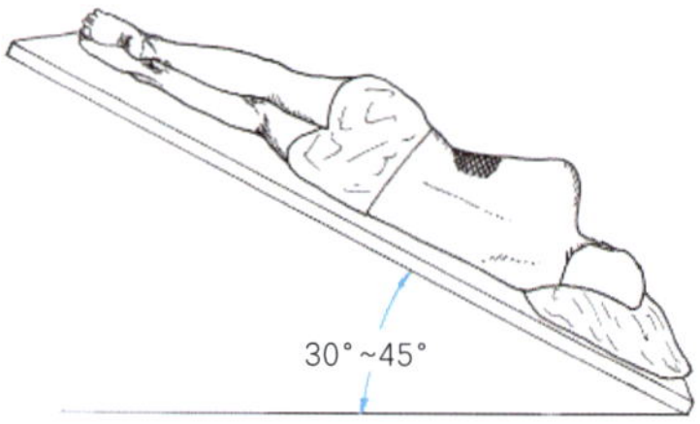

图7-2-32　左下叶外侧底段

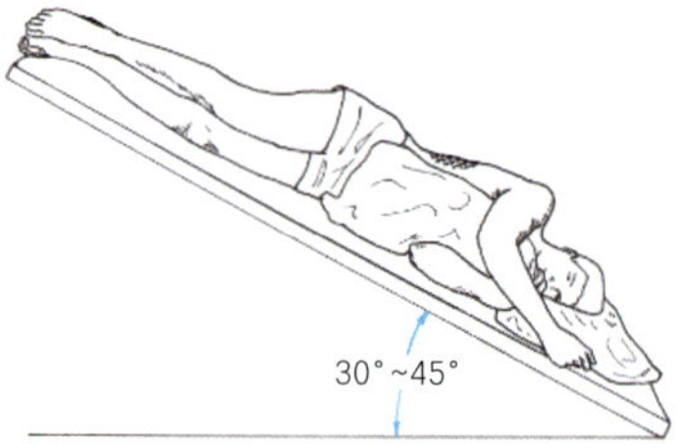

图7-2-33　右下叶外侧底段

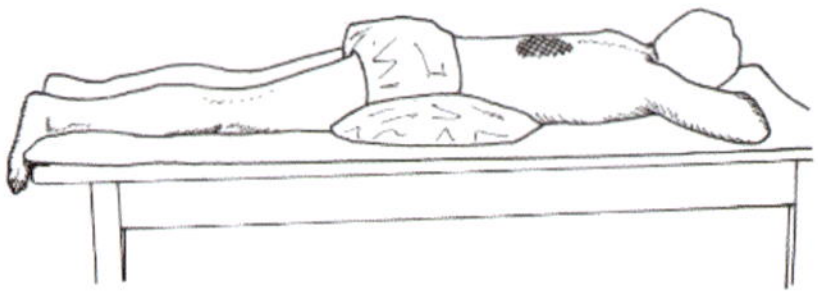

图7-2-34　左、右下叶上段

③叩击胸壁：叩击是通过机械原理移出气道中的浓痰、黏液。治疗师的手呈杯状(图7-2-35)，以手腕为支点，借助上臂力量有节奏地叩击引流部位的胸壁，发出“嘭嘭”的声音。叩击幅度以10 cm左右为宜，频率2~5次/s，每个治疗部位重复时间3~5 min。操作时，治疗师应保持肩、肘、腕关节灵活放松，可双手或单手操作。重点叩击需要引流部位，沿着支气管走向由外周向中央叩击。对于呼吸系统疾病患者，力度可稍强；对于老年人、外科手术后的患者，叩击力度不能过大。叩击不应引起痛感或不适感，可隔着单层衣服操作以减少皮肤感觉刺激，但衣服不宜过厚。

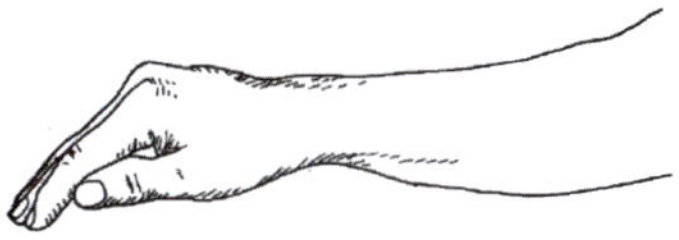

图 7-2-35　手部叩击姿势

④振动、摇动胸壁：振动与体位引流和叩击合并使用。在患者深呼气时采用，以便将分泌物移向大气道。治疗师双手掌交叉重叠放在引流肺区的胸壁上（图 7-2-36），双肘关节保持伸直，叮嘱患者深吸气，在呼气的同时借助上肢重力快速振动胸壁，每个治疗部位振动时间 3~5 min。治疗师对患者的振动动作以上肢的等长收缩的形式完成。摇动是一种形式较剧烈的振法，是在患者呼气时，治疗师的手以大幅度的动作造成一个间歇性的弹跳手法。

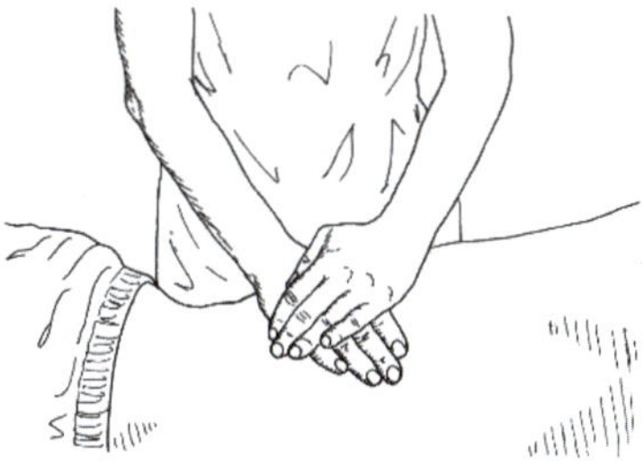

图 7-2-36　体位引流时手部振动放置方式

⑤确认排痰和移动部位：痰咳出后再进行听诊，确认痰是否排出。若排痰不畅，应反复进行③、④过程。若排痰充分，可变换体位进行其他部位的排痰。

⑥评估效果并记录：记录内容包括分泌物形态、颜色、质感及数量，患者对排痰的耐受性，患者血压、心率，排痰后听诊呼吸音的改变，呼吸模式等。

(2)自主训练

学生两两分组，交替扮演患者和治疗师，完成体位引流训练，并将操作情况记录在表 7-2-8 中。

表 7-2-8　体位引流训练自主操作情况记录表

训练项目	患者体位	训练要点	患者反应	备注
1. 摆放引流体位				
2. 叩击胸壁				
3. 振动、摇动胸壁				

（九）主动循环式呼吸技术

1.知识学习

主动循环式呼吸技术（Active Cycle of Breathing Techniques，ACBT）广泛用于哮喘、胸腹部术后、肺囊性纤维化、慢性支气管炎、COPD等疾病的康复治疗，可松动和清除过多的支气管分泌物。

2.技能操作

（1）主动循环式呼吸技术训练

ACBT是将呼吸控制（Breathing Control，BC）、胸廓扩张运动（Thoracic Expansion Exercises，TEE）、用力呼气（Forced Expiration Technique，FET）三种技术以一定的步骤组合起来，以达到清除气道内痰液的排痰技术。其中，呼吸控制进行慢而深的呼吸（腹式呼吸），要求患者上肢、颈肩、腹部放松。经鼻吸气，吸气时胸部不动，腹部鼓起，吸气后屏住呼吸1~2 s，然后缓慢呼气，腹部内陷，尽量将气呼出。胸廓扩张运动要求患者做3~5个主动深呼吸，被动放松呼气。用鼻吸气后稍屏气3 s，然后缩唇慢呼气。胸廓扩张运动可以和胸壁叩击、振动、摇动技术联合运用于排痰。用力呼气技术是指在正常吸气后，口与声门保持张开，收缩腹肌和肋间外肌用力呼气，如同在用力地发出无声的“哈”，以清除气道内痰液。ACBT操作流程如图7-2-37所示。

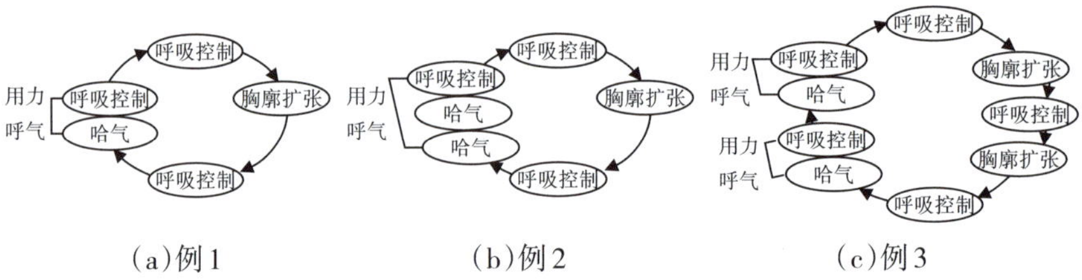

图7-2-37　ACBT操作流程

（2）自主训练

学生两两分组，交替扮演患者和治疗师，完成主动循环式呼吸技术训练，并将操作情况记录在表7-2-9中。

表7-2-9　主动循环式呼吸技术自主操作情况记录表

训练项目	患者体位	训练要点	患者反应	备注
主动循环式呼吸技术				

检查评估

(1)评估准备

在操作前,需要与患者及陪护人员充分沟通,询问病史及相关辅助检查结果,充分了解患者的康复期望,正确评估患者现有呼吸功能情况,结合患者具体情况,确定训练方案。呼吸训练前,需要准备好相关训练设备,见表7-2-10。

表7-2-10　呼吸训练常用设备

序号	设备名称	备注
1	PT床/凳	
2	椅子	
3	枕头	
4	听诊器	
5	血压计	
6	血氧饱和度检测仪	
7	痰杯	

(2)实施评估

对本任务的学习情况进行检查,并将相关内容填写在表7-2-11中。

表7-2-11　呼吸训练操作检查表

检查项目	操作是否合格	结果点评
1.膈肌呼吸		
半卧位膈肌呼吸训练	是□　否□	
坐位膈肌呼吸训练	是□　否□	
站立位膈肌呼吸训练	是□　否□	
平地步行时的膈肌呼吸训练	是□　否□	
上下楼梯、陡坡时的膈肌呼吸训练	是□　否□	
2.呼吸肌		
膈肌阻力训练	是□　否□	

续表

检查项目	操作是否合格	结果点评
吸气肌阻力训练	是□ 否□	
诱发呼吸训练	是□ 否□	
3.局部呼吸		
单侧或双侧肋骨扩张	是□ 否□	
后侧底部扩张	是□ 否□	
4.吹笛式呼吸	是□ 否□	
5.预防及解除呼吸急促	是□ 否□	
6.胸腔松动		
松动单侧胸腔	是□ 否□	
松动上胸腔及牵张胸肌	是□ 否□	
松动上胸腔及肩关节	是□ 否□	
深呼吸时增加呼气练习	是□ 否□	
7.咳嗽		
有效咳嗽训练	是□ 否□	
诱发咳嗽训练	是□ 否□	
8.体位引流		
摆放引流体位	是□ 否□	
叩击胸壁	是□ 否□	
振动、摇动胸壁	是□ 否□	
9.主动循环式呼吸技术	是□ 否□	

结果点评时要结合:①选用合理治疗设备;②治疗操作规范;③治疗成效;④患者满意度。

任务小结

- 肺功能训练
  - 膈肌呼吸
    - 半卧位膈肌呼吸训练
    - 坐位膈肌呼吸训练
    - 站立位膈肌呼吸训练
    - 平地步行时的膈肌呼吸训练
    - 上下楼梯、陡坡时的膈肌呼吸训练
  - 呼吸肌
    - 膈肌阻力训练
    - 吸气肌阻力训练
    - 诱发呼吸训练
  - 局部呼吸
    - 单侧或双侧肋骨扩张
    - 后侧底部扩张
  - 吹笛式呼吸
  - 预防及解除呼吸急促
  - 胸腔松动
    - 松动单侧胸腔
    - 松动上胸腔及牵张胸肌
    - 松动上胸腔及肩关节
    - 深呼吸时增加呼气练习
  - 咳嗽
    - 有效咳嗽训练
    - 诱发咳嗽训练
  - 体位引流
    - 体位引流的治疗作用
    - 体位引流的治疗原理
    - 体位引流的临床应用
    - 体位引流治疗监测内容
    - 体位引流效果评估内容
    - 体位引流的注意事项
  - 主动循环式呼吸技术

情境八
神经生理学康复训练

情境介绍

神经生理学康复训练是一类改善脑组织病损后肢体运动功能障碍的治疗技术，又称神经生理学疗法（Neurophysiological Therapy，NPT）。它是以神经生理学、神经发育学、神经解剖学为理论基础，运用诱导或抑制的方法，改善中枢神经病损后功能障碍，使患者逐步学会以正常的运动方式完成日常生活动作的一种训练方法。

神经生理学康复训练项目包括Bobath技术、Brunnstrom技术、本体感觉神经肌肉促进（PNF）技术、Rood技术四项任务，每个任务均涵盖各项技术的基本概念、基本理论及临床应用等知识。

情境目标

- 能针对脑瘫、脑卒中等患者功能障碍的具体情况，合理选用关键点控制、反射性抑制、促进姿势反射及刺激固有感受器和体表感受器等Bobath技术，实现控制运动障碍、促进功能性活动的目标。
- 能针对脑卒中、脑损伤等患者功能障碍的具体情况，合理选用原始反射、联合反应、共同运动等Brunnstrom技术，实现促进随意运动并与ADL结合的目标。
- 能针对骨关节疾病、脑瘫、偏瘫、脑损伤、脊髓损伤、帕金森病等患者功能障碍的具体情况，合理选用PNF技术，实现运动功能障碍恢复的目标。

- 能针对脑瘫、偏瘫等患者功能障碍的具体情况，合理选用促进技术和抑制技术等Rood技术，实现促进功能活动和降低肌张力、抑制痉挛的目标。

任务一　Bobath 技术

教学资源

微课　Bobath 治疗技术的治疗原则

任务导入

场景：某康复医院运动治疗室

人物：患者王某、治疗师小李

情节：患者王某，女，74岁。患者于2个月前早晨运动时突然觉头痛、头晕，不能言语及右侧肢体无力，伴呕吐1次，被家人送到当地医院急诊。当时血压170/100 mmHg，嗜睡状，颅脑CT显示左基底节区高密度影。既往有高血压病4年。当地医院以脑出血收住院治疗，经调节血压、脱水、降颅压等处理，头痛、头晕好转，仍言语不利、右侧肢体活动不灵活，不能穿衣，不能站立，生活依赖家人照顾，为进一步康复转来我院。

神经系统检查：神志清醒，言语不流利，双侧眼底未见异常，右侧鼻唇沟变浅，口角偏左，鼓腮吹气不能，咽反射存在，伸舌偏右。右侧上肢肌力Ⅲ级，右侧下肢肌力Ⅳ级，肌张力增高，右侧偏身痛、触感觉障碍，腱反射亢进，右侧巴氏征阳性，脑膜刺激征阴性，化验室检查血常规、尿常规、血糖正常。假如你是治疗师小李，针对患者功能受限的情况，该如何处理？

任务目标

- 能根据患者功能障碍的情况，合理选用Bobath技术。
- 能运用Bobath技术，有针对性地治疗偏瘫患者。

任务实施

(一)反射抑制性模式(Reflex Inhibiting Pattern,RIP)

基础知识

技能操作

(1)躯干抗痉挛模式

患侧躯干背阔肌、肩关节下降肌的痉挛和患侧躯干的感觉丧失常常导致患侧的躯干短缩,牵拉躯干患侧屈肌将缓解异常的肌张力而矫正患者的姿势。因此,躯干抗痉挛模式(图8-1-1)应是牵拉患侧躯干使之伸展。其方法是患者健侧卧位,治疗师站立于患者身后,一手扶住肩部,另一手扶住髋部,双手做相反方向的牵拉动作,在最大的牵拉范围内停留数秒,便可缓解患侧躯干肌的痉挛。

(2)上下肢的抗痉挛模式

1)抗上肢屈曲痉挛模式

患侧上肢处于外展、外旋,伸肘,前臂旋后,伸腕或手指,拇指外展(图8-1-2)。

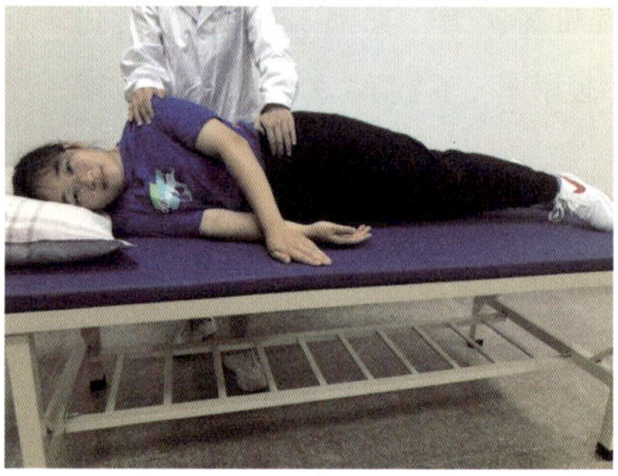

图8-1-1 躯干抗痉挛模式

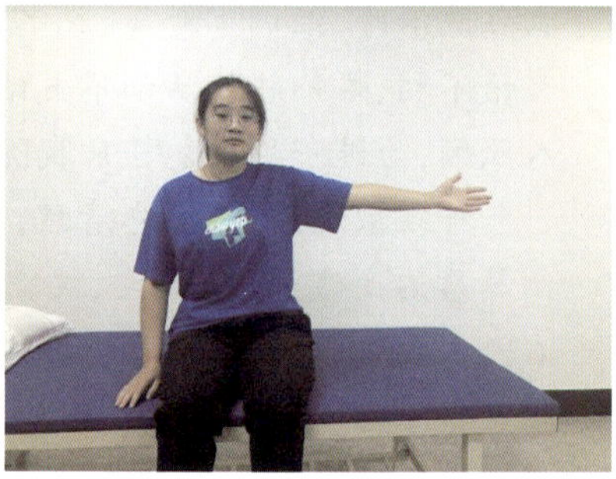

图8-1-2 抗上肢屈曲痉挛模式

2)抗下肢伸肌痉挛模式

患侧下肢轻度屈髋、屈膝,内收、内旋下肢,背屈踝、趾(图8-1-3)。

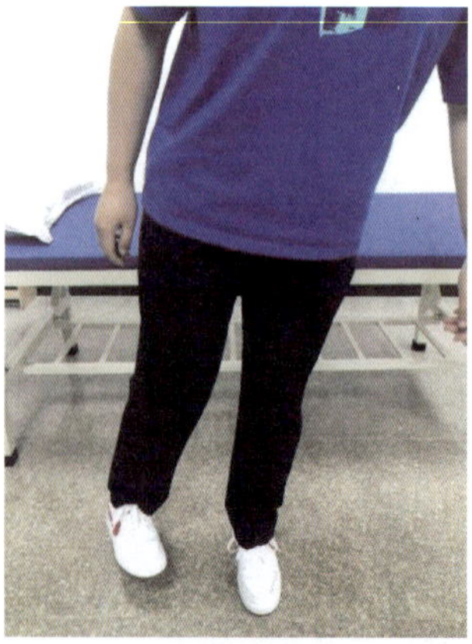

图8-1-3 抗下肢伸肌痉挛模式

(3)肩的抗痉挛模式

菱形肌、斜方肌尤其是背阔肌、肩胛周围肌肉的痉挛，将导致肩胛带后撤、下沉等，即肩胛骨内侧缘和脊柱棘突之间距离缩短，这些异常变化将大大影响肩胛骨的正常活动度，并将影响患侧上肢的运动功能。因此，肩胛带的抗痉挛模式应使肩部向前、向上伸展，以达到缓解肩胛周围肌肉痉挛的目的。

(4)手的抗痉挛模式

手常用的抗痉挛模式为患者双手及上肢同时活动，以健手带动患手。在偏瘫患者的治疗中，手常用的抗痉挛模式为将腕关节、手指伸展，拇指外展，并使之处于负重位，可牵拉手部的长屈肌群[图 8-1-4(a)]。在对患者下肢的训练中，为防止由于联合反应而出现的患侧上肢屈曲痉挛，可指示患者十指交叉握手，双手掌心相对，患侧拇指在上，这种形式的握手叫 Bobath 握手[图 8-1-4(b)]。

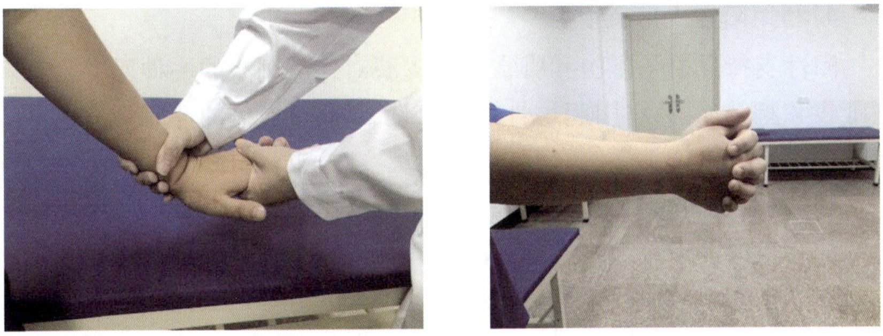

(a)手部长屈肌群牵拉　　(b)Bobath 握手

图 8-1-4　手的抗痉挛模式

(5)利用反射性机制改善异常的肌张力

1)利用非对称性紧张性颈反射

非对称性紧张性颈反射是颈部肌肉和关节的本体感觉反应。当头转向一侧时，面部转向的一侧上肢出现伸展，即伸肌张力升高，而另一侧上肢出现屈肌张力升高。治疗师可利用此反射改善患者上肢肌张力状态并诱发上肢的随意活动。例如，指示患者将头部转向一侧，可诱发躯干和下肢做出伸的动作，另一侧肢体出现屈曲。在手膝跪位的平衡训练中，为强调患侧上肢的伸肘负重能力，可指示患者将头部转向患侧，注视自己的上肢，这样做可缓解屈肌张力，同时也将加强患者伸肌的控制能力。

2)利用对称性紧张性颈反射

对称性紧张性颈反射是本体感觉反射，由颈部肌肉和关节受到牵拉而引出。头部伸展时，双上肢伸展，伸肌张力升高，双下肢的屈肌张力升高。头部屈曲时，双上肢屈曲，屈肌张力占优势，双下肢出现伸肌张力升高。治疗师可利用此反射的原理来改善肢体异常的肌张力。训练患者步行时，指示患者将头抬起，这样可缓解下肢伸肌张力的升高，患者的步行

注意事项

○在偏瘫患者的治疗中，牵拉痉挛的肌肉会感到一些阻力，随着肌肉逐渐适应，阻力也将下降。牵拉痉挛较强烈的肌肉时，应缓慢持续进行，以预防牵张反射兴奋而更加增高肌张力。对于那些比较严重的肌肉痉挛，需要重复数次的牵拉才能达到缓解的目的。

稳定性也会随之加强。在床上的半坐位时间不要太长，因枕头的支持使头和躯干处于屈曲位，使患侧下肢伸肌张力升高，上肢屈肌张力升高。轮椅上的长时间坐位也会引发同样的痉挛模式。训练患者时，使其头部屈曲可防止角弓反张的发作。训练患者从坐位起立时，治疗师可将患者头部屈曲，指示患者双上肢向前下方伸展，这样可帮助患者利用患侧下肢伸肌张力的升高而站起。

3）利用紧张性迷路反射

紧张性迷路反射是由头部位置的改变诱发出来的。仰卧位时，全身伸肌张力升高，头部后仰、脊柱伸直、肩后缩、四肢以伸肌模式伸展。俯卧位时，全身屈肌张力升高。因此，对于下肢伸肌痉挛严重的患者，应采取俯卧位或侧卧位，使其张力下降。当需要促进屈肌张力时，指示患者采用俯卧位休息或训练；当需要促进伸肌张力时，可采用仰卧位。为避免影响伸肌或屈肌张力的变化，可采用侧卧位。

4）利用阳性支持反射

阳性支持反射是趾腹和脚掌前部皮肤对外部刺激的一种反应。若刺激趾腹和脚掌前部，将引起足骨间肌肉收缩，整个肢体的伸肌张力也会随之升高。患者保持站立位，足趾着地连跳数次，也将引起下肢伸肌张力升高，同时踝关节的跖屈，将引起膝关节反张。例如，偏瘫患者步行时，由于足趾和脚掌前部先着地，过强的反射将引起整个下肢伸肌张力升高，足跖屈，膝关节处于过伸展位，导致下肢不能充分负重。在偏瘫患者的训练中，可利用此反射的治疗原理缓解肢体痉挛。因此，患者迈步时，治疗师指示患者先将膝关节轻度屈曲，放松髋关节，然后将髋部向前摆动，使足的外侧方及足跟先着地，这可以预防下肢伸肌痉挛的出现。

5）利用交互性伸肌反射

患者取仰卧位，头呈中立位，双下肢膝部伸展。当刺激一侧肢体的足底时，对侧下肢先屈曲、后伸展。若患者患侧下肢伸肌痉挛明显，治疗师可利用此反射刺激健肢足底，使患者下肢屈曲来缓解伸肌痉挛。

（6）自主训练

学生两两分组，交替扮演患者和治疗师，完成反射抑制性模式训练，并将训练情况记录在表8-1-1中。

表8-1-1 反射抑制性模式自主训练情况记录表

训练项目	训练要点	训练过程
1.躯干抗痉挛模式		
2.上下肢的抗痉挛模式		
抗上肢屈曲痉挛模式		
抗下肢伸肌痉挛模式		

续表

训练项目	训练要点	训练过程
3.肩的抗痉挛模式		
4.手的抗痉挛模式		
5.利用反射性机制改善异常的肌张力		
利用非对称性紧张性颈反射		
利用对称性紧张性颈反射		
利用紧张性迷路反射		
利用阳性支持反射		
利用交互性伸肌反射		

(二)促进正常姿势反应

技能操作

(1)翻正反应

翻正反应是为了维持头在空间的正常位置(面部与地面呈垂直位),头与躯干共同为保持这种位置关系而出现的自主反应。此反应常用来进行翻身、转移和平衡的训练。翻正反应在人类生命的第一年发育中形成,并在中脑水平成熟。5岁时,视觉的翻正反应在脑皮质水平形成,并成为人体最重要的调整反应。头部的翻正反应多用于小儿脑瘫的治疗。治疗师抓住患儿的双足,头朝下提起,再慢慢把患儿放到垫子上。在此过程中,由于头部的翻正反应,患儿会出现伸颈、抬头的姿势,从而加强了头部的控制能力。同样,让患儿与治疗师面对面,坐在治疗师大腿之上,治疗师抓住患儿的双上肢,使患儿慢慢向后仰倒,由于头部的翻正反应,患儿将出现头部的屈曲抬头动作。

(2)平衡反应

平衡反应使人体在任何体位时均能维持平衡状态,它是一种自主的反应,受大脑皮质的控制,属于高级水平的发育性反应。维持正常平衡能力的生理基础是身体的平衡反应,主要包括身体仰卧位和俯卧位时的倾斜反应,坐位时颈、上肢的保护性伸展反应和站立位时下肢的跳跃反应。当人体突然受到外界刺激引起身体重心变化时,四肢和躯干会出现一种自主性的保护运动,将身体的重心恢复到原有稳定状态。例如,当训练偏瘫患者的坐位或站立位平衡时,突然的外力将使患者的全身平衡状态发生改变。此时,患者会不由自主地伸出上肢或移动下肢,通过跳跃、跨步等以全身张力的变化恢复原来的平衡状态。当患者能在稳定的平面上完

基础知识

成平衡反应时，再让其站到可移动的平面上，通过身体移动或倾斜引出其平衡反应，平衡板上的平衡训练即属于此，此种平衡训练属于较复杂的平衡训练。Bobath通过观察正常人的平衡反应，鼓励患者主动运用患侧肢体，加强患侧肢体的正常应用，促进正常运动模式的产生。训练平衡反应时，可选择在肘支撑俯卧位[图8-1-5(a)]、手膝位[图8-1-5(b)]、跪立位[图8-1-5(c)]、坐位[图8-1-5(d)]和站立位等体位下进行，治疗师从前方、后方、侧方或在对角线的方向上突然推拉患者，使之保持身体的平衡，不会摔倒，从而训练患者保持平衡的能力。

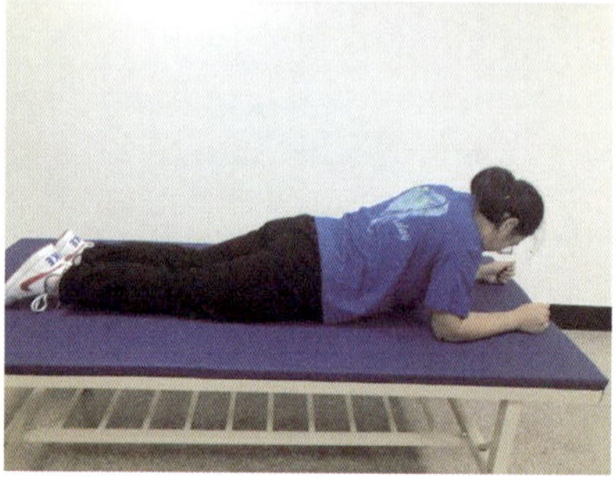

(a)肘支撑俯卧位平衡反应训练

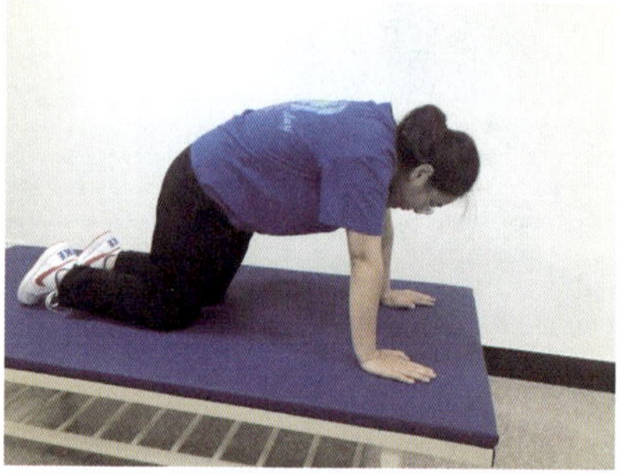

(b)手膝位平衡反应训练

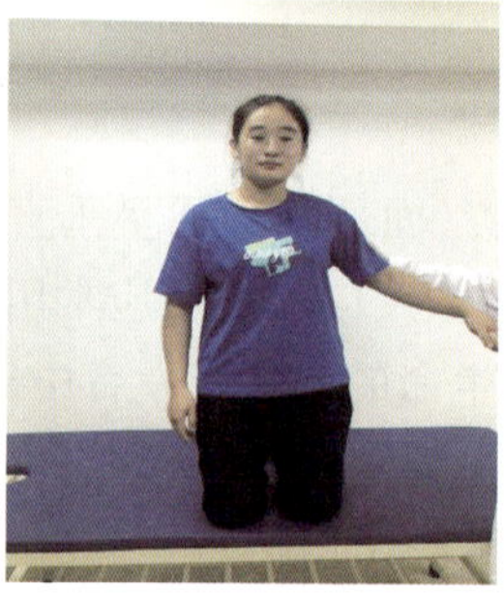

(c)跪立位平衡反应训练

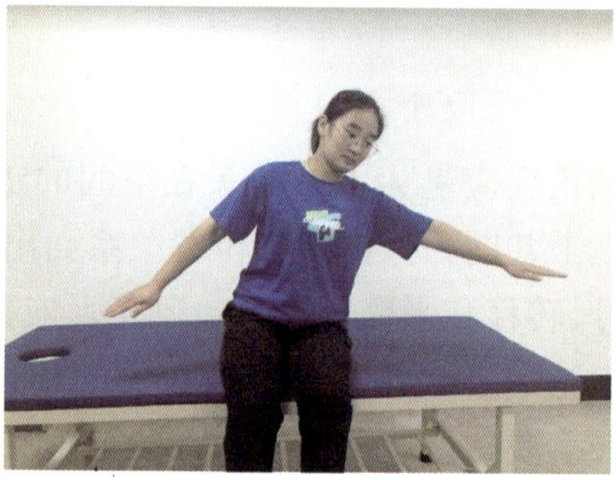

(d)坐位平衡反应训练

图8-1-5　平衡反应训练

(3)自主训练

学生两两分组，交替扮演患者和治疗师，完成促进正常姿势反应训练，并将训练情况记录在表8-1-2中。

表8-1-2　促进正常姿势反应自主训练情况记录表

训练项目	患者体位	训练要点	患者反应	备注
1.翻正反应				
2.平衡反应				
肘支撑俯卧位平衡反应训练				
手膝位平衡反应训练				
跪立位平衡反应训练				
坐位平衡反应训练				

(三)关键点的控制

技能操作

(1)中心关键点

1)“∞”弧形运动

患者取坐位,治疗师位于患者身后,用自己的胸腹部顶住患者的后背,两者间可放一个软垫缓冲。治疗师双手放在患者胸骨柄的中下段,交替把患者向左右和上下缓慢拉动,做出柔和的“∞”弧形运动(图8-1-6),重复数次,可降低肌张力。

2)胸部挺起、下压治疗

患者可取坐位或站立位。治疗师面对患者或位于患者身后,一手放在患者胸骨中下端,另一手放在背部相应水平(图8-1-7)。操作时,让患者身体放松,治疗师放在胸骨上的手向后推,放在背部的手向前推,双手一推一松,患者相应地塌胸、挺胸,重复数次,可降低肌张力。

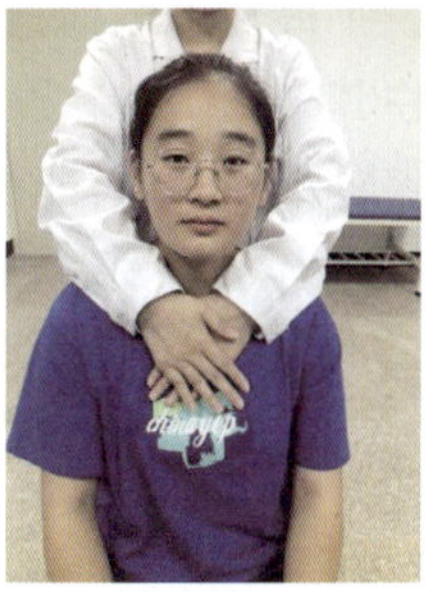

图8-1-6　“∞”弧形运动

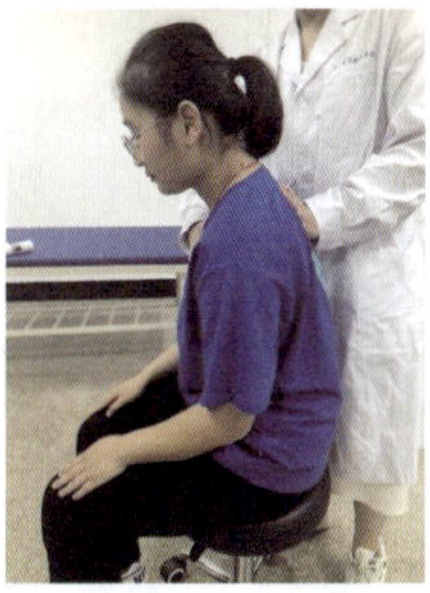

图8-1-7　胸部挺起、下压治疗

(2)近端关键点

1)上肢关键点

保持肩胛带向前伸,则全身屈曲占优势,能抑制头向后方过伸的全身伸展模式。诱导上肢伸展状态向前伸出,可促进肩胛带向前方突出[图8-1-8(a)]。如果肩胛带处于回缩位,则全身伸展占优势[图8-1-8(b)],可以抑制因头前屈而导致的全身屈曲模式,促进抗重力伸展活动。

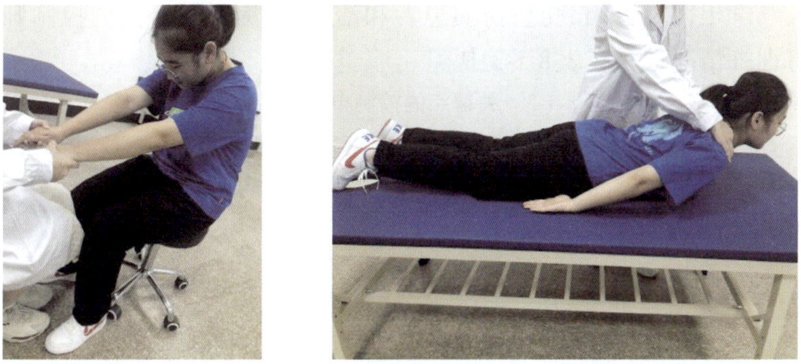

(a)促进全身屈曲姿势　(b)促进全身伸展姿势

图8-1-8　上肢关键点

基础知识

2)骨盆关键点

坐位时使骨盆后倾,上部躯干代偿向前而促进躯干屈曲姿势[图8-1-9(a)]。坐位时使骨盆前倾可促进躯干伸展姿势[图8-1-9(b)]。

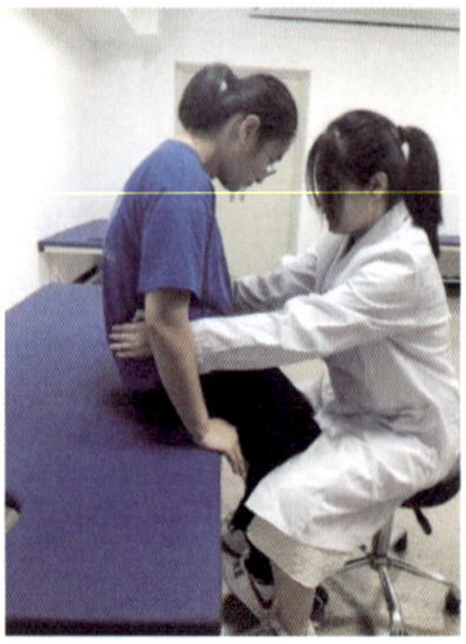

(a)促进躯干屈曲姿势

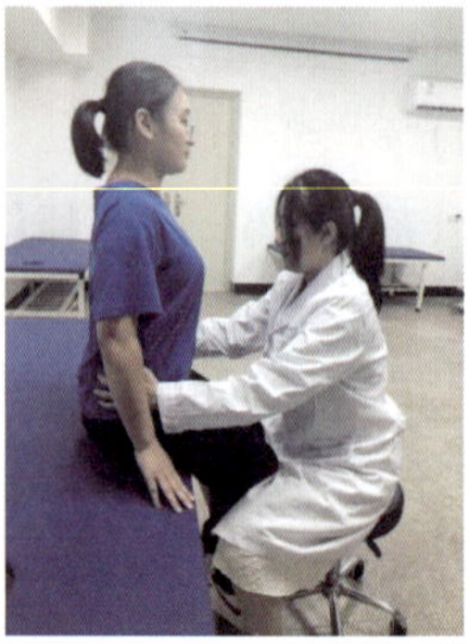

(b)促进躯干伸展姿势

图8-1-9 骨盆关键点

(3)远端关键点

控制拇指可缓解手部的痉挛,治疗师一手握住患侧拇指,注意向鱼际施加压力,使其呈外展、伸展位,另一手握住其余四指,持续牵拉片刻可缓解手指痉挛[图8-1-10(a)]。踝关节处于背屈及外展位,能缓解下肢伸肌痉挛,包括踝关节的跖屈、内翻[图8-1-10(b)]。

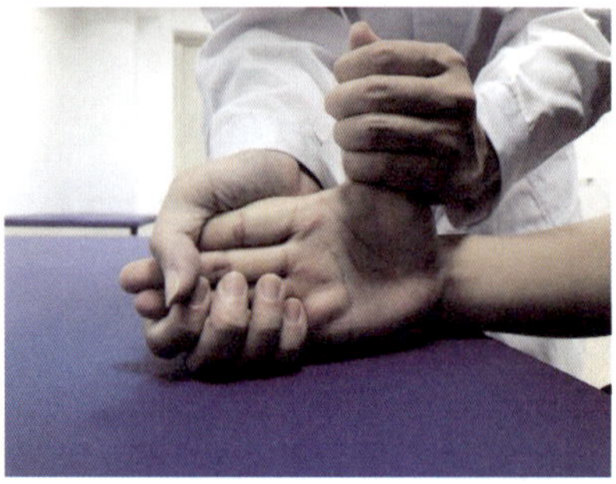

(a)手屈肌张力高的训练

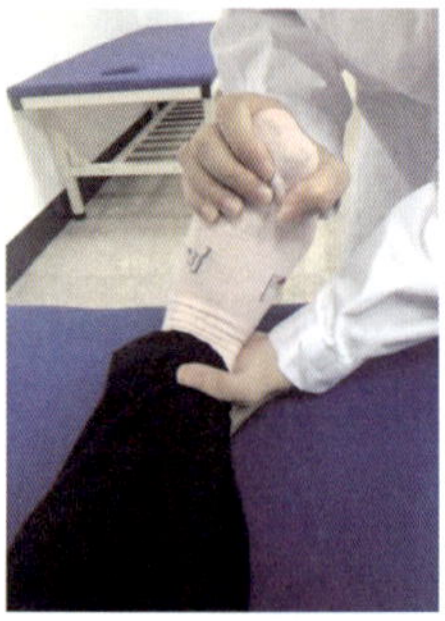

(b)足伸肌张力高的训练

图8-1-10 远端关键点

(4)自主训练

学生两两分组,交替扮演患者和治疗师,完成关键点的控制训练,并将训练情况记录在表8-1-3中。

表8-1-3 关键点的控制自主训练情况记录表

训练项目	患者体位	训练要点	患者反应	备注
1. 中心关键点				
"∞"弧形运动				
胸部挺起、下压治疗				

续表

训练项目	患者体位	训练要点	患者反应	备注
2. 近端关键点				
上肢关键点				
促进全身屈曲姿势				
促进全身伸展姿势				
骨盆关键点				
促进躯干屈曲姿势				
促进躯干伸展姿势				
3. 远端关键点				
手屈肌张力高的训练				
足伸肌张力高的训练				

检查评估

(1)评估准备

在操作前,需要与患者及陪护人员充分沟通,询问病史及相关辅助检查结果,充分了解患者的康复期望,正确评估患者现有的功能情况,结合患者具体情况,确定训练方案。Bobath技术训练前,需要准备好相关训练设备,见表8-1-4。

表8-1-4　Bobath技术训练常用设备

序号	设备名称	备注
1	PT床	可升降
2	PT凳	
3	治疗椅	带靠背

(2)实施评估

对本任务的学习情况进行检查,并将相关内容填写在表8-1-5中。

表8-1-5　Bobath技术训练检查表

检查项目	操作是否合格	结果点评
1. 反射抑制性模式		
躯干抗痉挛模式	是□　否□	

续表

检查项目	操作是否合格	结果点评
抗上肢屈曲痉挛模式	是□ 否□	
抗下肢伸肌痉挛模式	是□ 否□	
肩的抗痉挛模式	是□ 否□	
手的抗痉挛模式	是□ 否□	
利用非对称性紧张性颈反射	是□ 否□	
利用对称性紧张性颈反射	是□ 否□	
利用紧张性迷路反射	是□ 否□	
利用阳性支持反射	是□ 否□	
利用交互性伸肌反射	是□ 否□	
2.促进正常姿势反应		
翻正反应	是□ 否□	
肘支撑俯卧位平衡反应训练	是□ 否□	
手膝位平衡反应训练	是□ 否□	
跪立位平衡反应训练	是□ 否□	
坐位平衡反应训练	是□ 否□	
3.关键点的控制		
“∞”弧形运动	是□ 否□	
胸部挺起、下压治疗	是□ 否□	
促进全身屈曲姿势	是□ 否□	
促进全身伸展姿势	是□ 否□	
促进躯干屈曲姿势	是□ 否□	
促进躯干伸展姿势	是□ 否□	
手屈肌张力高的训练	是□ 否□	
足伸肌张力高的训练	是□ 否□	

结果点评时要结合:①选用合理治疗设备;②治疗操作规范;③治疗成效;④患者满意度。

任务小结

- Bobath技术
  - 反射抑制性模式
    - 躯干抗痉挛模式
    - 上下肢的抗痉挛模式
      - 抗上肢屈曲挛模式
      - 抗下肢伸肌挛模式
    - 肩的抗痉挛模式
    - 手的抗痉挛模式
    - 利用反射性机制改善异常的肌张力
      - 利用非对称性紧张性颈反射
      - 利用对称性紧张性颈反射
      - 利用紧张性迷路反射
      - 利用阳性支持反射
      - 利用交互性伸肌反射
  - 促进正常姿势反应
    - 翻正反应
    - 平衡反应
      - 肘支撑俯卧位平衡反应训练
      - 手膝位平衡反应训练
      - 跪立位平衡反应训练
      - 坐位平衡反应训练
  - 关键点的控制
    - 中心关键点
      - “∞”弧形运动
      - 胸部挺起、下压治疗
    - 近端关键点
      - 上肢关键点
        - 促进全身屈曲姿势
        - 促进全身伸展姿势
      - 骨盆关键点
        - 促进躯干屈曲姿势
        - 促进躯干伸展姿势
    - 远端关键点
      - 手屈肌张力高的训练
      - 足伸肌张力高的训练

教学资源

微课 偏瘫的恢复阶段

任务二 Brunnstrom 技术

任务导入

场景：某康复医院运动治疗室

人物：患者陈某、治疗师小王

情节：患者陈某，男，75岁，因“右侧肢体乏力5月余”入院。5月余前睡觉醒来时自觉右侧肢体无力，行走不能，当时神志清醒，有发音不清，无昏迷，无恶心呕吐，无四肢抽搐及大小便失禁，无发热。家属急送当地医院急诊科，颅脑CT检查显示左侧丘脑出血并破入脑室。收入神经外科，经吸氧、脱水、保守治疗，患者恢复情况良好。目前，患者言语清，无饮水呛咳，右侧肢体仍乏力，不能完成持筷、系纽扣等动作，独站不稳，现为行进一步康复来院就医，拟诊断为“脑出血恢复期”收入院。患者既往有高血压病史10余年，家属诉血压控制情况良好，具体数值不详。

查体：神志清醒，言语清晰，进食无呛咳。四肢肌张力正常，左侧肢体肌力正常，右侧上下肢肌群肌力均为4级(MMT)。Brunnstrom分期，右侧上、下肢及手均为V期。可独立翻身，辅助下可进行卧坐转移、坐站转移及站立，行走不能。右侧指鼻试验、拍打试验、跟膝胫试验完成欠准确。双腿站立平衡1级，右腿单腿站立平衡不能。假如你是治疗师小王，针对患者功能受限的情况，该如何处理？

任务目标

- 能根据偏瘫运动功能恢复阶段的特点，正确选择Brunnstrom技术。
- 能运用Brunnstrom技术对偏瘫患者进行康复评定和治疗。

任务实施

(一)上肢训练

技能操作

(1) Ⅰ~Ⅲ阶段的训练方法

1)屈肌共同运动的引出

患者取仰卧位,健侧上肢屈肘,治疗师在屈肘过程中施加阻力,由于健肢过度用力,患侧上肢也可出现屈肘动作。如让患者面向健侧,由于非对称性紧张性颈反射的影响,可进一步强化屈肘的动作(图8-2-1)。通过牵拉患侧的近端引起上肢的屈曲反应;也可轻叩斜方肌、肱二头肌引起上肢屈肌共同运动。

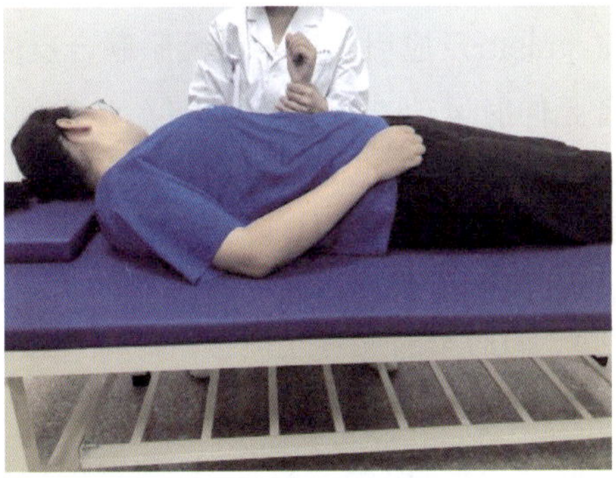

图8-2-1　屈肌共同运动的引出

2)伸肌共同运动的引出

患者取仰卧位,健侧上肢伸直,治疗师抵抗健侧上肢伸展动作,通过联合反应引导患侧上肢伸展。如让患者面向患侧,由于非对称性紧张性颈反射的影响,可进一步加强伸展运动(图8-2-2)。也可轻叩胸大肌、肱三头肌引起上肢伸肌共同运动。

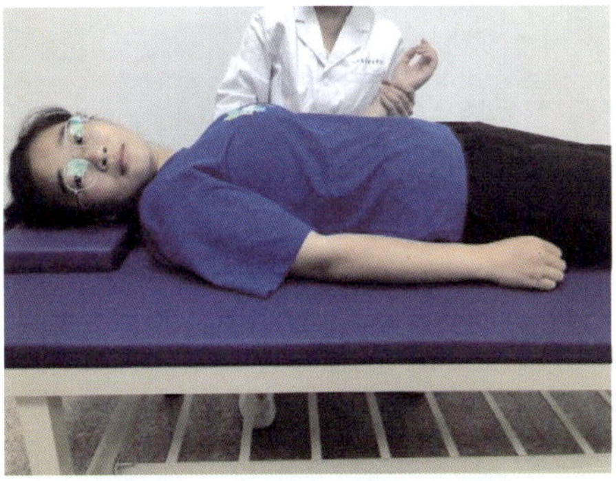

图8-2-2　伸肌共同运动的引出

3)双侧抗阻划船样动作

利用来自健侧肢体和躯干的本体冲动的促进效应,促进患肢的屈伸

基础知识

和脑卒中后患者难以进行的推、拉或往复运动的出现。患者与治疗师相对而坐,相互交叉前臂并握手做类似划船时推拉双桨的动作,向前推时前臂旋前,往回拉时前臂旋后(图8-2-3)。治疗师在健侧施加出口阻力以引导患侧用力。

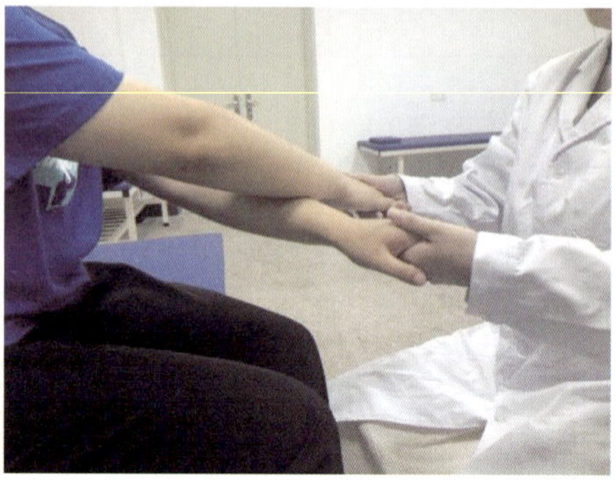

图8-2-3 双侧抗阻划船样动作

4)利用类似Raimiste反应引起患侧胸大肌联合反应促进伸肘

这适用于患者无伸肘运动时。患者取坐位,治疗师站在其面前,用手将患者双上肢托于前平举位,让患者尽量内旋肩关节,叮嘱患者用力内收健侧上臂,治疗师在健侧上臂内侧向外施加阻力,由于Raimiste反应,患侧胸大肌可出现反应,患侧上臂亦内收。在伸肌的共同运动中,肩和肘的运动紧密相连,当胸大肌收缩时肱三头肌也可收缩,故可促进患侧伸肘。

5)利用挤腰动作进一步促进伸肘

在肱三头肌有收缩之后,叮嘱患者伸肘,前臂尽量旋前,用双手腕背部挤压治疗师的腰(图8-2-4)。

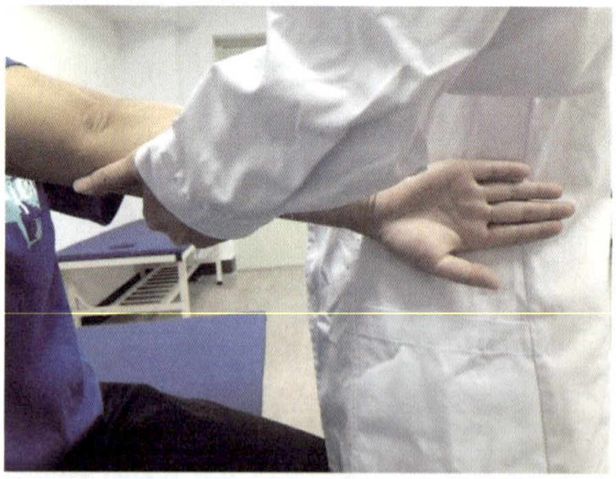

图8-2-4 挤腰动作

6)半随意伸肘

在患者能完成挤腰动作后,叮嘱其肩关节前屈30° ~45° ,半随意地伸肘(图8-2-5)。

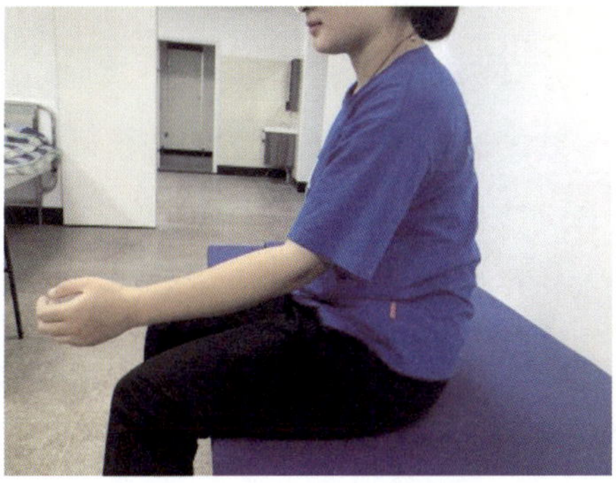

图8-2-5　半随意伸肘

(2)Ⅳ～Ⅴ阶段的训练方法

1)Ⅳ阶段的训练方法

①手背触后腰

患者取站立位,患手手背接触后腰部,推摩同侧斜腹部,逐步移向后背中央(图8-2-6)。此动作能使胸大肌的作用从伸肌的共同运动模式中分离出来,而且在淋浴、从后裤袋中取物等日常生活活动中也起重要作用。

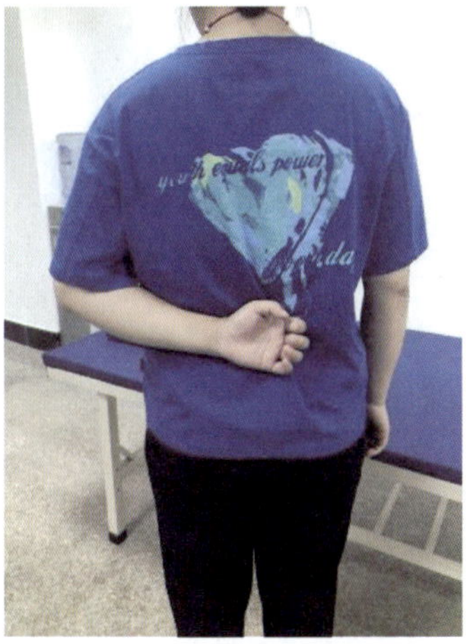

图8-2-6　手背触后腰

②肩0°,肘关节屈曲90°,前臂旋前、旋后

患者患侧肘关节屈曲90°,将肘紧压在身体一侧,手掌做向下、向上翻转的动作(图8-2-7)。此动作若不能摆脱屈肌共同运动模式,则肘关节屈曲时,肩关节可能出现外展;若不能摆脱伸肌共同运动模式,则前臂旋前时,肘关节会出现伸展。

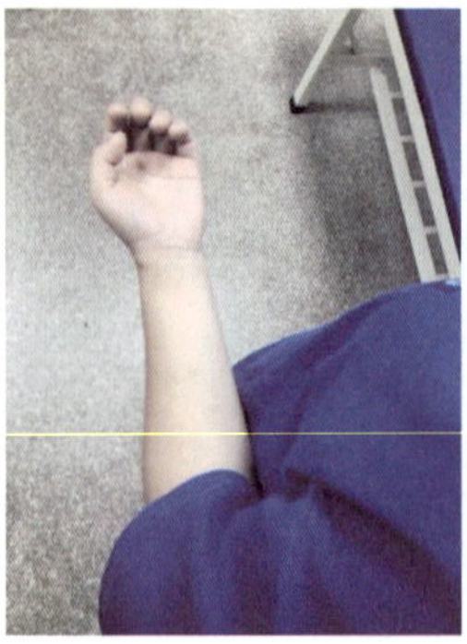

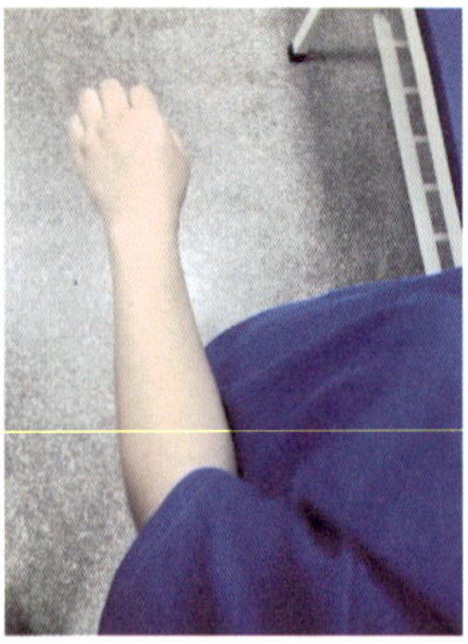

(a)前臂旋前　　(b)前臂旋后

图8-2-7　肩0°，肘关节屈曲90°，前臂旋前、旋后

③肩关节屈曲90°，肘关节伸展，上肢前平举

患者前屈肩关节，逐渐接近90°，可同时在三角肌前、中叩打以促进肩关节屈曲。前臂举起后，叩打或擦刷肱三头肌肌腹可促进肘的充分伸展（图8-2-8）。

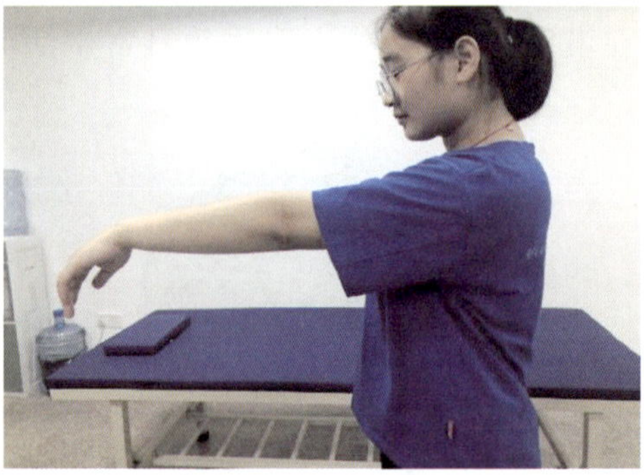

图8-2-8　肩关节屈曲90°，肘关节伸展，上肢前平举

④肩关节屈曲，肘关节伸展，前臂旋前、旋后

在上一个动作的基础上，患者做手掌向下、向上翻转的动作（图8-2-9）。旋前是伸肌共同运动模式的成分，旋后是屈肌共同运动模式的成分，因此伸肘旋前是破坏屈肌共同运动，伸肘旋后是破坏伸肌共同运动。

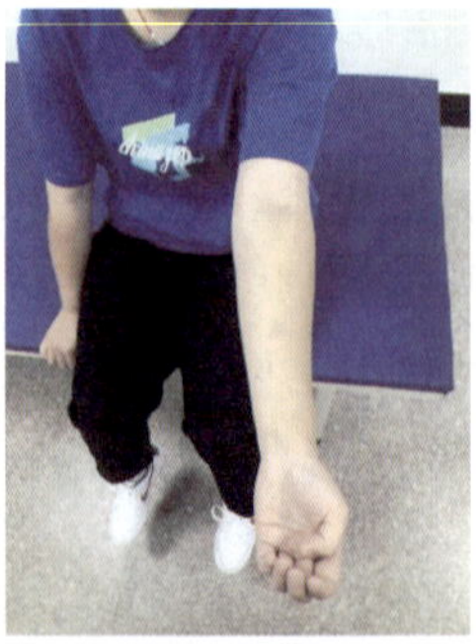

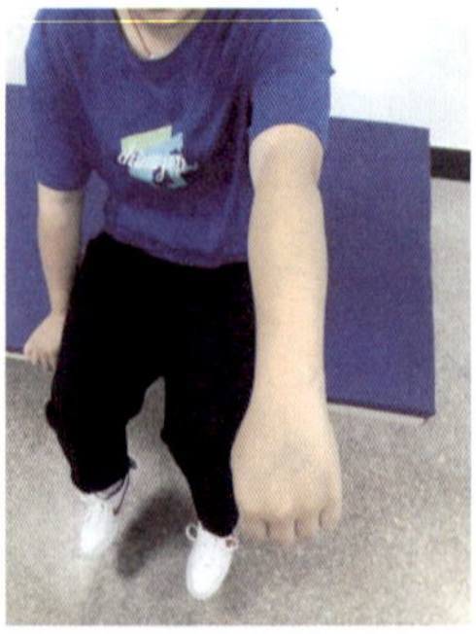

(a)前臂旋前　　(b)前臂旋后

图8-2-9　肩关节屈曲，肘关节伸展，前臂旋前、旋后

2)Ⅴ阶段的训练方法

①肩关节外展90°，肘关节伸展

此动作结合伸肘、前臂旋前的伸肌共同运动成分和肩关节外展的屈肌共同运动成分，应该在脱离屈肌、伸肌两种共同运动模式后才能较好地完成（图8-2-10）。

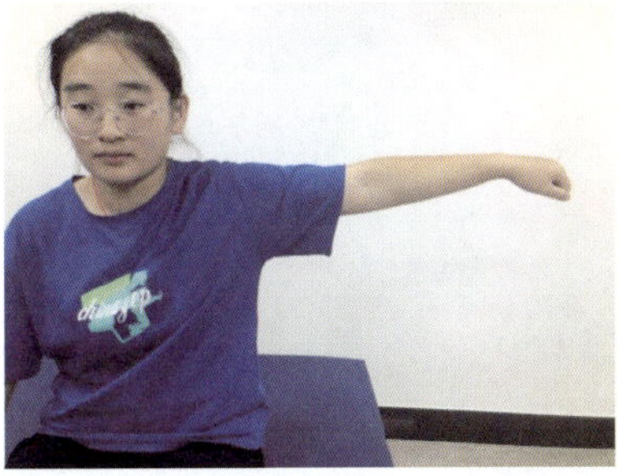

图8-2-10　肩关节外展90°，肘关节伸展

②肩关节外展90°，肘关节伸展，前臂旋前、旋后

在上述动作基础上，做手掌向下、向上翻转的动作（图8-2-11）。

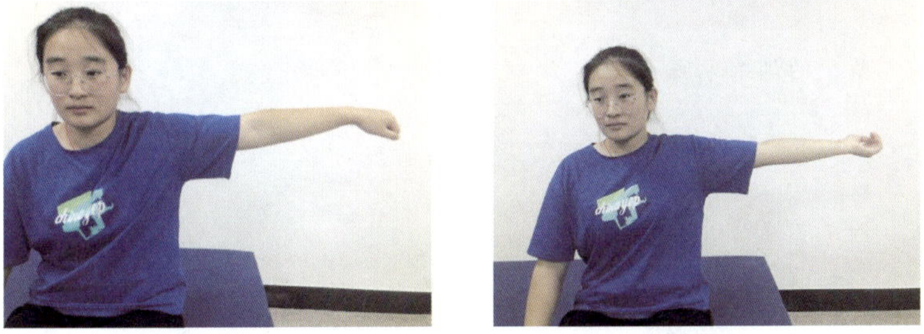

（a）前臂旋前　　（b）前臂旋后

图8-2-11　肩关节外展90°，肘关节伸展，前臂旋前、旋后

③肘关节伸展，前臂中立位，上肢上举过头（图8-2-12）。

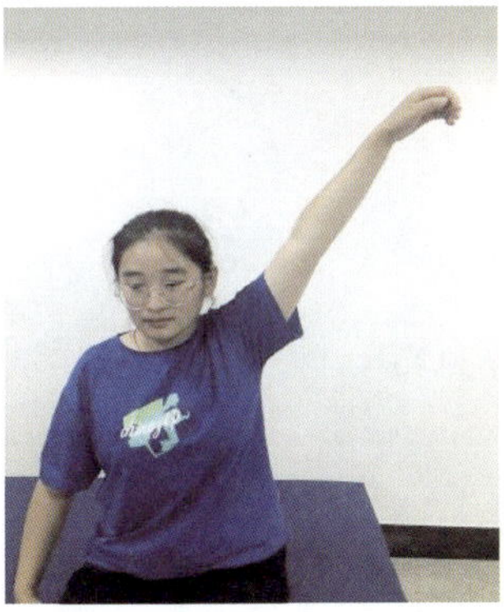

图8-2-12　肘关节伸展，前臂中立位，上肢上举过头

（3）Ⅵ阶段的训练方法

此阶段主要是按正常的活动方式来完成各种日常生活活动，注重上肢协调性、灵活性及耐力的训练，尽量使上肢完成有功能的动作。

（4）自主训练

学生两两分组，交替扮演患者和治疗师，完成上肢训练，并将训练情况记录在表8-2-1中。

表 8-2-1　上肢训练情况记录表

训练项目	训练要点	训练过程
1.Ⅰ~Ⅲ阶段的训练方法		
屈肌共同运动的引出		
伸肌共同运动的引出		
双侧抗阻划船样动作		
利用类似Raimiste反应引起患侧胸大肌联合反应促进伸肘		
利用挤腰动作进一步促进伸肘		
半随意伸肘		
2.Ⅳ~Ⅴ阶段的训练方法		
手背触后腰		
肩0°，肘关节屈曲90°，前臂旋前、旋后		
肩关节屈曲90°，肘关节伸展，上肢前平举		
肩关节屈曲，肘关节伸展，前臂旋前、旋后		
肩关节外展90°，肘关节伸展		
肩关节外展90°，肘关节伸展，前臂旋前、旋后		
肘关节伸展，前臂中立位，上肢上举过头		
3.Ⅵ阶段的训练方法		

（二）手部训练

1.知识学习

手与整个上肢功能有密切关系，并起着重要作用。手的康复训练贯穿于上肢恢复的各阶段，训练的最初目标是手指的共同屈伸，接着进一步完善各手指的屈伸功能，最终目标是提升手的实用性。

2. 技能操作

(1) Ⅰ~Ⅲ阶段的训练方法

1)诱发抓握

治疗师一手抵抗上肢近端屈肌的收缩，另一手固定患侧腕关节于伸展位，同时指示患者握拳，在反射和随意运动相互刺激作用下，可完成手指的同时屈曲。

2)诱发手指联合伸展

治疗师用一手拇指使患者患侧拇指处于外展位，其余四指紧压患手的鱼际，同时将前臂被动旋后，另一手固定肘关节，停留数秒，痉挛的手指可自动伸展(图8-2-13)。

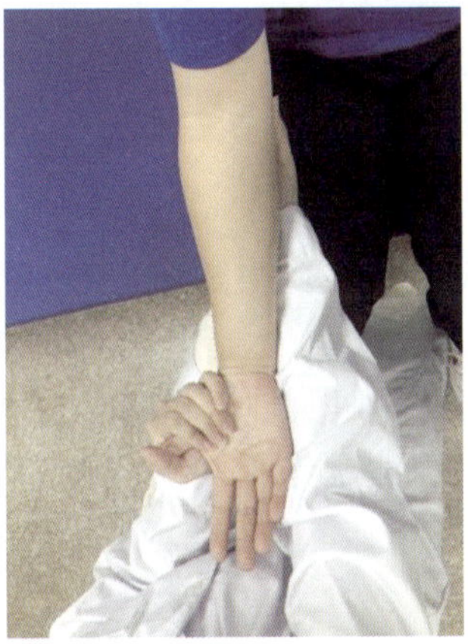

图8-2-13　诱发手指联合伸展

3)手指的半随意性伸展

治疗师站在患者身后，固定患者前臂近端，使上肢上举过头，叮嘱患者尽力伸展手指。如患者将前臂完全旋前，可促进手的伸展，尤其是无名指和小指的伸展，前臂旋后则促进拇指和示指的伸展(图8-2-14)。

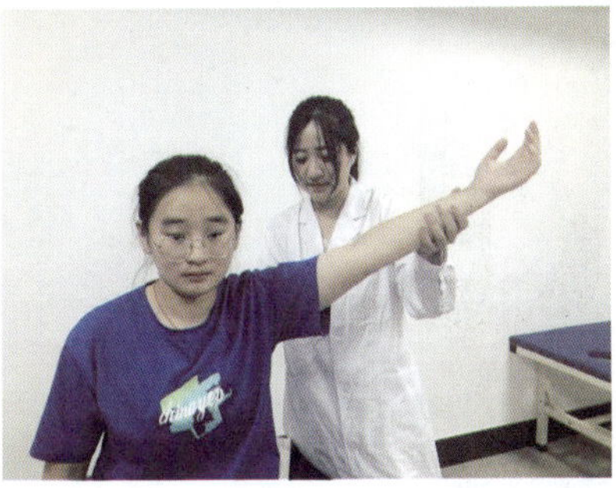

(a)前臂旋前

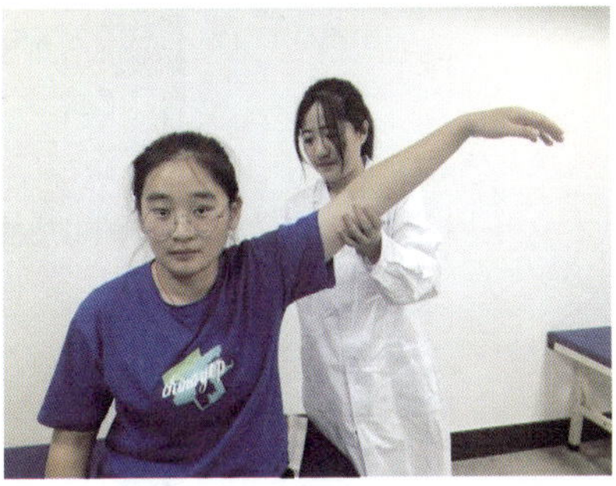

(b)前臂旋后

图8-2-14　手指的半随意性伸展

4)练习伸腕抓握

治疗师将患者的肘和腕支托在伸展位,叩击腕关节伸肌近端的同时叮嘱患者进行手指抓握训练,即一边叩击一边叮嘱患者"抓握""停止抓握",反复进行(图8-2-15)。

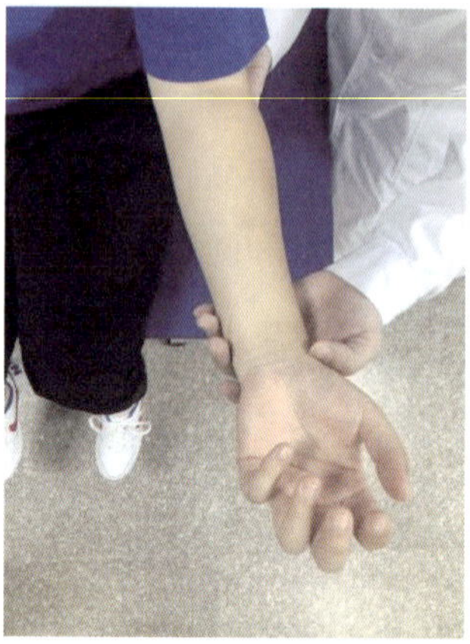

图8-2-15 练习伸腕抓握

(2)Ⅳ~Ⅴ阶段的训练方法

1)拇指分离运动

当手指屈肌张力降低,能达到半随意全指伸展运动后,将患手放在膝关节上,尺侧在下方,练习拇指与示指分离。如果患者不能独立完成,治疗师可对拇长展肌和拇短伸肌肌腱做轻叩和擦刷,或让患者双手拇指相对,用健侧拇指辅助患手拇指旋转。通过运动感觉和视觉刺激可共同易化拇指的分离运动。

2)横向抓握

患者只要拇指能按压、能与示指分离,就可完成横向抓握,此动作是手功能尚未达到较好水平前的一种抓握动作。训练时指示患者从较小的物品开始,用拇指指间关节与示指桡侧面对合(图8-2-16)。

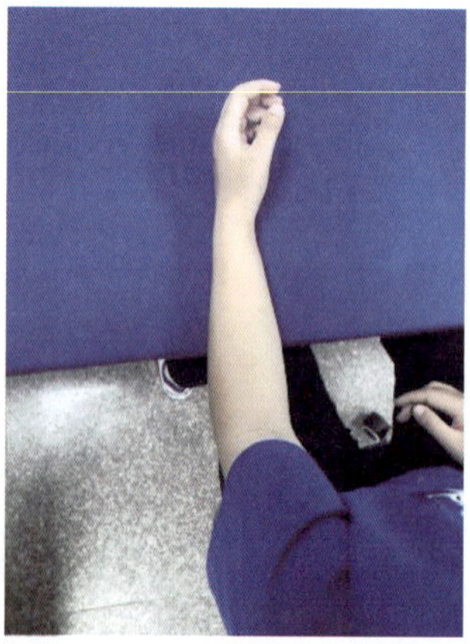

图8-2-16 横向抓握

3)随意性手指伸展

患者在不需要准备的情况下能随意屈伸手指,但绝大部分偏瘫患者很难达到这种随意屈伸手指的程度。因此,对出现半随意手指伸展的患者应注意维持这一功能,并进一步挖掘其潜力。

(3)VI阶段的训练方法

此阶段的训练主要是促进患者具备良好的抓握能力,理想状态下的良好抓握能力应符合以下条件:①握拳的手指可随意伸展;②拇指能和其他指对指;③即使被拿物品与手掌接触,手指也能自如分开。一般患者需要经过较长时间练习手指的灵巧性、协调性、准确性,应将患者所掌握的技能与日常生活相结合,让患者完成系鞋带、系纽扣、粗的编织等日常活动。

(4)自主训练

学生两两分组,交替扮演患者和治疗师,完成手部训练,并将训练情况记录在表8-2-2中。

表8-2-2　手部训练情况记录表

训练项目	患者体位	训练要点	患者反应	备注
1.I~Ⅲ阶段的训练方法				
诱发抓握				
诱发手指联合伸展				
手指的半随意性伸展				
练习伸腕抓握				
2.Ⅳ~V阶段的训练方法				
拇指分离运动				
横向抓握				
随意性手指伸展				
3.VI阶段的训练方法				

(三)下肢训练

1.知识学习

下肢的训练也是按Brunnstrom的不同阶段,采取不同的治疗方式。先是诱发联合反应或共同运动的出现,然后利用这些形式完成肢体运动,进一步促进共同运动、诱发分离运动,接着脱离共同运动模式以分离运动形式出现,最后随意地完成各种功能动作,并应用在日常生活活动中,增强动作的耐力、灵巧性等使所做的动作更加实用。

2. 技能操作

(1) Ⅰ~Ⅲ阶段的训练方法

1)屈肌共同运动的引出

患者取仰卧位，健侧下肢伸直，治疗师叮嘱患者健侧下肢做足跖屈，对跖屈的健足施加阻力，通过联合反应，即可引出患侧下肢屈肌共同运动。如让患者面向健侧，由于非对称性紧张性颈反射的影响，可进一步强化患侧下肢屈曲动作(图8-2-17)。

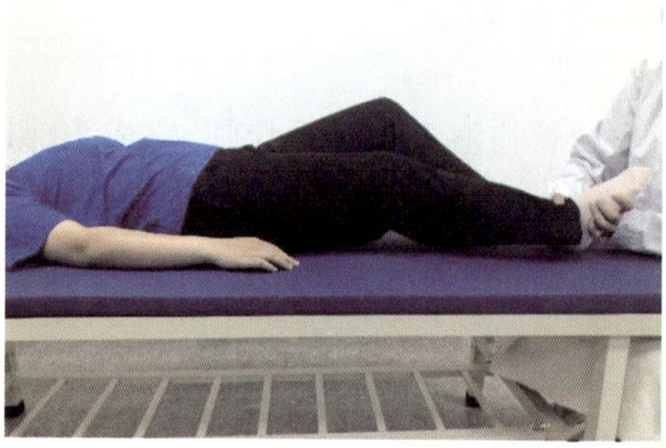

图8-2-17　屈肌共同运动的引出

2)伸肌共同运动的引出

患者取仰卧位，伸直下肢，治疗师叮嘱患者健侧下肢做足背屈，对背屈的健足施加阻力，通过联合反应，即可引出患侧下肢伸肌共同运动。如让患者面向健侧，由于非对称性紧张性颈反射的影响，可进一步强化患侧下肢伸展动作(图8-2-18)。

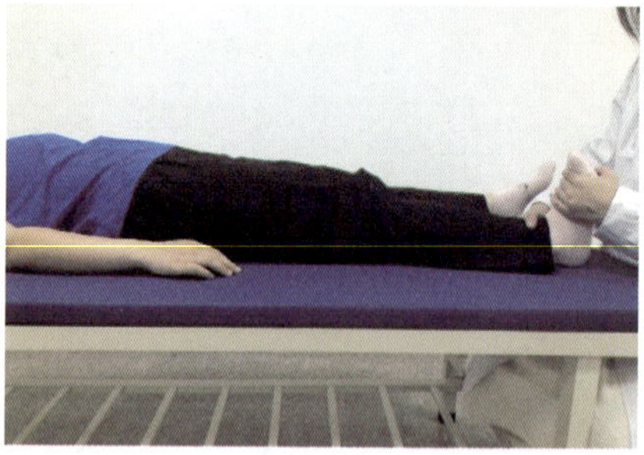

图8-2-18　伸肌共同运动的引出

3)外展动作的引出

患者取仰卧位，治疗师叮嘱患者健侧下肢用力外展，对外展的健侧下肢施加阻力，通过Raimiste反应，患侧下肢也会出现外展动作(图8-2-19)。

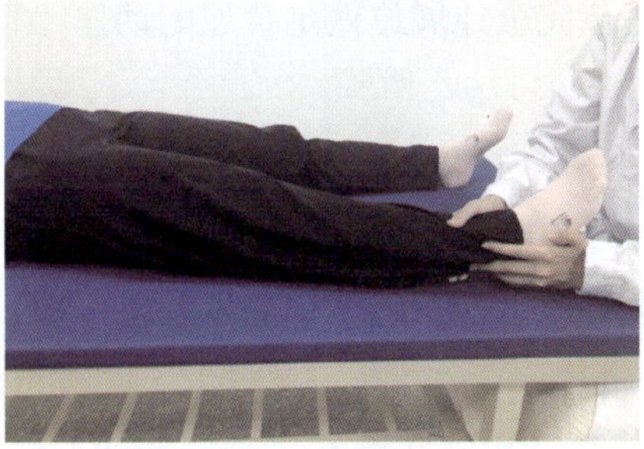

图 8-2-19　外展动作的引出

4)内收动作的引出

患者取仰卧位,被动或主动地使患侧下肢处于外展位,健侧下肢也处于外展位,治疗师叮嘱患者对抗阻力,用力内收健侧下肢,通过 Raimiste 反应,患侧下肢也会出现内收动作(图 8-2-20)。

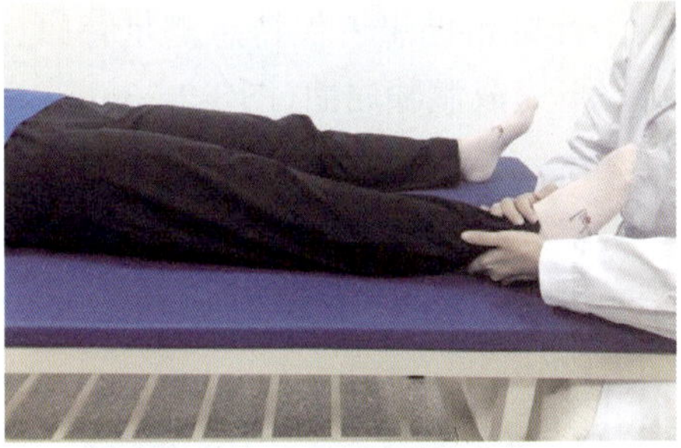

图 8-2-20　内收动作的引出

5)足背屈动作的引出

①利用 Bechterev 屈曲反射

这是一种能引起远端屈肌共同反应的反射,又称 Marrie-Foix 屈曲反射。刺激伸趾肌可以使伸趾肌、踝背屈肌、屈膝肌、屈髋肌、髋外展及外旋肌出现共同收缩。患者取仰卧位,治疗师握住患者的患足使足趾被动屈曲,同时令踝关节背屈,通过此反射可引起足趾背屈、踝背屈、屈髋、屈膝、髋外展外旋(图 8-2-21)。

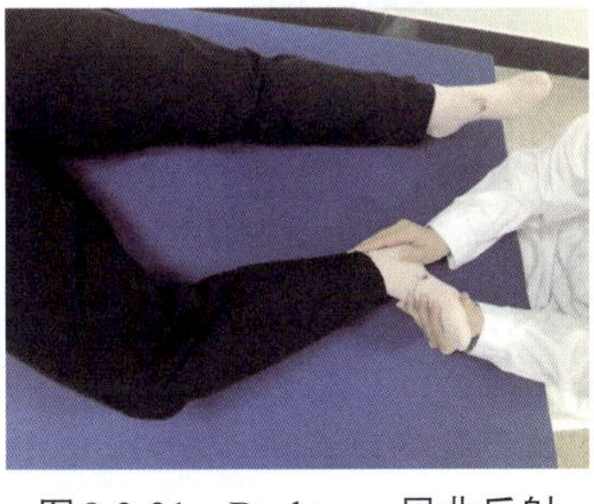

图 8-2-21　Bechterev 屈曲反射

②下肢屈曲诱发足背屈

患者取仰卧位或坐位,屈髋、屈膝,治疗师在患侧膝关节上方施加阻力(使髋关节屈肌与胫前肌收缩),随着肌力的增大,可使其进行等长收缩,同时叮嘱患者做足背屈运动[图 8-2-22(a)]。之后逐渐减小髋、膝屈曲角度，最后在膝关节完全伸展位做足背屈的动作[图8-2-22(b)]。

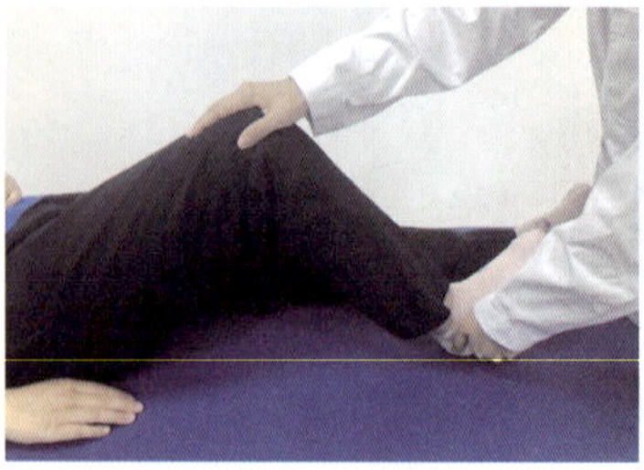
(a)髋膝屈曲，足背屈训练

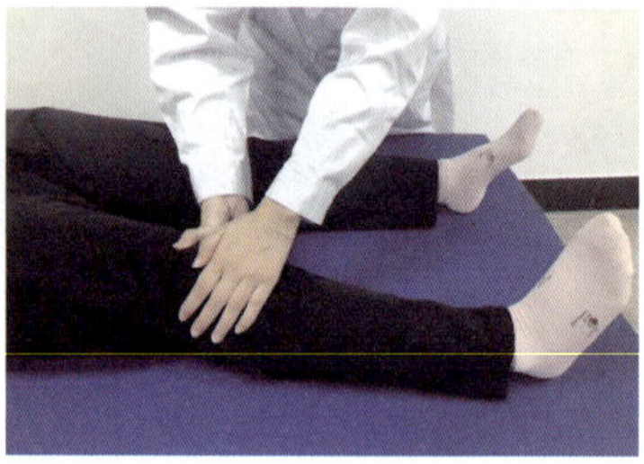
(b)下肢伸展，足背屈训练

图8-2-22　下肢屈曲诱发足背屈

(2)Ⅳ～Ⅴ阶段的训练方法

1)髋、膝、踝同时屈曲，伴髋内收

①卧位

患者取仰卧位，治疗师帮助患者保持患侧足背屈、外翻，在不伴有髋关节外展、外旋的状态下完成髋膝屈曲(图8-2-23)。

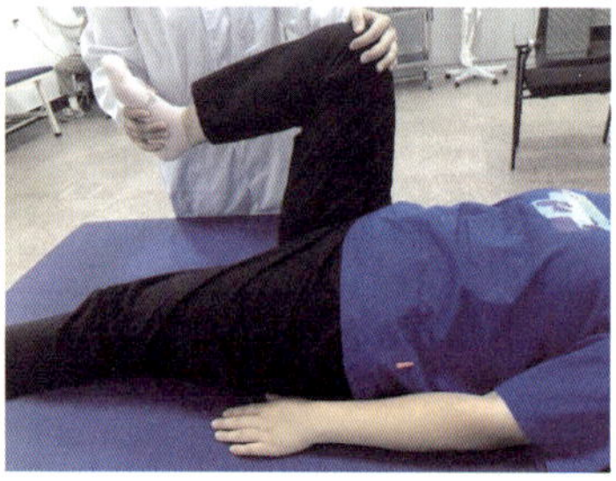

图8-2-23　卧位抑制屈曲共同运动

②坐位

患者取坐位，患侧髋膝屈曲，不伴有髋关节外展、外旋(图8-2-24)。此动作类似于日常生活中的穿脱裤子及鞋袜的动作。

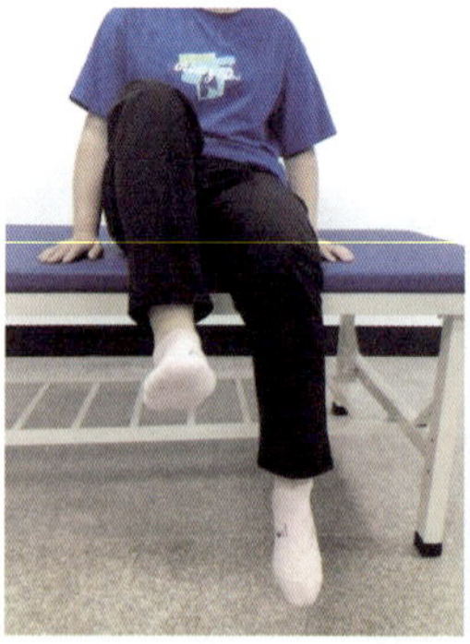

图8-2-24　坐位抑制屈曲共同运动

③站立位

患者取站立位，患腿位于健腿后方，健腿负重，指示患者将患膝靠近健膝，练习髋膝屈曲、髋内收的动作(图8-2-25)。患者在训练时要注意将患足保持在背屈、外翻位。

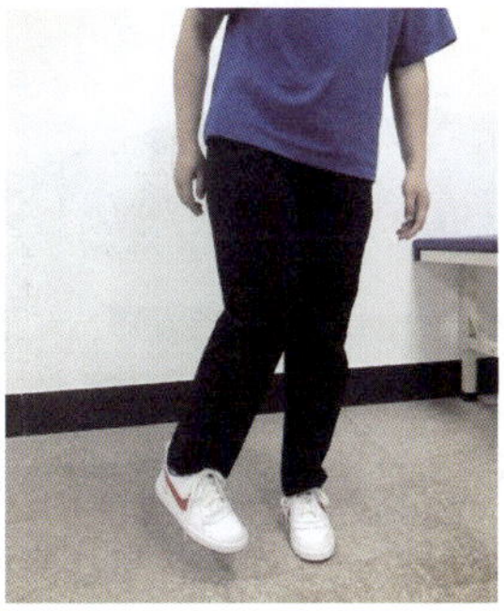

图8-2-25　站立位抑制屈曲共同运动

2）髋伸展、膝伸展、踝背屈

患者取仰卧位。在髋、膝、踝同时屈曲状态下，指示患者伸膝、伸髋，不伴有髋关节内收、内旋[图8-2-26(a)]；也可让患者在髋、膝伸展，踝背屈的体位下，治疗师沿患者下肢长轴加压，做下肢负重的准备性训练[图8-2-26(b)]。

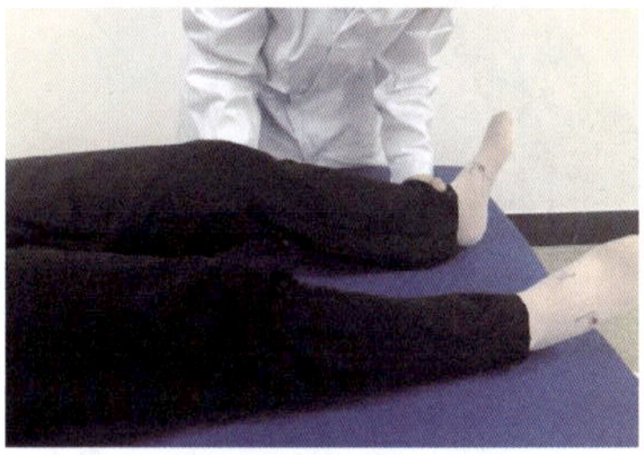

（a）不伴有髋关节内收、内旋

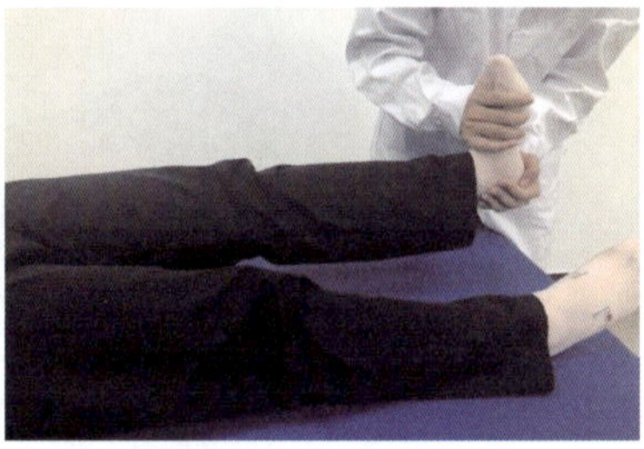

（b）沿下肢长轴加压

图8-2-26　髋、膝伸展，踝背屈

3）髋伸展、膝屈曲、踝背屈

①双腿搭桥

患者取仰卧位，双下肢屈曲，双膝并拢，双足平放在床面上，为避免出现联合反应，可Bobath握手。治疗师可协助固定骨盆，指示患者将臀部抬起，尽量伸髋（图8-2-27）。

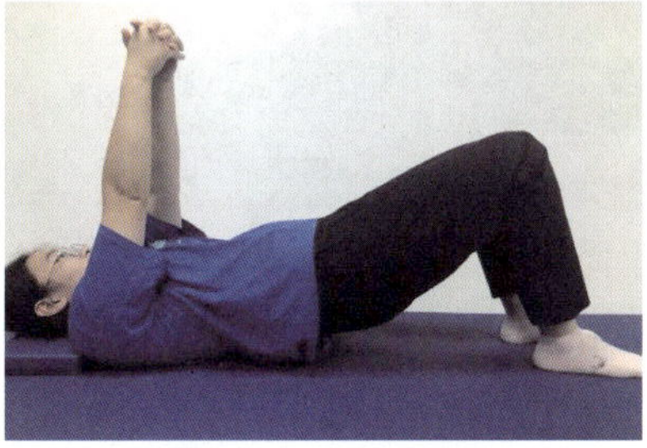

图8-2-27　双腿搭桥

②患腿置于床边的单腿搭桥

患者取仰卧位，患腿置于床边，小腿垂直于床沿外。治疗师向前牵拉股四头肌同时下压，使小腿与地面垂直，足平放在地面（可根据患者小腿长度垫套凳），指示患者抬起骨盆，尽量伸髋，停留片刻后恢复原状，反复进行训练（图8-2-28）。

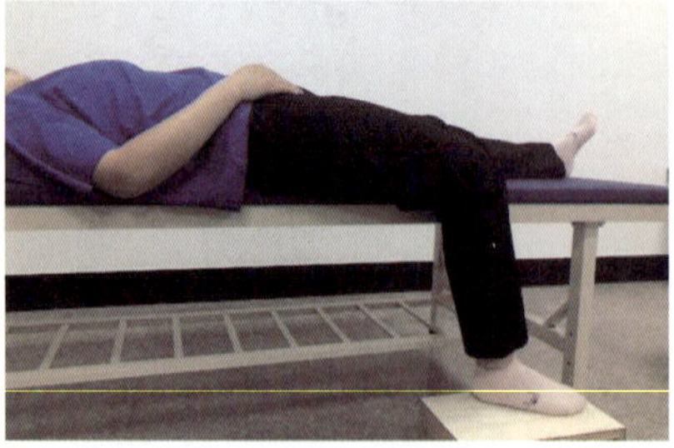

图 8-2-28 床边单腿搭桥

③俯卧位髋伸展、膝屈曲

患者取俯卧位，髋关节充分伸展，完成膝关节屈曲训练，治疗师指示患者保持足背屈（图 8-2-29）。

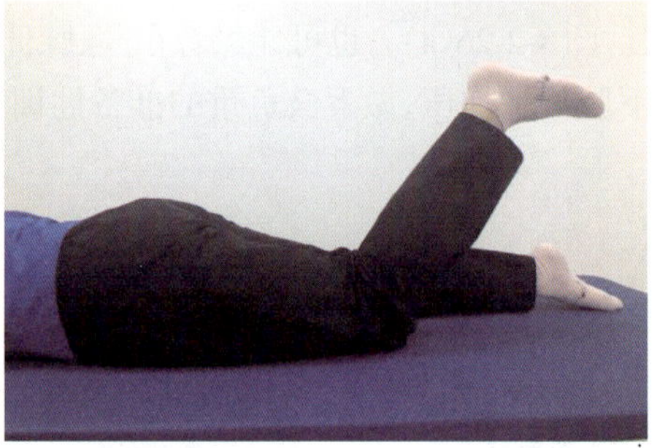

图 8-2-29 俯卧位髋伸展、膝屈曲

4）髋屈曲、膝伸展、踝背屈

患者取仰卧位，治疗师叮嘱患者在患侧膝伸展、踝背屈时，将患腿抬离床面（图 8-2-30）。

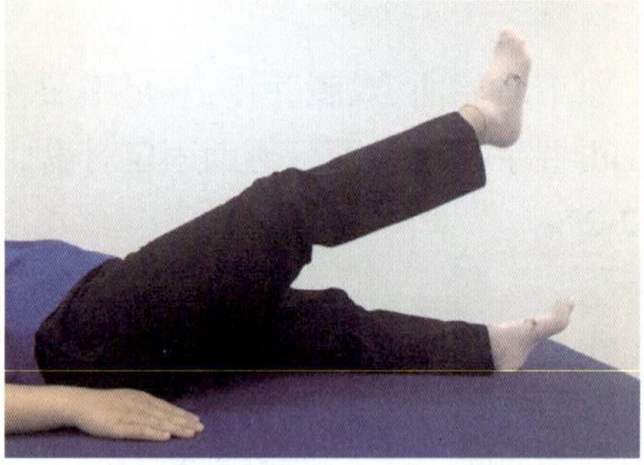

图 8-2-30 髋屈曲、膝伸展、踝背屈

5）踝关节主动跖屈

患者面向墙壁呈站立位姿势，健手轻轻扶墙壁，躯干伸展，髋关节伸展，足跟翘起同时膝关节屈曲，足趾伸展。随着患者能力的增强，可让患者独立在维持平衡状态下反复进行抬足跟的运动（图 8-2-31）。

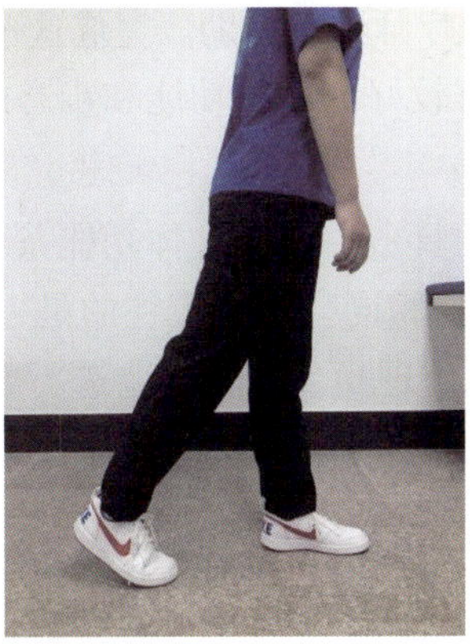

图 8-2-31　踝关节主动跖屈

(3) Ⅵ阶段的训练方法

此阶段要注重下肢协调性、灵活性及耐力的训练，尽量让患者按正常的运动模式完成行走、上下楼梯、绕行障碍物等。

(4) 步行训练

1) 独立步行

独立步行要建立在负重训练的基础上，要有比较好的神经生理学条件作为背景，以控制整个步行过程，以较好的步态保证步行的稳定性和实用性。当患者存在严重的功能障碍时，需要注意提高负重能力，确保安全的步行，同时注意尽量避免障碍的影响，采取代偿的方法。

2) 借助步行

患者达不到独立步行时，可借助拐杖、平行杠、楼道或房间内扶手等步行。开始时较安全、较好的方法是在治疗师的指导下步行，治疗师站在患侧，一手与患者手交叉握住，另一手放在患者腋窝，托住患肩，与患者一起步行。这样除了辅助支撑作用外，还可以控制患者的重心转移、调整步幅、控制节奏，又便于与患者交流，增强患者的信心，提高步行能力。

3) 指导步行

患者刚开始步行时，得到治疗师的帮助会增加勇气。随着治疗的进展，患者就要摆脱治疗师的帮助，慢慢独立步行。但在患者还不能较好地完成步行前，仍需要治疗师的指导，以顺利、安全行走，这就是我们所介绍的指导步行。指导步行是指患者步行时，治疗师对其完成的动作给予指正，比如提醒患者如何控制重心、如何起步、如何控制步幅、如何调整姿势、如何掌握节律、如何纠正膝反张等。治疗师的指导一定要合情合理，不要干扰患者步行的正常进行，正确的部分要给予肯定。

4) 跨越障碍物

当患足能抬离地面后，可考虑进行跨越障碍物训练。开始时要按患者的步幅设计一定间隔、低矮的障碍物。许多偏瘫患者利用屈肌共同运动可完成跨越动作，但需要注意患足着地会不会碰到障碍物、跨越时的节奏等一

温馨提示

○治疗师在工作中要严谨细致、认真负责，不断提高自己的专业素养和技能，具有临床康复思维和整体康复的理念。

系列安全问题，必要时治疗师给予帮助。完成这一动作前要有良好的基础训练，以保证患者在具有较好的肢体功能和步态的情况下完成。

5)上、下台阶

上、下台阶也应该在具备一定的肢体功能条件下进行，指导方法和注意事项基本与跨越障碍物相同。需要记住的是，上台阶时健足先上，下台阶时患足先下，目的是合理负重，正确地进行重心转移，安全地上、下台阶。

(5)自主训练

学生两两分组，交替扮演患者和治疗师，完成下肢训练，并将训练情况记录在表8-2-3中。

表8-2-3　下肢训练情况记录表

训练项目	患者体位	训练要点	患者反应	备注
1.Ⅰ~Ⅲ阶段的训练方法				
屈肌共同运动的引出				
伸肌共同运动的引出				
外展动作的引出				
内收动作的引出				
足背屈动作的引出				
2.Ⅳ~Ⅴ阶段的训练方法				
髋、膝、踝同时屈曲，伴髋内收				
髋伸展、膝伸展、踝背屈				
髋伸展、膝屈曲、踝背屈				
髋屈曲、膝伸展、踝背屈				
踝关节主动跖屈				
3.Ⅵ阶段的训练方法				
4.步行训练				
独立步行				
借助步行				
指导步行				
跨越障碍物				
上、下台阶				

(四)躯干训练

1.知识学习

Brunnstrom对躯干的训练是在早期开始进行的,其训练的主要内容是提高躯干的平衡能力及促进躯干肌肉活动。躯干肌的活动一般是先练屈肌,再练伸肌,最后练旋转肌。

2.技能操作

(1)坐位躯干平衡

1)坐位平衡

多数脑卒中初期的患者都不能独立保持正确坐位,有向患侧倾倒倾向。当患者向患侧倾倒时,健侧躯干肌出现收缩以抵抗进一步倾斜,但这种控制能力往往是有限的,许多患者需要手扶持来保持平衡。训练时,既要提高躯干患侧肌群的控制能力,又要加强健侧躯干肌的训练。

2)诱发平衡反应

坐位时,在保证患者安全的前提下,治疗师用手向前、后、左、右推或拉患者,破坏其平衡状态后使患者重新调整重心,维持平衡。操作前要向患者说明动作的目的和方法。为了保护肩关节,可让患者用健手托住患手,这种姿势还可以避免健手抓握椅子,干扰躯干平衡反应的出现。如患者尚不能主动完成平衡反应,可向患者容易倾斜的方向轻轻加力,以诱发平衡反应。

(2)躯干前屈及侧屈

患者取坐位,用健手托住患手,必要时治疗师托住患侧肘关节。治疗师与患者相对而坐,支持患者双肘,在不牵拉肩关节的情况下,引导患者通过屈髋完成躯干的前屈,同时使患者躯干保持伸展,进一步引导患者重心充分前移,双足负重,为将来站立做准备。当患者主动完成复原为直坐位时,达到了训练伸肌的目的。躯干前屈训练后,练习躯干侧屈,即左侧屈、右侧屈,引导患者在侧屈时注意患腿负重的训练。如患者躯干平衡能力差,患侧膝关节会向外运动(髋关节外展、外旋),这是不利于患腿负重的,治疗师可用自己的膝部给予帮助,使髋关节保持中立位。

(3)躯干旋转

治疗师位于患者身后,双手分别放在两侧的肩峰上,叮嘱患者目视前方。肩向右侧旋转时,头向左侧旋转,反之亦然。为了避免口令造成混乱,也可让患者看着肩部同时做躯干旋转。如果做这些动作时出现混乱,可让患者重新注视前方,然后调整动作。这一活动产生的是躯干—颈—上肢模式,可利用紧张性颈反射、紧张性腰反射诱发肩部的活动。

(4)自主训练

学生两两分组，交替扮演患者和治疗师，完成躯干训练，并将训练情况记录在表8-2-4中。

表8-2-4 躯干训练情况记录表

训练项目	训练要点	训练过程
1. 坐位躯干平衡		
坐位平衡		
诱发平衡反应		
2. 躯干前屈及侧屈		
3. 躯干旋转		

检查评估

(1)评估准备

在操作前，需要与患者及陪护人员充分沟通，询问病史及相关辅助检查结果，充分了解患者的康复期望，正确评估患者现有的功能情况，结合患者具体情况，确定训练方案。Brunnstrom技术训练前，需要准备好相关训练设备，见表8-2-5。

表8-2-5 Brunnstrom技术训练常用设备

序号	设备名称	备注
1	PT床	可升降
2	PT凳	
3	治疗椅	带靠背

(2)实施评估

对本任务的学习情况进行检查，并将相关内容填写在表8-2-6中。

表8-2-6 Brunnstrom技术训练检查表

检查项目	操作是否合格	结果点评
1. 上肢训练		
Ⅰ~Ⅲ阶段的训练方法		
屈肌共同运动的引出	是□ 否□	

续表

检查项目	操作是否合格	结果点评
伸肌共同运动的引出	是□ 否□	
双侧抗阻划船样动作	是□ 否□	
利用类似Raimiste反应引起患侧胸大肌联合反应促进伸肘	是□ 否□	
利用挤腰动作进一步促进伸肘	是□ 否□	
半随意伸肘	是□ 否□	
Ⅳ～Ⅴ阶段的训练方法		
手背触后腰	是□ 否□	
肩0°，肘关节屈曲90°，前臂旋前、旋后	是□ 否□	
肩关节屈曲90°，肘关节伸展，上肢前平举	是□ 否□	
肩关节屈曲，肘关节伸展，前臂旋前、旋后	是□ 否□	
肩关节外展90°，肘关节伸展	是□ 否□	
肩关节外展90°，肘关节伸展，前臂旋前、旋后	是□ 否□	
肘关节伸展，前臂中立位，上肢上举过头	是□ 否□	
Ⅵ阶段的训练方法	是□ 否□	
2. 手部训练		
Ⅰ～Ⅲ阶段的训练方法		
诱发抓握	是□ 否□	
诱发手指联合伸展	是□ 否□	
手指的半随意性伸展	是□ 否□	
练习伸腕抓握	是□ 否□	

续表

检查项目	操作是否合格	结果点评
Ⅳ～Ⅴ阶段的训练方法		
拇指分离运动	是□ 否□	
横向抓握	是□ 否□	
随意性手指伸展	是□ 否□	
Ⅵ阶段的训练方法	是□ 否□	
3.下肢训练		
Ⅰ～Ⅲ阶段的训练方法		
屈肌共同运动的引出	是□ 否□	
伸肌共同运动的引出	是□ 否□	
外展动作的引出	是□ 否□	
内收动作的引出	是□ 否□	
足背屈动作的引出	是□ 否□	
Ⅳ～Ⅴ阶段的训练方法		
髋、膝、踝同时屈曲，伴髋内收	是□ 否□	
髋伸展、膝伸展、踝背屈	是□ 否□	
髋伸展、膝屈曲、踝背屈	是□ 否□	
髋屈曲、膝伸展、踝背屈	是□ 否□	
踝关节主动跖屈	是□ 否□	
Ⅵ阶段的训练方法	是□ 否□	
步行训练		
独立步行	是□ 否□	
借助步行	是□ 否□	
指导步行	是□ 否□	
跨越障碍物	是□ 否□	
上、下台阶	是□ 否□	

续表

检查项目	操作是否合格	结果点评
4.躯干训练		
坐位躯干平衡	是□ 否□	
躯干前屈及侧屈	是□ 否□	
躯干旋转	是□ 否□	

任务小结

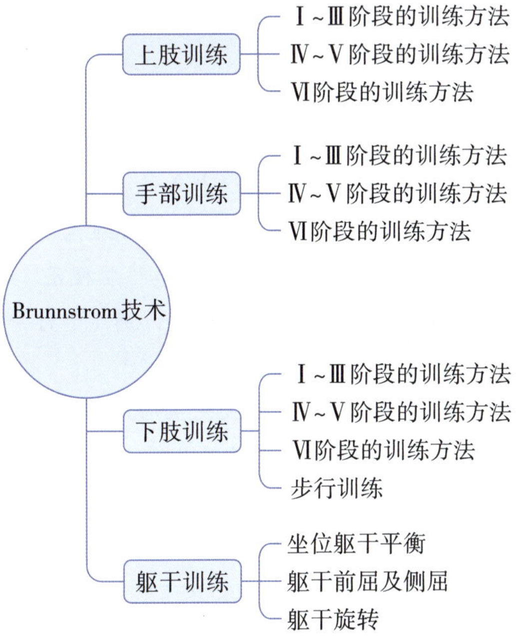

教学资源

微课 PNF技术基本程序

任务三 本体感觉神经肌肉促进(PNF)技术

任务导入

场景:某康复医院运动治疗室。

人物:患者李某、治疗师小刘。

情节:患者李某,3个月前与家人一起室外散步时突然感到左侧肢体无力,遂跌倒,家人即刻联系120送至某医院行颅脑CT检查,显示脑内多发点片状缺血及梗死灶,老年性脑改变,颅内大血管管壁钙化。行核磁检查确定右侧基底节区、右侧放射冠、右侧额顶叶急性脑梗死。根据CT与核磁检查诊断为急性脑梗死。即收入院进行住院治疗,两周后病情稳定转入康复科治疗1个月余后回家。为求进一步康复到医院门诊进行康复治疗。

目前主要功能障碍:左侧偏瘫,上肢无主动运动,下肢出现共同运动Brunnstrom分期Ⅲ期。肌力:左肱二头肌1级,肱三头肌1级,腕手无主动运动;左髂腰肌3级,股四头肌3−级,腘绳肌2级,胫前肌2−级,整体耐力下降。关节活动度检查:左肩有肩关节半脱位,前部脱位1指宽,关节活动受限,余下关节被动活动基本正常。平衡功能:坐位平衡Ⅱ级;站位平衡0级;肢体功能协调差;日常生活中度依赖;左侧肢体深浅感觉障碍。假如你是治疗师小刘,针对患者躯干活动受限的情况,该如何处理?

任务目标

- 能针对患者病例介绍,运用PNF技术对临床常见疾病进行分析。
- 能针对患者功能障碍,掌握PNF技术的目的和方法,完成患者治疗目标及方案的制定。
- 能熟练运用PNF技术,完成患者治疗目标及方案的制定,以及患者肩胛、骨盆、上下肢基本运动模式操作。

任务实施

1.知识学习

(1)肩胛模式

1)前伸、上提

①体位:患者取侧卧位,可使肩胛自由运动并容易增强躯干活动;治疗师站在患者身后,面向患者头侧。

②手接触:治疗师呈蚓状肌手,一手放于肩峰内侧肩部,另一手置于其上,用手指接触患者肩部,不能用手掌接触。

③口令:"向你的鼻子方向耸肩""拉"。

④运动:肩胛骨向上、向前、向外旋(图8-3-1)。

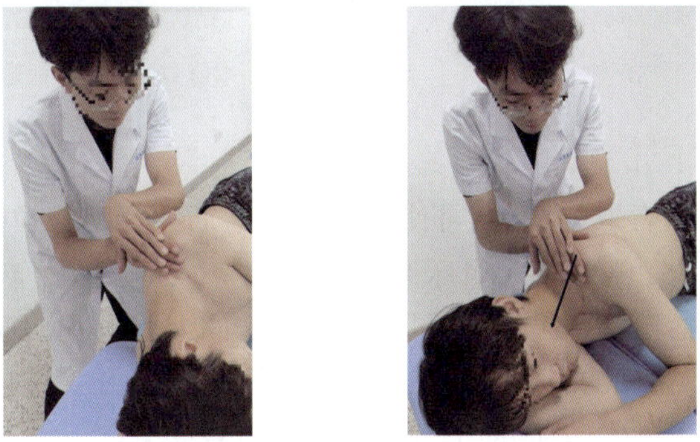

(a)肩胛后缩、下沉　　(b)肩胛前伸、上提

图8-3-1　肩胛模式前伸、上提

肩胛前伸、上提运动模式见表8-3-1。

表8-3-1　肩胛前伸、上提运动模式

关节	起始位	终止位	主要肌肉
肩胛骨	后缩、下沉	前伸、上提	肩胛提肌、前锯肌、菱形肌

2)后缩、下沉

①体位:患者取侧卧位,可使肩胛自由运动并容易增强躯干活动;治疗师站在患者身后,面向患者头侧。

②手接触:治疗师呈蚓状肌手,一手掌根部放在肩胛骨的下角及内侧缘,另一手置于其上,掌心要空。

③口令:"将你的肩胛骨向下顶我的手"。

④运动:肩胛骨向下、向后、向内旋(图8-3-2)。

基础知识

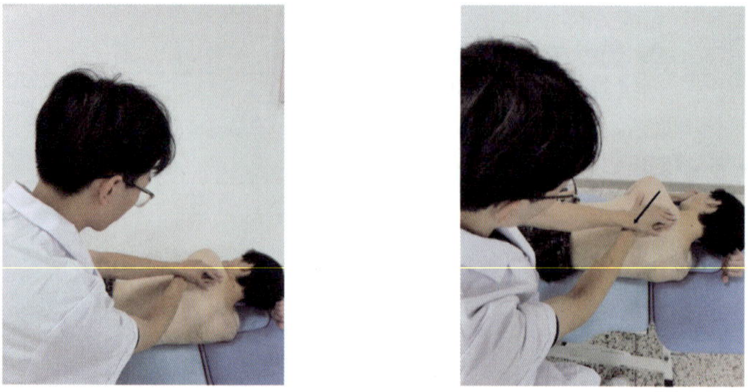

(a)肩胛前伸、上提　　(b)肩胛后缩、下沉

图 8-3-2　肩胛模式后缩、下沉

肩胛后缩、下沉运动模式见表 8-3-2。

表 8-3-2　肩胛后缩、下沉运动模式

关节	起始位	终止位	主要肌肉
肩胛骨	前伸、上提	后缩、下沉	前锯肌(下部)、菱形肌、背阔肌

3)前伸、下沉

①体位：患者取侧卧位，可使肩胛自由运动并容易增强躯干活动；治疗师站在患者头侧，面向患者床面侧髋。

②手接触：治疗师呈蚓状肌手，双手置于冈上肌上，指尖指向肩峰。

③口令："将你的肩胛骨向肚脐方向拉"。

④运动：肩胛骨向前、向下、向外旋(图 8-3-3)。

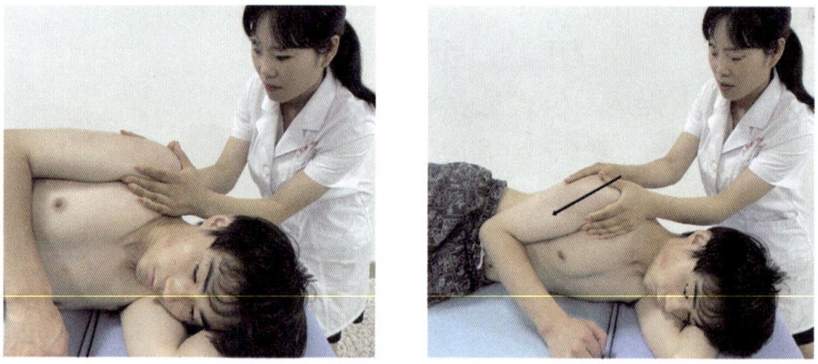

(a)后缩、上提　　(b)前伸、下沉

图 8-3-3　肩胛模式前伸、下沉

肩胛前伸、下沉运动模式见表 8-3-3。

表 8-3-3　肩胛前伸、下沉运动模式

关节	起始位	终止位	主要肌肉
肩胛骨	后缩、上提	前伸、下沉	菱形肌、前锯肌、胸小肌、胸大肌

4)后缩、上提

①体位：患者取侧卧位，可使肩胛自由运动并容易增强躯干活动；治

疗师站在患者身后，面向患者床面侧髋。

②手接触：治疗师呈蚓状肌手，一手置于冈上肌、指尖指向肩峰，另一手置于其上。

③口令："耸肩""推我"。

④运动：肩胛骨向上、向后、向内旋（图8-3-4）。

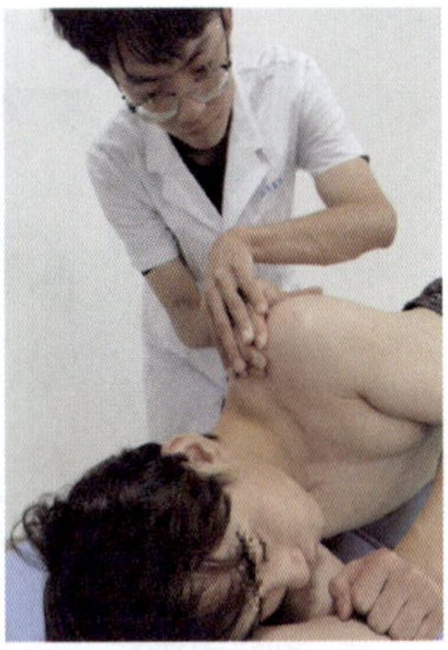

(a)前伸、下沉

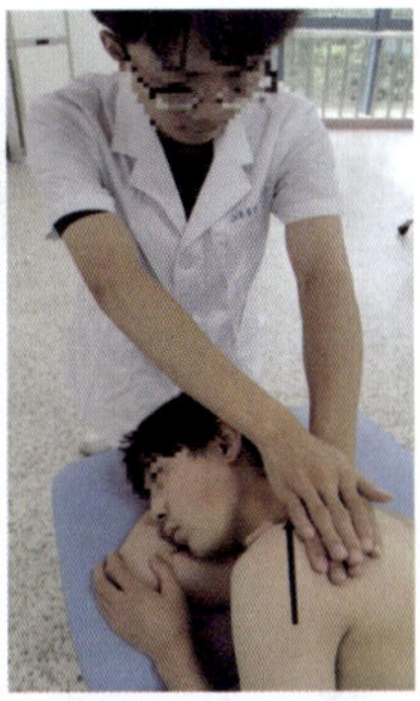

(b)后缩、上提

图8-3-4 肩胛模式后缩、上提

肩胛后缩、上提运动模式见表8-3-4。

表8-3-4 肩胛后缩、上提运动模式

关节	起始位	终止位	主要肌肉
肩胛骨	前伸、下沉	后缩、上提	斜方肌、肩胛提肌

5)自主训练

学生两两分组，交替扮演患者和治疗师，完成PNF肩胛模式操作，并将训练情况记录在表8-3-5中。

表8-3-5 PNF肩胛模式操作情况记录表

训练项目	患者体位	治疗师体位	训练要点	患者反应	备注
1.前伸、上提					
2.后缩、下沉					
3.前伸、下沉					
4.后缩、上提					

(2)上肢模式

1)屈曲、内收、外旋

①体位：患者取仰卧位，靠近治疗床的左边，头部和颈部处于舒适的中立位，上肢置于对角线交叉的中间位，肩和前臂置于旋转的中立位，从手和腕开始活动到近端肩。治疗师站在治疗床的左侧，靠近患者，面向对角线，上肢和手与运动方向一致。

②手接触：治疗师右手接触患者左手掌，拇指在患手桡侧，四指在患手尺侧（第5掌骨），掌心要空。治疗师左手自肘部床面经内侧向上环状抓握肱骨下端，再以与运动相反的方向施加阻力。

③口令："握住我的手，向上拉，越过你的鼻子，亲吻你的上臂（肱二头肌）"。

④运动：在手指屈曲抓握、手腕屈曲和前臂旋后之后，肘保持伸直，肩关节开始屈曲、内收、外旋（图8-3-5）。

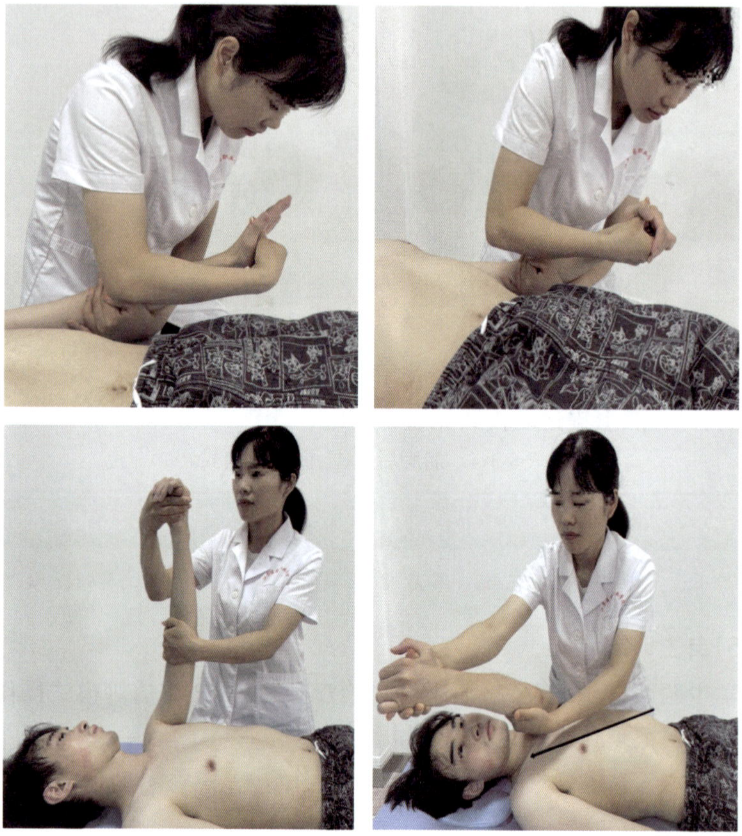

图8-3-5　上肢模式屈曲、内收、外旋

上肢屈曲、内收、外旋运动模式见表8-3-6。

表8-3-6　上肢屈曲、内收、外旋运动模式

关节	起始位	终止位	主要参与肌肉
肩胛骨	后缩、下沉	前伸、上提	斜方肌、前锯肌（上部）
肩	伸展、外展、内旋	屈曲、内收、外旋	胸大肌（上部）、三角肌（前部）、肱二头肌、喙肱肌
肘	伸展	伸展	肱三头肌、肘肌
前臂	旋前	旋后	肱桡肌、旋后肌
腕	尺侧伸展	桡侧屈曲	桡侧腕屈肌

续表

关节	起始位	终止位	主要参与肌肉
四指	伸展	屈曲	指屈肌(浅肌和深肌)、蚓状肌、骨间肌
拇指	伸展、外展	屈曲、内收	拇屈肌(长肌和短肌)、拇内收肌

2)伸展、外展、内旋

①体位:患者取仰卧位,靠近治疗床的左边,头部和颈部处于舒适的中立位,上肢置于对角线交叉的中间位,肩和前臂置于旋转的中立位,从手和腕开始活动到近端肩。

②手接触:治疗师左手抓握患者的手背,四指在患者尺侧(第5掌骨),拇指在桡侧;右手由内向下环绕肘关节。

③口令:“手指打开,手腕伸展,向下推我的手”。

④运动:在手指打开、手腕伸展、前臂旋前之后,肘关节保持伸展,肩关节伸展、外展、内旋(图8-3-6)。

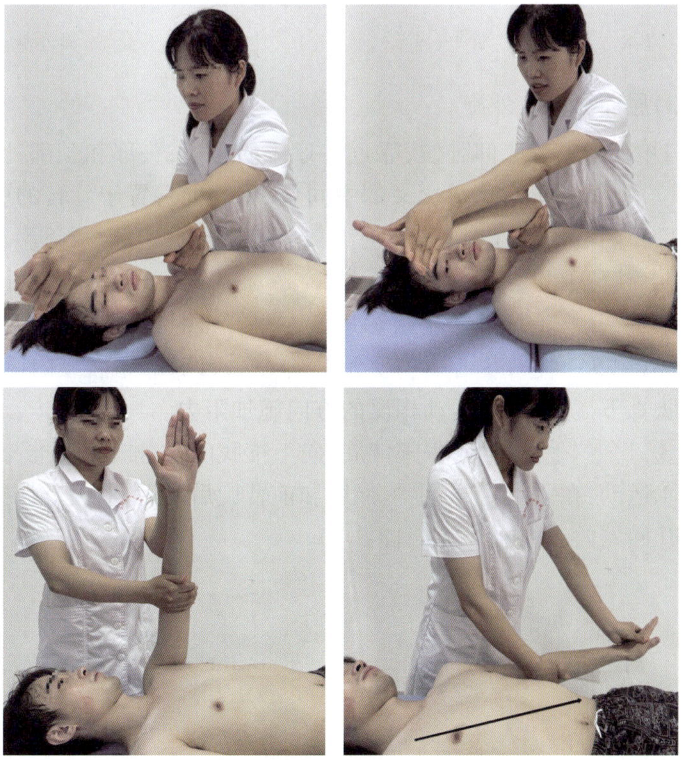

图8-3-6　上肢模式伸展、外展、内旋

上肢伸展、外展、内旋运动模式见表8-3-7。

表 8-3-7 上肢伸展、外展、内旋运动模式

关节	起始位	终止位	主要参与肌肉
肩胛骨	前伸、上提	后缩、下沉	菱形肌
肩	屈曲、内收、外旋	伸展、外展、内旋	背阔肌、三角肌(中、后部)、肱三头肌、大圆肌、肩胛下肌
肘	伸展	伸展	肱三头肌
前臂	旋后	旋前	肱桡肌、旋前肌(圆肌和方肌)
腕	桡侧屈曲	尺侧伸展	尺侧腕伸肌
四指	屈曲	伸展、尺侧偏	指长伸肌、蚓状肌、骨间肌
拇指	屈曲、内收	伸展、外展	拇外展肌(短肌)

3)屈曲、外展、外旋

①体位：患者取仰卧位，靠近治疗床的左边，头部和颈部处于舒适的中立位，上肢置于对角线交叉的中间位，肩和前臂置于旋转的中立位，从手和腕开始活动到近端肩。治疗师站在治疗床的左侧，靠近患者，面向对角线，上肢和手与运动方向一致。

②手接触：治疗师右手接触患者左手背，四指在患手桡侧，拇指在患手尺侧(第5掌骨)，掌心要空。治疗师左手自肘部床面经内侧向上环状抓握肱骨下端，再以与运动相反的方向施加阻力。

③口令："手指打开，手腕伸展，向上推我的手，推、用力推"。

④运动：在手指打开、手腕伸展和前臂旋后之后，肘关节保持伸直，肩关节开始屈曲、外展、外旋(图8-3-7)。

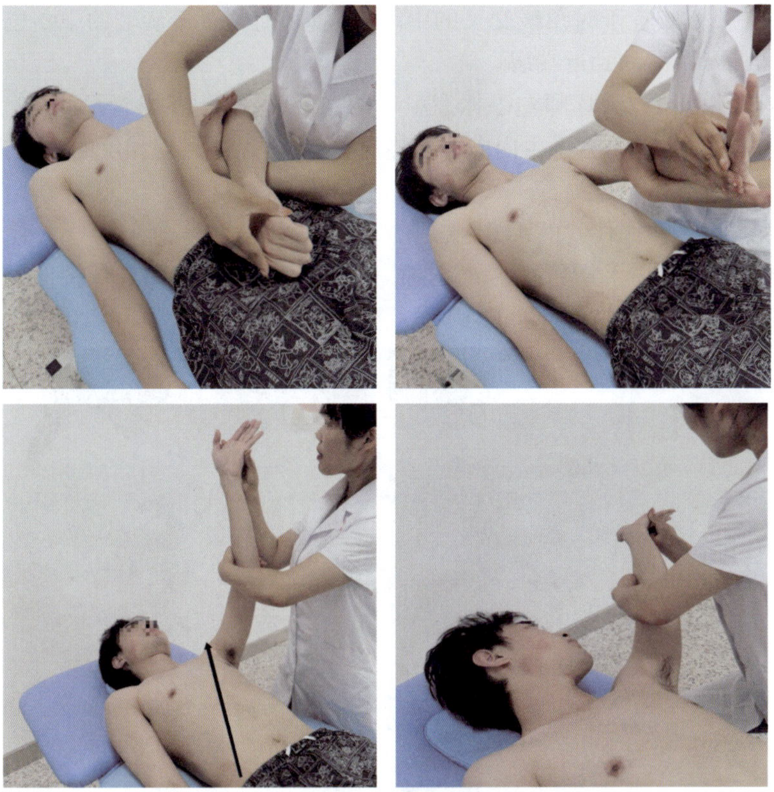

图 8-3-7　上肢模式屈曲、外展、外旋

上肢屈曲、外展、外旋运动模式见表 8-3-8。

表 8-3-8　上肢屈曲、外展、外旋运动模式

关节	起始位	终止位	主要参与肌肉
肩胛骨	前伸、下沉	后缩、上提	斜方肌、肩胛提肌、前锯肌
肩	伸展、内收、内旋	屈曲、外展、外旋	三角肌（前部）、肱二头肌（长头）、喙肱肌、冈上肌、冈下肌、小圆肌
肘	伸展	伸展	肱三头肌、肘肌
前臂	旋前	旋后	肱二头肌、肱桡肌、旋后肌
腕	尺侧屈曲	桡侧伸展	桡侧腕伸肌（长肌和短肌）
四指	屈曲	伸展、桡侧偏	指长伸肌、骨间肌
拇指	屈曲、内收	伸展、外展	拇伸肌（长肌和短肌）、拇长展肌

4）伸展、内收、内旋

①体位：患者取仰卧位，靠近治疗床的左边，头部和颈部处于舒适的

中立位，上肢置于对角线交叉的中间位，肩和前臂置于旋转的中立位，从手和腕开始活动到近端肩。

②手接触：治疗师左手抓握患者的左手掌，拇指在患者尺侧（第5掌骨），四指在桡侧；右手由内向下环绕肘关节，再以与运动相反的方向施加阻力。

③口令："握住我的手，手腕屈曲，向下拉我的手"。

④运动：在手指屈曲、手腕屈曲、前臂旋前之后，肘关节保持伸展，肩关节伸展、内收、内旋（图8-3-8）。

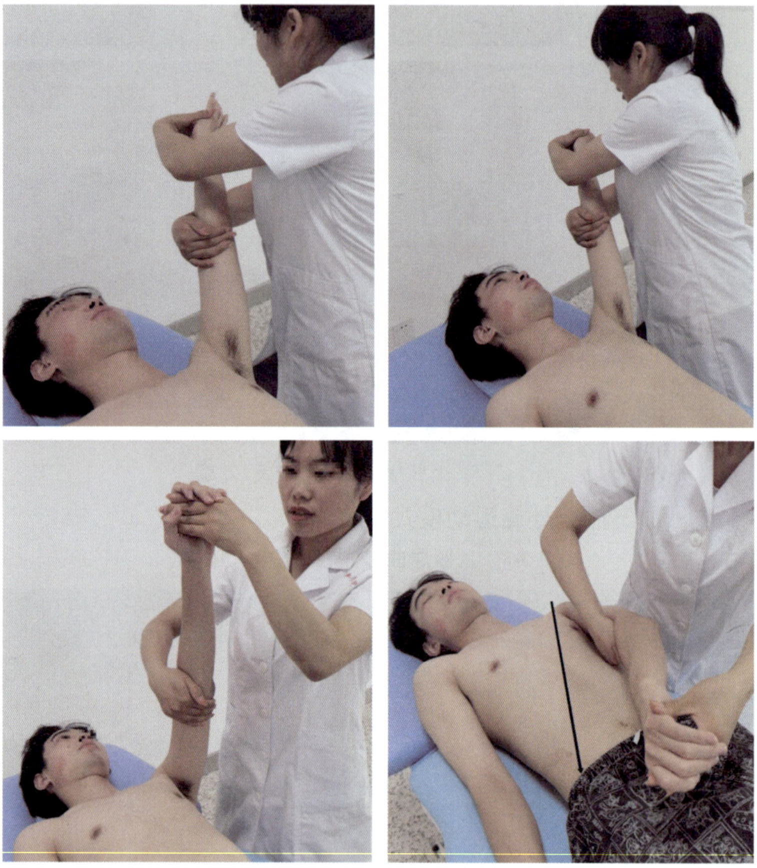

图8-3-8 上肢模式伸展、内收、内旋

上肢伸展、内收、内旋运动模式见表8-3-9。

表8-3-9 上肢伸展、内收、内旋运动模式

关节	起始位	终止位	主要参与肌肉
肩胛骨	后缩、上提	前伸、下沉	前锯肌（下部）、胸小肌、菱形肌
肩	屈曲、外展、外旋	伸展、内收、内旋	胸大肌、大圆肌、肩胛下肌
肘	伸展	伸展	肱三头肌
前臂	旋后	旋前	肱桡肌、旋前肌（圆肌和方肌）

续表

关节	起始位	终止位	主要参与肌肉
腕	桡侧伸展	尺侧屈曲	尺侧腕屈肌
四指	伸展	屈曲、尺侧偏	指屈肌、蚓状肌、骨间肌
拇指	伸展、外展	屈曲、内收、对掌	拇屈肌(长肌和短肌)、拇内收肌、拇对掌肌

5)自主训练

学生两两分组,交替扮演患者和治疗师,完成PNF上肢模式操作,并将训练情况记录在表8-3-10中。

表8-3-10 PNF上肢模式操作情况记录表

训练项目	患者体位	治疗师体位	训练要点	患者反应	备注
1.屈曲、内收、外旋					
2.伸展、外展、内旋					
3.屈曲、外展、外旋					
4.伸展、内收、内旋					

(3)骨盆模式

治疗目的:训练骨盆的运动和稳定;促进躯干的运动和稳定;训练功能性活动(翻身等);促进腿的运动和稳定;可以间接地扩散治疗上部躯干和颈部。

1)前伸、上提

①体位:患者取侧卧位;治疗师站在患者身后,面向患者下面的肩。

②手接触:治疗师一手呈蚓状肌手,四指置于髂前上棘的前半部,另一手置于其上。

③口令:“向上提骨盆”“上提”。

④运动:骨盆向前上移动,但不伴有前或后倾斜,使上面躯干的前面缩短(图8-3-9)。

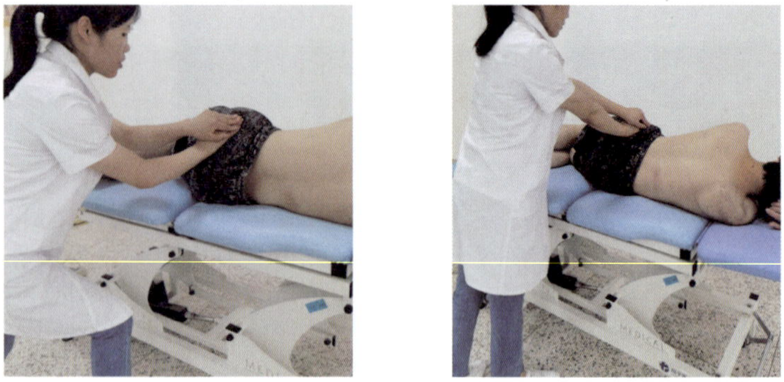

图8-3-9　骨盆模式前伸、上提

骨盆前伸、上提运动模式见表8-3-11。

表8-3-11　骨盆前伸、上提运动模式

关节	起始位	终止位	主要参与肌肉
骨盆	后缩、下沉	前伸、上提	腹外斜肌、腹内斜肌

2)后缩、下沉

①体位:患者取侧卧位;治疗师站在患者身后,面向患者下面的肩。

②手接触:治疗师一手掌根部放于坐骨结节上,另一手置于其上。

③口令:“向下往我手上坐”“向下”。

④运动:骨盆向后下移动但不伴有倾斜,上面的躯干拉长而不改变腰椎前凸(图8-3-10)。

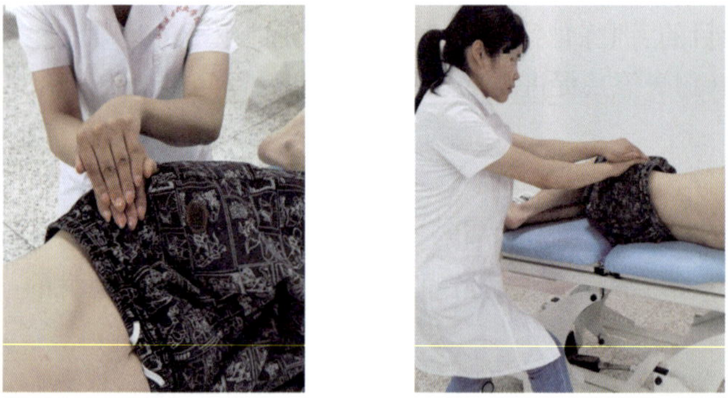

图8-3-10　骨盆模式后缩、下沉

骨盆后缩、下沉运动模式见表8-3-12。

表8-3-12　骨盆后缩、下沉运动模式

关节	起始位	终止位	主要参与肌肉
骨盆	前伸、上提	后缩、下沉	对侧腹内斜肌、腹外斜肌

3)前伸、下沉

①体位:患者取侧卧位;治疗师站在患者身后,面向患者约屈曲25°的下面的腿。

②手接触：治疗师一手呈蚓状肌手放于股骨大转子上，另一手置于其上或置于髂前下棘下方。为了便于操作，亦可一手放于患者髂前下棘，另一手放于患者膝关节处。治疗师必须调整患者的腿，使股骨在模式线上。

③口令："向前、向下用力"(用你的膝顶我的手)。

④运动：骨盆向前下移动但不伴有倾斜，同侧躯干拉长而不改变腰椎前凸(图8-3-11)。

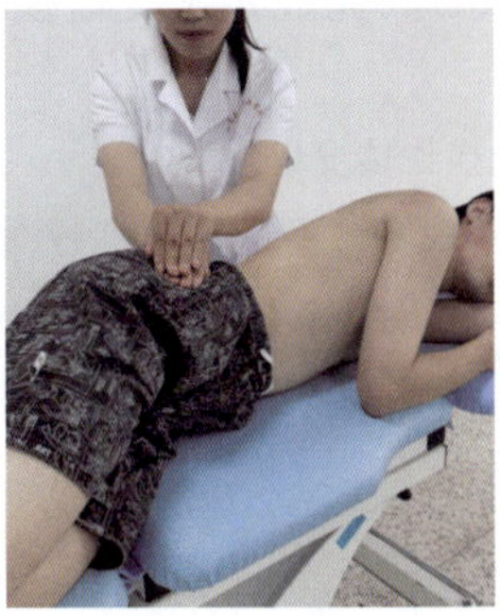

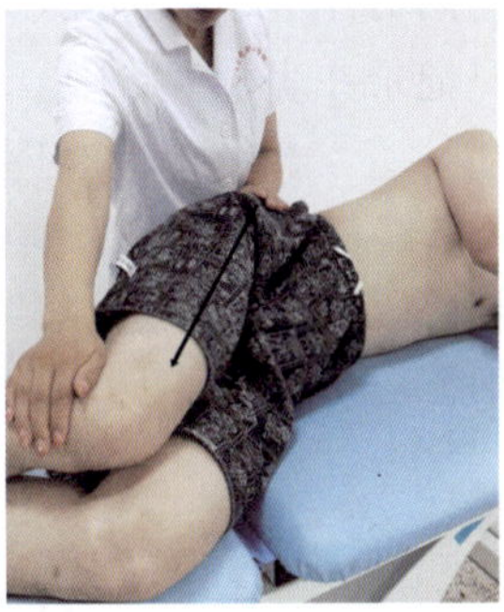

图8-3-11　骨盆模式前伸、下沉

骨盆前伸、下沉运动模式见表8-3-13。

表8-3-13　骨盆前伸、下沉运动模式

关节	起始位	终止位	主要参与肌肉
骨盆	后缩、上提	前伸、下沉	对侧腰方肌、背阔肌、髂肋腰肌、胸长肌

4)后缩、上提

①体位：患者取侧卧位；治疗师站在患者身后，面向患者约屈曲25°的下面的腿。

②手接触：治疗师呈蚓状肌手，一手掌根部放于髂嵴中线上和中线稍后，另一手置于其上。

③口令："将你的骨盆向上、向后提，慢慢用力"。

④运动：骨盆向上、向后移动但不伴有倾斜，该侧躯干缩短(图8-3-12)。

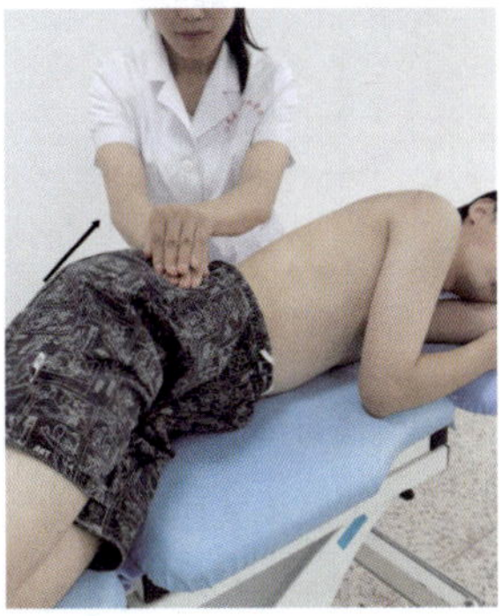

图8-3-12　骨盆模式后缩、上提

骨盆后缩、上提运动模式见表8-3-14。

表8-3-14 骨盆后缩、上提运动模式

关节	起始位	终止位	主要参与肌肉
骨盆	前伸、下沉	后缩、上提	腰方肌、背阔肌、髂腰肌、胸长肌

5)自主训练

学生两两分组,交替扮演患者和治疗师,完成PNF骨盆模式操作,并将训练情况记录在表8-3-15中。

表8-3-15 PNF骨盆模式操作情况记录表

训练项目	患者体位	治疗师体位	训练要点	患者反应	备注
1.前伸、上提					
2.后缩、下沉					
3.前伸、下沉					
4.后缩、上提					

(4)下肢模式

治疗目的:下肢模式主要用于治疗因肌肉无力、不协调及关节活动受限引起的骨盆、腿和足的功能障碍。

1)屈曲、内收、外旋

①体位:患者取仰卧位,尽可能靠近治疗师,脊柱应在中间位、无侧弯或旋转。治疗师站在治疗床一侧,髋朝向对角线,上肢和手与运动线一致。

②手接触:治疗师左手抓握患者的足部内侧缘,拇指在外侧缘施加阻力。右手在大腿内侧缘接近膝关节。

③口令:“勾脚,拉着我的手向上踢,保持膝关节伸直”。

④运动:足和踝关节背屈与外翻,髋关节外旋并屈曲、内收(图8-3-13)。

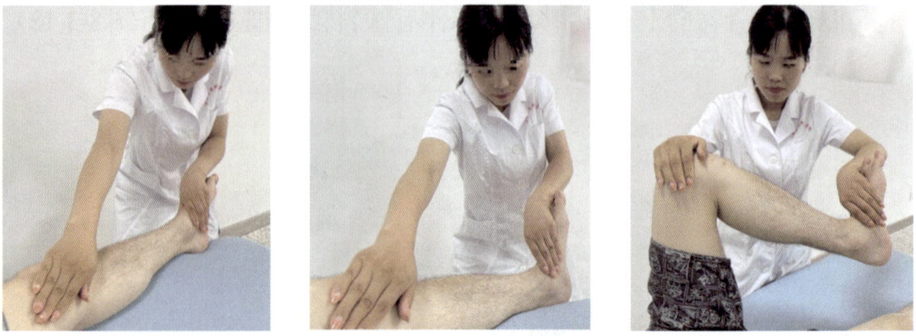

图8-3-13 下肢模式屈曲、内收、外旋

下肢屈曲、内收、外旋运动模式见表8-3-16。

表8-3-16　下肢屈曲、内收、外旋运动模式

关节	起始位	终止位	主要参与肌肉
髋	伸展、外展、内旋	屈曲、内收、外旋	腰大肌、髂肌、内收肌、缝匠肌、耻骨肌、股直肌
膝	伸展	伸展	股四头肌
踝/足	跖屈、外翻	背屈、内翻	胫骨前肌
足趾	屈曲	伸展、内侧偏	肱桡肌、旋后肌

2)伸展、外展、内旋

①体位:患者取仰卧位,尽可能靠近治疗师,脊柱应在中间位、无侧弯或旋转。治疗师站在治疗床一侧,髋朝向对角线,上肢和手与运动线一致。

②手接触:治疗师远端手呈蚓状肌手,掌部垂直于患者足底于跖趾关节处,四指握于足的内侧缘。

③口令:“足趾用力,向下蹬我的手”“大腿向下、向外踢”“膝关节保持伸直”。

④运动:足和踝关节屈曲与外翻,髋关节内旋、伸展(图8-3-14)。

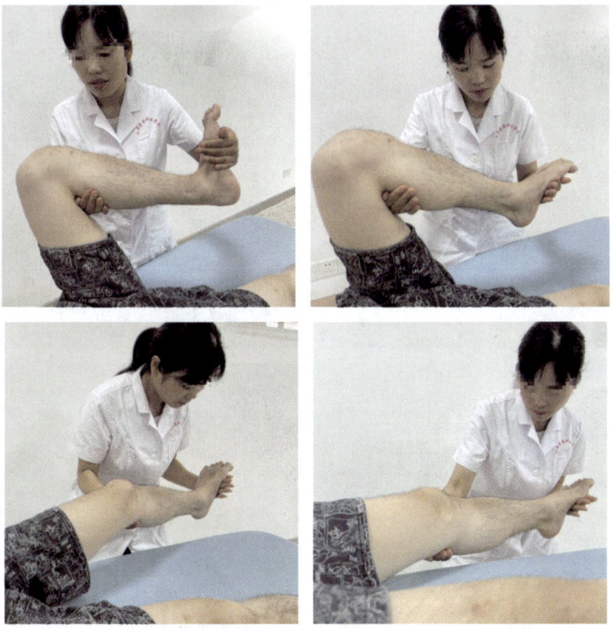

图8-3-14　下肢模式伸展、外展、内旋

下肢伸展、外展、内旋运动模式见表8-3-17。

表8-3-17　下肢伸展、外展、内旋运动模式

关节	起始位	终止位	主要参与肌肉
髋	屈曲、内收、外旋	伸展、外展、内旋	臀中肌、臀大肌(上部)、腘绳肌
膝	伸展	伸展	股四头肌
踝/足	背屈、内翻	跖屈、外翻	腓肠肌、比目鱼肌、腓骨长肌和短肌
足趾	伸展	屈曲	拇屈肌、趾屈肌

3)屈曲、外展、内旋

①体位:患者取仰卧位,尽可能靠近治疗师,脊柱应在中间位、无侧弯或旋转。治疗师站在治疗床一侧,髋朝向对角线,上肢和手与运动线一致。

②手接触:治疗师的左手抓握患者左足背,四指在外侧缘,拇指在内侧缘,施加与运动方向相反的阻力。右手置于患者大腿的前外侧面接近膝关节处,四指在上面,拇指在外侧面。

③口令:"勾脚,勾住我的手,勾紧,抬腿向上、向外"。

④运动:足和踝背屈、外翻时,足趾伸展,髋关节屈曲、外展、内旋(图8-3-15)。

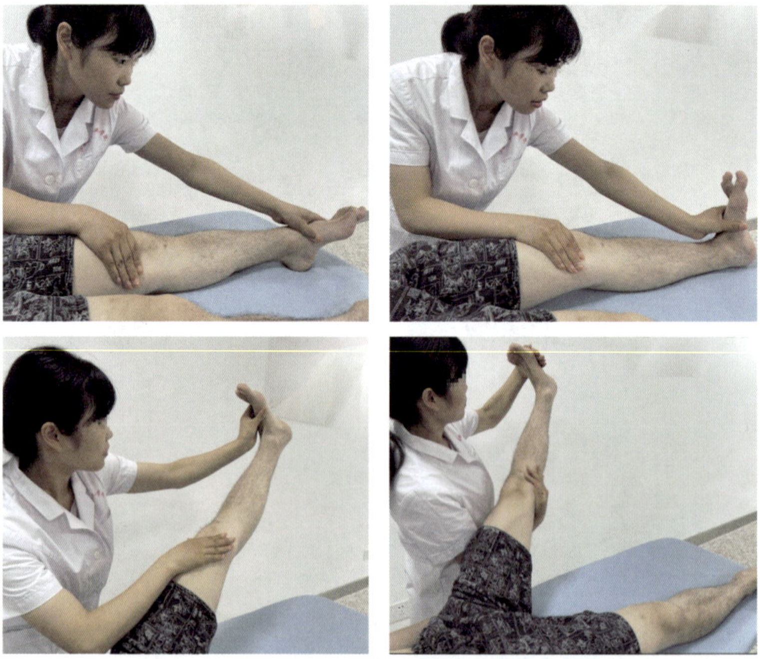

图8-3-15　下肢模式屈曲、外展、内旋

下肢屈曲、外展、内旋运动模式见表8-3-18。

表8-3-18 下肢屈曲、外展、内旋运动模式

关节	起始位	终止位	主要参与肌肉
髋	伸展、内收、外旋	屈曲、外展、内旋	阔筋膜张肌、股直肌、臀中肌(前部)、臀大肌
膝	伸展	伸展	股四头肌
踝/足	跖屈、内翻	背屈、外翻	第3腓骨肌
足趾	屈曲	伸展	拇伸肌、趾伸肌

4)伸展、内收、外旋

①体位:患者取仰卧位,尽可能靠近治疗师,脊柱应在中间位、无侧弯或旋转。治疗师站在治疗床一侧,髋朝向对角线,上肢和手与运动线一致。

②手接触:治疗师左手抓握患者足跖面,拇指置于跖趾关节处以促进足趾屈曲,右手放在大腿下面,由外侧绕到内侧托住大腿的后面。

③口令:“脚趾向下屈曲,脚用力向下蹬我的手”。

④运动:足趾屈曲,足与踝关节跖屈、内翻,髋关节伸展、内收、外旋(图8-3-16)。

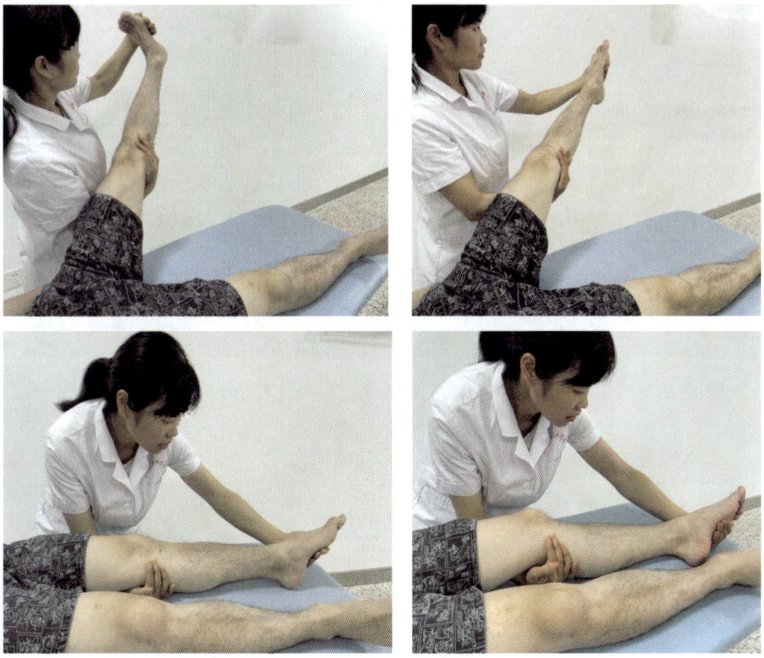

图8-3-16 下肢模式伸展、内收、外旋

下肢伸展、内收、外旋运动模式见表8-3-19。

表 8-3-19 下肢伸展、内收、外旋运动模式

关节	起始位	终止位	主要参与肌肉
髋	屈曲、外展、内旋	伸展、内收、外旋	内收大肌、臀大肌、腘绳肌、外旋肌
膝	伸展	伸展	股四头肌
踝/足	背屈、外翻	跖屈、内翻	腓肠肌、比目鱼肌、胫骨后肌
足趾	伸展	屈曲	拇屈肌、趾屈肌

5)自主训练

学生两两分组,交替扮演患者和治疗师,完成PNF下肢模式操作,并将训练情况记录在表8-3-20中。

8-3-20 PNF下肢模式操作情况记录表

训练项目	患者体位	治疗师体位	训练要点	患者反应	备注
1. 屈曲、内收、外旋					
2. 伸展、外展、内旋					
3. 屈曲、外展、内旋					
4. 伸展、内收、外旋					

2. 技能操作

(1)沟通评估

在操作前,需要与患者沟通,收集评估信息,见表8-3-21。

表 8-3-21 沟通评估(PNF技术)

评估内容	沟通要求	评估过程
简要病史	询问患者基本信息、发病过程、治疗过程	
主要问题	疼痛、功能障碍、心理问题等	
患者迫切要解决的问题	目前最需要解决的问题	

(2)操作准备

在操作前,需要做好必要的准备,见表8-3-22。

表 8-3-22 物料准备(PNF技术)

准备物品	具体要求	准备过程
治疗床	可升降	

续表

准备物品	具体要求	准备过程
PT凳		
治疗椅	带靠背	
枕头		

(3)操作记录

1)肩胛模式

学生两人一组，分组进行肩胛模式前伸、上提，后缩、下沉，前伸、下沉，后缩、上提四种运动模式的操作练习，将操作过程记录在表8-3-23中。

表8-3-23　肩胛模式操作记录

项目	操作步骤	操作过程	是否完成
1. 前伸、上提			是□ 否□
2. 后缩、下沉			是□ 否□
3. 前伸、下沉			是□ 否□
4. 后缩、上提			是□ 否□

2)上肢模式

学生两人一组，分组进行上肢模式屈曲、内收、外旋，伸展、外展、内旋，屈曲、外展、外旋，伸展、内收、内旋四种运动模式的操作练习，将操作过程记录在表8-3-24中。

表8-3-24　上肢模式操作记录

项目	操作步骤	操作过程	是否完成
1. 屈曲、内收、外旋			是□ 否□
2. 伸展、外展、内旋			是□ 否□
3. 屈曲、外展、外旋			是□ 否□
4. 伸展、内收、内旋			是□ 否□

3)骨盆模式

学生两人一组，分组进行骨盆模式前伸、上提，后缩、下沉，前伸、下沉，后缩、上提四种运动模式的操作练习，将操作过程记录在表8-3-25中。

表8-3-25　骨盆模式操作记录

项目	操作步骤	操作过程	是否完成
1. 前伸、上提			是□ 否□

续表

项目	操作步骤	操作过程	是否完成
2.后缩、下沉			是□ 否□
3.前伸、下沉			是□ 否□
4.后缩、上提			是□ 否□

4)下肢模式

学生两人一组，分组进行下肢模式屈曲、内收、外旋，伸展、外展、内旋，屈曲、外展、内旋，伸展、内收、外旋四种运动模式的操作练习，将操作过程记录在表8-3-26中。

表8-3-26 下肢模式操作记录

项目	操作步骤	操作过程	是否完成
1.屈曲、内收、外旋			是□ 否□
2.伸展、外展、内旋			是□ 否□
3.屈曲、外展、内旋			是□ 否□
4.伸展、内收、外旋			是□ 否□

检查评估

学生按照表8-3-23、表8-3-24、表8-3-25、表8-3-26中的PNF操作项目进行自我检查，并将检查结果和自我点评记录在表8-3-27中。

表8-3-27 检查记录表(PNF技术)

序号	检查项目	检查结果	自我点评
1	是否穿实训服并保持服装整洁	是□ 否□	
2	操作前是否洗净双手	是□ 否□	
3	是否向患者作自我介绍	是□ 否□	
4	使用治疗床、PT凳等设备、工具前是否进行安全检查	是□ 否□	
5	是否按照标准步骤进行操作	是□ 否□	
6	是否按时完成操作	是□ 否□	
7	团队协作是否顺畅	是□ 否□	

续表

序号	检查项目	检查结果	自我点评
8	是否询问患者治疗过程中有无不适	是□　否□	
9	服务态度是否和蔼,语言是否亲切	是□　否□	
10	是否完成操作记录	是□　否□	
11	是否向患者交代注意事项	是□　否□	
12	设备、用具及物品是否整理恢复,实训床位是否整理干净	是□　否□	

任务小结

- 本体感觉神经肌肉促进(PNF)技术
  - 知识学习
    - 肩胛模式
      - 前伸、上提
      - 后缩、下沉
      - 前伸、下沉
      - 后缩、上提
    - 上肢模式
      - 屈曲、内收、外旋
      - 伸展、外展、内旋
      - 屈曲、外展、外旋
      - 伸展、内收、内旋
    - 骨盆模式
      - 前伸、上提
      - 后缩、下沉
      - 前伸、下沉
      - 后缩、上提
    - 下肢模式
      - 屈曲、内收、外旋
      - 伸展、外展、内旋
      - 屈曲、外展、内旋
      - 伸展、内收、外旋
  - 技能操作
    - 沟通评估
    - 操作准备
    - 操作记录

教学资源

微课 人体运动模式

任务四 Rood技术

任务导入

场景：某康复医院运动治疗室

人物：患者马某、治疗师小唐

情节：患者马某于2022年6月23日晨起出现左下肢走路乏力，当时无意识障碍。在当地医院就诊，头部MRI检查显示：右侧额叶、顶叶脑梗死。住院期间给予营养神经及改善循环治疗。起病后第2日出现左上肢无力，且症状逐渐加重，不能独立行走，左上肢不能抬起，伴饮水呛咳及言语不清。遂由当地医院转入上级医院神经内科治疗，以脑梗死给予脱水、抗凝、抗血小板聚集、清除自由基、改善循环及对症支持治疗。患者病情逐渐稳定，于2022年7月10日转入康复科进行进一步治疗。入院康复评定：双侧肢体改良 Ashworth评分0级；左侧肢体痛觉迟钝；Brunnstrom分期，左上肢、左手、左下肢Ⅱ期；被动关节活动度正常；坐位平衡0级；左侧跟膝胫试验、指鼻试验不能完成；不能步行；ADL评分为20分，生活完全依赖。

诊断：1.脑卒中(右侧额叶)；2.左侧偏瘫；3.运动性失语。

假如你是治疗师小唐，针对该患者左侧肢体肌张力低下、感觉减退，该如何处理？

任务目标

- 能掌握Rood技术定义、主要内容、基本技术。
- 能按照康复治疗技术操作规范，熟练Rood技术的促进和抑制方法的具体操作。
- 能熟练运用Rood技术的促进和抑制方法，并能理论结合实际，应用到临床康复治疗中。

任务实施

1.知识学习

(1)基本技术

Rood技术主要分为促进技术和抑制技术,通过触摸、叩击、牵拉、挤压等方式刺激皮肤、肌肉、肌腱,起到兴奋和抑制肌肉反应的作用。根据刺激的部位不同、手法的轻重、速度的快慢、时间的长短等,所起的作用也不一样。例如,轻叩、轻触、用力挤压、短时间冰敷、轻快地牵拉等能起促进兴奋的作用;而轻度地挤压、温热刺激、持续牵拉等则起抑制作用。

常用刺激工具:各种类型和不同硬度的刷子;振动器;-17~-12℃的冰;橡胶用品;圆棒;压舌板;婴儿舔弄的玩具;各种诱发嗅觉的气味和物品;沙袋;等等。

促进技术操作实施适用于需要提高神经肌肉兴奋性的运动障碍,如脑卒中的急性期、弛缓型脑瘫、脑外伤后的弛缓性瘫痪等。具体操作实施内容见表8-4-1。

表8-4-1　促进技术

项目	实施内容
触觉刺激	快速擦刷、轻触摸和轻叩皮肤
温度刺激	快速的冰刺激
本体感觉刺激	牵拉肌肉,叩击、拍打肌腱或肌腹,挤压关节或骨突处
特殊感觉刺激	视觉、听觉

1)触觉刺激

常用的有快速擦刷、轻触摸和轻叩皮肤。

①快速擦刷:徒手或使用软毛刷在皮肤表面快速擦刷3~5 s,然后观察肌肉反应。此法适用于意识水平较低而需要运动的患者,若无反应,则可重复擦刷3~5次。擦刷最好是自下而上逆毛进行,也可以来回擦刷。用软毛刷擦刷前臂外侧皮肤,可诱发手指伸展[图8-4-1(a)];用软毛刷擦刷小腿远端前外侧皮肤,可引起踝背屈反应[图8-4-1(b)]。

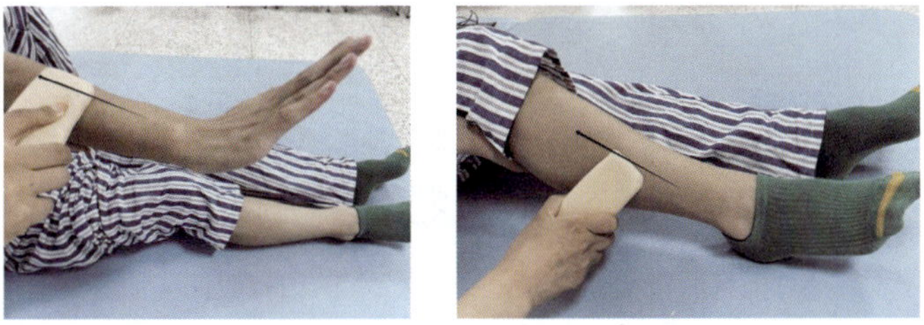

(a)擦刷前臂外侧　(b)擦刷小腿远端前外侧

图8-4-1　快速擦刷

基础知识

②轻触摸：用轻手法触摸手指或足趾间的背侧皮肤、手掌或足底部，引起受刺激肢体的回缩反应，对这些部位的反复刺激则可引起交叉性反射性伸肌反应。如用手轻触摸患者患侧手背部皮肤，可诱发患者的伸指运动。

③轻叩皮肤：会引起与上述方法相类似的效果。

2)温度刺激

常用快速的冰刺激，因为冰具有与快速擦刷和轻触摸相同的作用。所用的冰是刚从冰箱里取出带白霜的(冰温度-17~-12℃)。瞬间的寒冷刺激可使组织的兴奋性增高，因此，使用冰块时只能在局部且短时间放置，一般是3~5 s。如在患肢足趾间夹冰块可使足趾松开、背伸；用冰块刺激患肢足背外侧可诱发下肢的屈曲运动；刺激患者软腭、咽后壁等处可诱发吞咽反射。由于冷刺激可以引起交感神经的保护性反应(血管收缩)，因此应避免在背部脊神经后支分布区刺激。

3)本体感觉刺激

常用的有牵拉肌肉，叩击、拍打肌腱或肌腹，挤压关节或骨突处等。

①牵拉肌肉：轻快地牵拉肌肉可引起即刻的收缩反应。通过牵拉肌肉，可促进牵拉肌肉的收缩而抑制其拮抗肌群。如牵拉腕伸肌诱发伸腕，牵拉足背屈肌诱发足背屈(图8-4-2)。

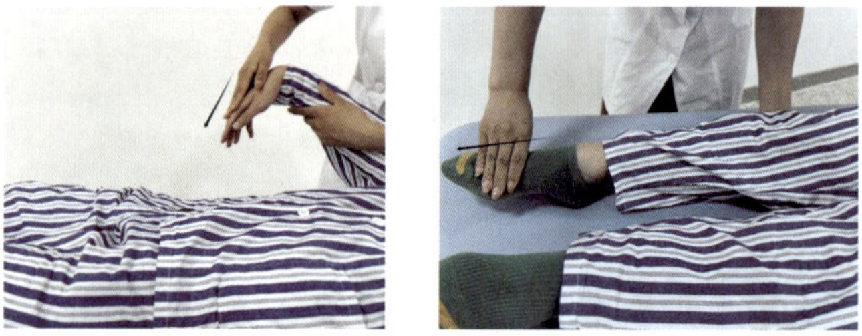

(a)牵拉腕伸肌诱发伸腕　　(b)牵拉足背屈肌诱发足背屈

图8-4-2　牵拉肌肉

②叩击、拍打肌腱或肌腹：快频率地叩击、拍打肌腱或肌腹，可引起与牵拉肌肉相同的效果。用于患者随意肌收缩开始之前和完成收缩的过程中，可增强骨骼肌的紧张度。拍打肱三头肌可促进患者肘关节伸展[图8-4-3(a)]；拍打股四头肌可促进膝关节伸展[图8-4-3(b)]；叩击患侧下肢足背外侧，可促进踝关节的背伸和外翻。

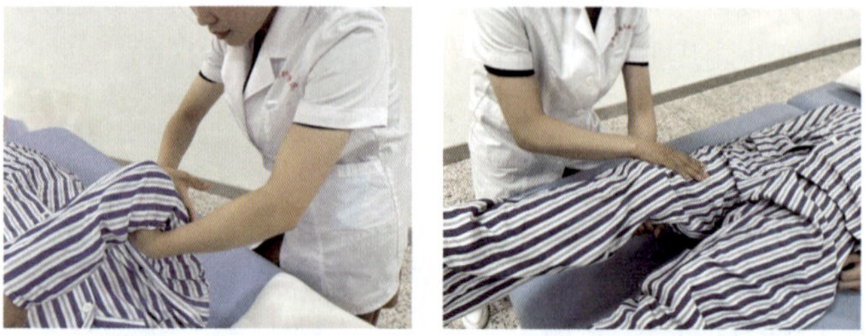

(a)拍打肱三头肌　　(b)拍打股四头肌

图8-4-3　叩击、拍打肌腱或肌腹

③挤压关节或骨突处：用力挤压关节可引起关节周围肌肉的协同收

缩,如脑卒中患者采用手膝位、肘膝位等负重体位诱发肌肉收缩,提高关节周围肌肉的活动能力。挤压骨突处,如让患者取膝立仰卧位,用虎口用力挤压踝部,可诱发踝关节运动(挤压跟骨外侧,可促进踝背屈运动;挤压跟骨内侧,可促进踝跖屈运动)。

4)特殊感觉刺激

常用的有视觉、听觉等。

①视觉:光线明亮、色彩鲜艳的环境可以产生促进效应。

②听觉:节奏性强的音乐具有易化作用,治疗者说话的音调和语气也可影响患者的动作、行为,高频率、有节奏、富于激情的语言,有利于感染和激发患者的主动运动。

(2)抑制技术

抑制技术操作实施常用的有轻轻的关节挤压、背部轻叩加轻压和缓慢牵伸肌肉,可降低全身肌群的张力,中等温热敷10~20 min、加压肌腱部分、长时间冰水浸泡、对抗痉挛的肢位等均可抑制。适用于需要降低神经肌肉兴奋性的运动障碍,如脑卒中后痉挛期、痉挛型脑瘫、脑外伤后的痉挛性瘫痪等。具体操作实施内容见表8-4-2。

表8-4-2 抑制技术操作内容

项目	实施内容
温度刺激	温热刺激、持续冷刺激
本体感觉刺激	持续牵拉、压迫肌腱、挤压关节
其他方法	旋转躯干、摆动肢体
特殊感觉刺激	舒缓的催眠曲,光线黯淡、色彩单调的环境,轻柔、缓慢、低频率的语言

1)温度刺激

常用的有温热刺激或持续冷刺激。

①温热刺激:在室温20~25℃、水温27~30℃的条件下进行温热刺激,可以舒缓肌肉、缓解痉挛。可采用温水浸浴、温热袋敷等方法,一般10~20 min。

②持续冷刺激:使用持续冷刺激可对局部神经组织起到抑制作用,如在肢体局部放置冰块或者将肢体浸入冰水中,一般30s后可以使痉挛的肌肉出现抑制。

2)本体感觉刺激

常用的有持续牵拉、压迫肌腱或肌腹、挤压关节等。

①持续牵拉:持续牵拉肌肉可延伸肌肉长度(塑性延长为主)、缓解痉挛。常采用小重量、较长时间的方式,可徒手或利用矫形器进行。如肘屈

肌痉挛严重的患者，可徒手进行肘屈肌持续牵拉（图8-4-4），也可使用肘部矫形器固定肘屈肌于肌肉延长位置。

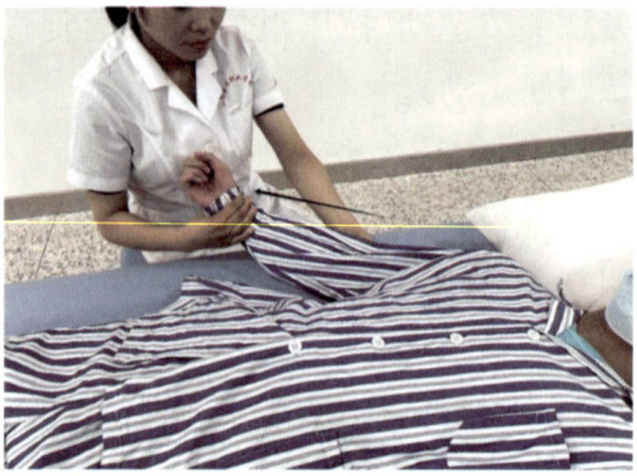

图8-4-4　持续牵拉

②压迫肌腱：对痉挛的肌肉肌腱附着处施加压力，可使痉挛肌肉放松。如徒手对痉挛肌肉进行持续牵拉，同时压迫肌腱，可强化治疗效果。

③挤压关节：轻度地挤压关节，可以降低关节周围的肌肉张力，缓解痉挛。挤压肩部，可用于缓解因肩周肌肉痉挛引起的肩痛，防止肩关节半脱位。治疗时，治疗师站在患者的患侧，一手托其肘部使肘伸直、肩外展；另一手抵住其手部使腕背屈，并沿着上肢的纵轴轻轻挤压肩关节（图8-4-5）。通过挤压背部脊柱两侧的部位，可以放松全身肌肉，用于治疗痉挛型脑瘫的患儿。治疗时，让患儿取俯卧位，治疗师双手交替从后部开始自上而下轻轻挤压，直到骶尾部为止。一般挤压3~5 min即可使紧张的肌肉得以放松。

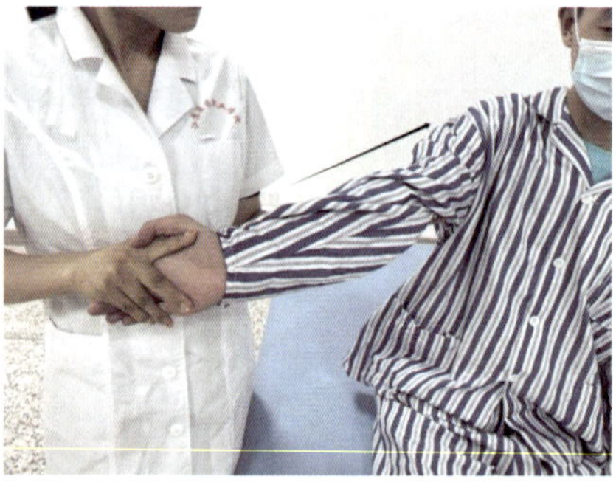

图8-4-5　挤压关节

3）其他方法

常用的有旋转躯干、摆动肢体等。

①旋转躯干：治疗师辅助患者完成躯干旋转，如从仰卧位翻身至侧卧位或俯卧位，或者治疗师对患者进行被动的躯干旋转。此法可用于降低患者躯干伸肌痉挛或屈肌痉挛。

②摆动肢体：通过缓慢摆动患者痉挛的肢体，可以缓解痉挛。患者取仰卧位，治疗师握住患者踝部，上下缓慢摆动患者下肢，可抑制下肢痉挛；患者取坐位，治疗师缓慢摆动患者腕部及前臂，可缓解腕部及前臂肌群痉挛（图8-4-6）。

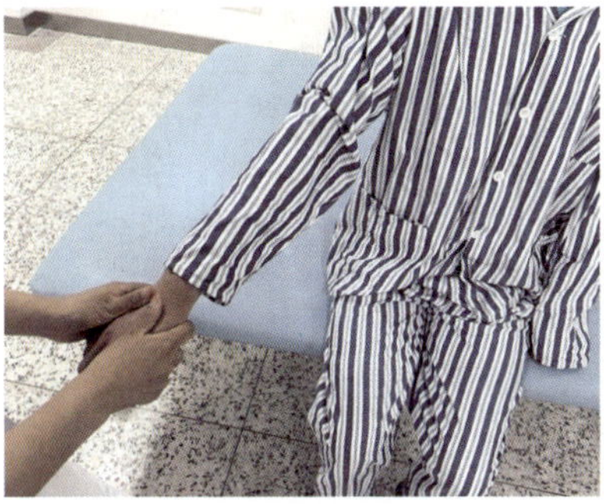

图 8-4-6　摆动肢体

4)特殊感觉刺激

如舒缓的催眠曲，光线黯淡、色彩单调的环境，轻柔、缓慢、低频率的语言，有利于患者的放松。

(3)临床应用

Rood 技术的应用要根据患者的运动障碍的情况加以选择，并按照个体运动控制能力的发育顺序来进行。如对弛缓的肌肉应选用兴奋性手法，而对于痉挛的肌肉则选用抑制性手法。

1)弛缓性瘫痪

对于弛缓性瘫痪，应采取快速、较强的刺激以诱发肌肉的运动，常用的有以下几种方法。

①快速擦刷：对患者患侧手背部皮肤进行快速擦刷，促进手指伸直；对上肢的前臂伸侧皮肤进行擦刷，诱发腕背伸运动；对下肢的小腿远端前外侧皮肤进行擦刷，诱发踝背屈运动。

②轻触摸：轻触摸前臂伸侧远端的皮肤及小腿远端前外侧皮肤可引起与快速擦刷相同的效果。

③冰刺激：对患肢足背外侧进行 3~5 s 的冰刺激，可引起下肢的反射性回缩，产生屈曲运动。

④牵拉肌肉：快速牵拉肱三头肌，诱发伸肘运动，发放指令，要求患者主动伸展肘关节；快速牵拉腕背伸肌，发放指令，要求患者主动进行腕背伸运动。

⑤叩击、拍打肌腱或肌腹：叩击股四头肌肌腱，诱发伸膝运动；拍打肱三头肌肌腹，促进肘关节伸展运动。

⑥远端固定、近端活动：固定肢体远端，对肢体近端施加压力或增加阻力以诱发肌肉收缩，提高肌肉活动能力，增加关节稳定性[图 8-4-7(a)]。采用手膝位姿势，诱发关节周围瘫痪肌肉的收缩[图 8-4-7(b)]。

注意事项

- ○根据患者运动障碍的性质和程度、运动控制能力的不同阶段，由简单到复杂、由低级向高级、由反射运动过渡到随意运动，循序渐进，逐渐进行。
- ○根据治疗目的，选择正确的治疗部位及恰当的刺激方式、刺激时间、刺激频率。
- ○治疗目的应与日常活动动作相结合，通过日常生活活动的反复应用，强化训练功能。
- ○治疗中注意休息，避免患者出现疲劳而对治疗出现抵触情绪。

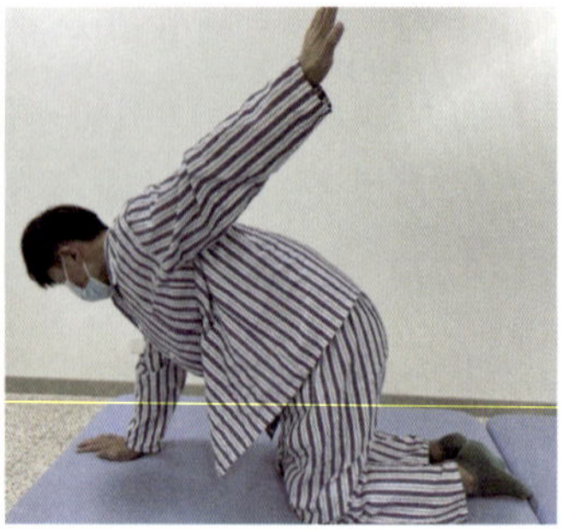
(a)肢体远端固定,近端施加压力

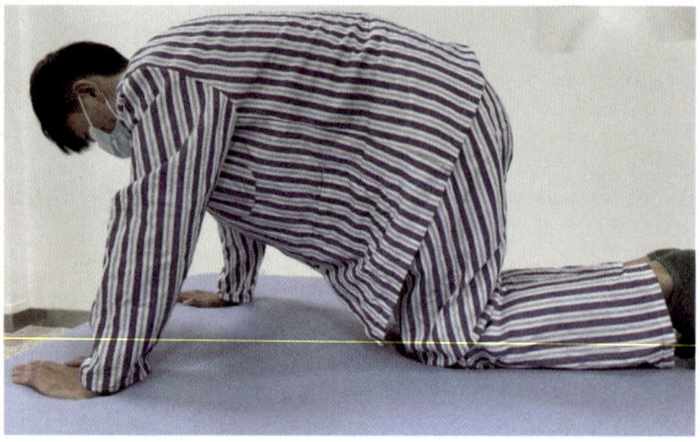
(b)手膝位姿势

图8-4-7　远端固定、近端活动

⑦整体运动:当某一肌群瘫痪时,可通过正常肌群带动肢体的整体运动来促进肌肉无力部位的运动。当一侧肢体完全瘫痪时,可利用健侧肢体带动患肢运动,同样达到整体运动的目的。

2)痉挛性瘫痪

对于痉挛性瘫痪,应采取缓慢、较轻的刺激以抑制肌肉的紧张状态,常用的有以下几种方法。

①温度刺激:让患者进行温水浴或者将痉挛肢体置于温水中,可同时进行被动运动,能有效缓解肌肉痉挛;将痉挛的患肢(如痉挛的手)浸没在冷水或冰水中一定的时间,可以促使痉挛肌肉放松。由于冷刺激会影响患肢的血液循环,应尽量少用,并避免长时间使用。

②缓慢持续地牵拉:对于降低肌张力,此法应用较广。如持续牵拉肱二头肌,以缓解肱二头肌痉挛。

③轻挤压:通过自身体重挤压肩关节,有利于缓解肩关节周围肌肉痉挛。故可以采用正确的肢体负重体位,缓解关节周围肌肉痉挛。从上向下轻轻挤压脑瘫患儿脊柱两侧,有利于缓解躯干痉挛等。

④旋转躯干:患者取仰卧位,治疗师一手置于其肩部,另一手置于其骨盆部位,帮助其缓慢地旋转身体至侧卧位、俯卧位,再帮其翻转回来。如此反复地旋转身体,有利于缓解躯干肌的痉挛。

⑤抵抗痉挛的运动模式:按照个体发育规律,选择适合患者的运动模式。对屈肌张力高的患者宜采用伸展运动模式,对伸肌张力高的患者宜采用屈曲运动模式。例如,针对脑卒中痉挛期患者的上肢屈肌和下肢伸肌张力增高的异常表现,采用手膝位这一抗痉挛模式,以降低上肢的屈肌张力和下肢的伸肌张力。

3)吞咽和发音障碍

对于大脑损伤引起的吞咽和发音障碍,可通过适当的刺激方法诱发或增强肌肉活动以达到治疗目的,常用的方法有以下几种。

①擦刷法:用软毛刷轻快地擦刷患者的面部、上嘴唇、软腭及咽后壁。注意避免刺激下颌部及口腔下部。用手反复地擦刷甲状软骨至下颌下方的皮肤,可引起下颌的上下运动和舌部的前后运动,继而引发吞咽,可用于食物含在口中却不能产生吞咽运动的患者。

①冰刺激：使用瞬间冷刺激诱发或强化吞咽反射，即将冰冻的棉棒蘸少许水，轻轻刺激软腭、腭弓、舌根及咽后壁，然后叮嘱患者做吞咽动作。如果患者出现呕吐反射即应终止刺激；如果患者流涎过多，可对患侧颈部唾液腺进行冷刺激，直到皮肤稍发红为止。一般每日3次，每次10 min。对于张口困难患者，可对痉挛肌肉进行冷刺激，使咬肌放松。

③抗阻吸吮：做吸吮动作时，适当增加阻力，加强口周围肌肉运动。先让患者利用棒棒糖等物品或有洁净指套的手指来练习吸吮，当患者口周肌肉能主动收缩时，再让其练习抗阻吸吮，即让患者用口含住压舌板等物，叮嘱其在拉出含在口中的物品时，试图通过努力收缩口周肌肉，阻止物品被拉出。

4）促进膈肌收缩

对于膈肌运动减弱的患者，通过促进膈肌收缩，扩张胸廓下部，可以改善呼吸功能。常用的方法有以下几种。

①擦刷：按一定方向连续擦刷胸锁乳突肌、腹外斜肌、腹内斜肌、腹横肌等肌群，可使胸部及躯干获得稳定性。注意避免刺激腹直肌，以免限制胸廓的扩张。

②冰刺激：在腹直肌以外的部位进行瞬间冰刺激。

5）整体伸展模式的诱发

①诱发体位：俯卧时，头伸出治疗床外并维持，逐渐过渡到胸廓的一半伸出治疗床外。

②诱发肢体伸展模式：连续擦刷前臂背侧，诱发腕伸肌和拇长伸肌的收缩；连续拍打三角肌后部，诱发上肢伸展；拍打臀大肌部位，诱发伸髋运动；拍打肘后侧上部，诱发肱三头肌收缩，有利于伸肘。

③诱发躯干伸展模式：连续擦刷颈项背部，诱发伸颈；连续拍打肩背部，诱发菱形肌、背阔肌等收缩，有利于扩展胸部。

2.技能操作

（1）沟通评估

在操作前，需要与患者沟通，收集评估信息，见表8-4-3。

表8-4-3　沟通评估（Rood技术）

评估内容	沟通要求	评估过程
简要病史	询问患者基本信息、发病过程、治疗过程	
主要问题	疼痛、功能障碍、心理问题等	
患者迫切要解决的问题	目前最需要解决的问题	

（2）操作准备

在操作前，需要做好必要的准备，见表8-4-4。

注意事项

○对患者进行康复治疗时，要保持热情与耐心，言语亲切，鼓励患者采取积极态度面对每一次训练，以便达到更好的治疗效果。

温馨提示

○通过轻触摸、叩击、牵拉、挤压等方式刺激皮肤、肌肉、肌腱，起到兴奋和抑制肌肉反应的作用。根据刺激的部位不同、手法的轻重、速度的快慢、时间的长短等，所起的作用也不一样。

表8-4-4 物料准备(Rood技术)

准备物品	具体要求	准备过程
刷子	软毛刷、硬毛刷	
冰块	促进技术要求-17~-12℃的冰块，抑制技术无限制	
振动器	振动频率适当，利于诱发神经纤维的应答反应	
压舌板	抑制舌肌紧张	
沙袋	利于固定体位	
治疗床	可升降	
椅子、PT凳	带靠背	
球	各种质量的球	

(3)操作记录

1)促进技术

学生两人一组分组，一人扮演治疗师，另一人扮演患者，交替进行促进技术的项目操作练习，将操作过程记录在表8-4-5中。

表8-4-5 促进技术操作过程

项目	操作步骤	操作过程
触觉刺激		
温度刺激		
本体感觉刺激		
特殊感觉刺激		

2)抑制技术

学生两人一组分组，一人扮演治疗师，另一人扮演患者，交替进行抑制技术的项目操作练习，将操作过程记录在表8-4-6中。

表8-4-6 抑制技术操作过程

项目	操作步骤	操作过程
温度刺激		
本体感觉刺激		
其他方法		
特殊感觉刺激		

检查评估

学生按照表8-4-5、表8-4-6中的Rood技术操作项目进行自我检查，并将检查结果和自我点评记录在表8-4-7中。

表8-4-7　检查记录表（Rood技术）

序号	检查项目	检查结果	自我点评
1	是否穿实训服并保持服装整洁	是□ 否□	
2	操作前是否洗净双手	是□ 否□	
3	是否向患者作自我介绍	是□ 否□	
4	使用治疗床、PT凳等设备、工具前是否进行安全检查	是□ 否□	
5	是否按照标准步骤进行操作	是□ 否□	
6	是否按时完成操作	是□ 否□	
7	团队协作是否顺畅	是□ 否□	
8	是否询问患者治疗过程中有无不适	是□ 否□	
9	服务态度是否和蔼，语言是否亲切	是□ 否□	
10	是否完成操作记录	是□ 否□	
11	是否向患者交代注意事项	是□ 否□	
12	设备、用具及物品是否整理恢复，实训床位是否整理干净	是□ 否□	

任务小结

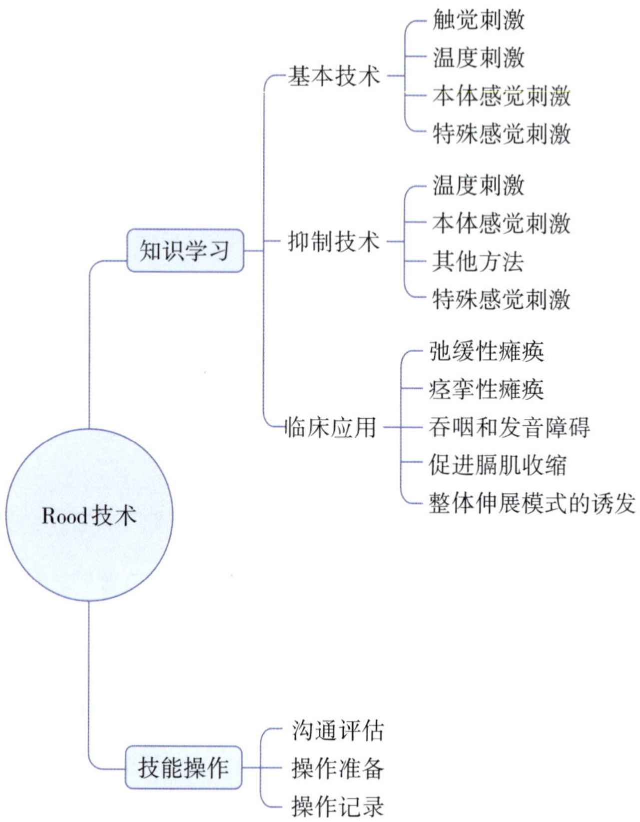
Rood技术
知识学习
基本技术
触觉刺激
温度刺激
本体感觉刺激
特殊感觉刺激
抑制技术
温度刺激
本体感觉刺激
其他方法
特殊感觉刺激
临床应用
弛缓性瘫痪
痉挛性瘫痪
吞咽和发音障碍
促进膈肌收缩
整体伸展模式的诱发
技能操作
沟通评估
操作准备
操作记录

情境九
其他训练

情境介绍

本情境训练项目包括运动再学习、软组织帖扎技术、强制性运动三项任务。运动再学习技术是以作业或功能为导向，在强调患者主动参与和认知重要性的前提下，按照科学运动学习方法对患者进行教育、训练以恢复其运动功能的一套完整的方法；软组织贴扎技术是一种将特制的胶布粘贴于体表，以实现保护肌肉骨骼系统、促进运动功能的非侵入性治疗技术，其中重点介绍肌内效贴技术；强制性运动疗法是通过限制健侧肢体的运动，同时对患侧集中进行大量、重复的练习及与日常生活相关的活动训练，并逐渐增加难度，达到恢复功能的目标。

运动再学习工作任务涵盖体位转移、平衡功能、口面功能、步行功能训练的基本原理和技术要点等知识；软组织贴扎技术工作任务涵盖肌内效贴技术的物理特性、作用机制、临床应用、操作要素、贴扎流程、常见疾患的贴扎技术要点等知识；强制性运动工作任务涵盖基本概念、技术特点、强制性限制健肢使用、功能训练、日常活动训练技术要点等知识。

情境目标

- 能分析中枢神经受损患者的功能障碍问题，按照康复治疗技术操作规范，指导并协助中枢神经受损患者完成体位转移、平衡功能、步行功能、上肢功能、口面功能训练。

- 能针对患者四肢和躯干部疾患，正确分析患者的康复问题，选择合理贴扎方法，完成贴扎技术操作。
- 能针对患者患侧肢体不能主动活动，常依赖健肢的具体情况，合理选用强制性运动疗法（CIMT），指导并协助患者完成各种微小动作的强化训练，帮助患者恢复患侧运动功能。

任务一　运动再学习

教学资源

微课　学习运动技巧的基本要素

任务导入

场景：某康复医院运动治疗室

人物：患者李某、治疗师小李

情节：患者李某，男，68岁。患者15天前因“右侧肢体活动不利伴二便失禁2日”入院。颅脑CT显示：左侧基底节区脑出血。患者于神经内科进行治疗后为求进一步康复转入康复病房。

查体：神清，语利，对答基本切题，定向力可。右侧轻微中枢性面瘫。无吞咽障碍。左侧肢体运动、感觉未见明显异常。右侧肢体Brunnstrom分期：上肢Ⅲ期，手Ⅲ期，下肢Ⅱ期。右侧肢体深浅感觉基本正常。患者期望以后可以去公园参加老年乒乓球比赛。假如你是治疗师小李，请为他设计相应的后续治疗方案。

任务目标

- 能分析中枢神经受损患者的功能障碍问题。
- 能按照康复治疗技术操作规范，指导并协助中枢神经受损患者完成体位转移、平衡功能、步行功能、上肢功能、口面功能训练。
- 能指导患者将训练转移到日常生活中。

基础知识

任务实施

(一)体位转移

1.知识学习

(1)正常功能

站起和坐下都是体位转移的形式,用最少的能量消耗,使身体从一个支撑面转移到另一个支撑面。

(2)基本成分

①站起:足向后放置;髋部屈曲,颈和脊柱伸展,使躯干前倾;双膝前移;伸髋、伸膝,站起。

②坐下:髋部屈曲,颈部和脊柱伸展,使躯干前倾;双膝向前运动;屈膝、屈髋,缓慢坐下。

(3)体位分析

脑卒中患者由于患腿缺乏力量,在站起和坐下时,会出现以下问题:

①主要由健腿负重。

②重心不能充分前移,站起困难。

③通过躯干和头部的屈曲代替屈髋、躯干前倾及膝前移,利用上肢前伸代偿向后倾倒。

④患脚不能后移使得患者通过健脚负重站起和坐下。

2.技能操作

体位转移训练情况见表9-1-1。

(1)练习丧失的成分

训练方法:坐位,双脚平放于地面上,患脚稍向后放置,患者屈髋,颈和躯干伸展练习,躯干前倾,双膝前移。患者应该有目的地通过双脚向下、向后推。

(2)练习站起和坐下

①站起。患者双肩和双膝向前,双肩超过脚尖,双下肢同时用力,伸髋、伸膝,练习站起。当膝前移时,治疗师通过从膝部沿着胫骨下推给患者一个通过患脚下踩的概念。

②坐下。躯干伸直,屈髋,同时屈膝,身体前倾,使重心前移至双脚上方,身体逐渐下降,接近座位时,后移坐到位子上。

③增加难度。患者在练习站起和坐下的过程中,停在其运动范围的不同位置,变化方向和改变速度。治疗师指导这些空间和时间的变化。

表9-1-1 体位转移训练情况记录表

训练项目	患者体位	训练要点	患者反应	备注
1.练习丧失的成分				
2.练习站起				
3.练习坐下				

(3)将训练转移到日常生活中

站起和坐下是在日常生活中正常进行的动作。为训练患者的灵活性和适应性,应利用各种不同的条件。

①端一杯水或盛着器具的托盘,或手持大小和重量不同的物品,进行站起和坐下训练。

②在与他人交谈时站起和坐下。

③变换站起和坐下的速度,要求停住时能停住而且不失去平衡,尤其在臀部离开座位或接近座位之前立刻停住。

④进行一组动作训练,如站起、向左或向右走到另一把椅子处、坐下、站起、往回走、坐下。

⑤从不同类型的椅子上站起和坐下。

(二)平衡功能

1.坐位平衡知识学习

(1)正常功能

坐位平衡包括坐时没有过度的肌肉活动、坐位移动、进行各种运动作业,以及在坐位时移出、移入。

(2)基本成分

①双脚和双膝靠拢或与肩同宽。

②体重平均分配。

③伸展躯干、髋膝屈曲、双肩在双髋的正上方。

④双肩水平,头中立位。

(3)坐位平衡分析

脑卒中患者常见的问题:支持面宽,即双脚和(或)双膝分开;随意运动受限,即患者发僵和屏住呼吸;患者双脚在地面上滑动以代替调整相应的身体部分;用手或臂进行保护性支撑或抓握而进行最小的运动;当作业需要重心侧移时,患者向前或向后靠。

2.坐位平衡技能操作

坐位平衡训练情况见表9-1-2。

(1)重心转移的姿势调整训练

①头和躯干的活动：坐位，双脚分开约15 cm，双手放在膝上，分别向左和右转动头和躯干，向后看，再回到中立位。逐渐增加转动的角度。必要时，帮助固定患侧下肢，避免髋过度旋转和外展。

②取物活动：坐位，用患手向前方、侧方、后方取物体，每次取物后回到中立位，避免倒向患侧。

(2)增加难度，提高患者的平衡能力训练

①坐位。患肢伸向侧方和前方，用手从地面上拿起一个物体。

②坐位。用双手从地面上拿起一个物体。

③坐位。向后伸并用手从地面上拿起一个物体。

表9-1-2 坐位平衡训练情况记录表

训练项目	患者体位	训练要点	患者反应	备注
1.重心转移的姿势调整训练：头和躯干				
2.重心转移的姿势调整训练：取物				
3.增加难度，提高患者的平衡能力训练				

(3)将训练转移到日常生活中

患者按训练要求，在日常生活中选择适当的活动进行训练。当具备一定平衡能力后，通过以下方式增加平衡控制的难度以提高技能：增加可够到的距离、改变运动速度、减少支撑面积、增加物体的重量和体积、练习时间限制性活动等。

3.站立平衡知识学习

(1)正常功能

站立平衡，包括静止站立时身体出现的微小摆动及运动前身体的预先姿势调整和运动中的姿势调整。

(2)基本成分

双脚自然分开，双髋在双踝前方，双肩位于双髋正上方，双肩水平位，头正中位，躯干挺直。

(3)站立平衡分析

脑卒中偏瘫患者站立平衡差的常见代偿方式如下：

①双脚分开或单、双侧的髋关节外旋以增大支撑面。

②站立位前方取物时，屈髋代替踝背屈。

③侧方取物时，躯干侧屈代替髋的侧向运动。

④身体稍微移动便迈步以防失去平衡，而失衡需要及时迈步时又不能及时有效迈步，运动缓慢。

⑤常使用抬起上肢或用手支撑或抓握支撑物来维持平衡。

4.站立平衡技能操作

站立平衡训练情况见表9-1-3。

(1)头和身体的运动

①患者双脚分开站立,与肩同宽,抬头看天花板。

②患者双脚分开站立,转动头和躯干,向后看,再回到起始位,然后再从另一侧向后看。

③取物活动。患者取站立位,向前方、侧方、后方伸手,从桌子上拿取物体。

④患肢负重站立。患者用患肢支撑,健侧下肢向前、向后迈步,或抬起踩到前面的矮凳上,然后放下,双脚支撑,练习取物。

⑤侧向行走。患者背靠墙或手扶墙或床头栏杆,向侧方迈步行走,把重心从一侧移向另一侧。

⑥拾起物体。患者取站立位,身体弯下,向前方、侧方、后方拾起物体或接触物体,回到原位。

表9-1-3 站立平衡训练情况记录表

训练项目	患者体位	训练要点	患者反应	备注
1.头和身体				
2.取物活动				
3.患肢负重站立				
4.侧向行走				
5.拾起物体				

(2)将训练转移到日常生活中

此时应侧重功能性与技巧性的训练。

①拾物练习。将物体放在稳定极限范围外,使患者迈出一步后取物;增加物体的重量、体积,用双手操作;以不同的运动速度操作;减少支撑面,如双脚并拢、单脚站立、一只脚在另一只脚前面等。

②快速反应游戏,如抛接球、拍球、用拍子击球等。

③让患者在复杂的环境中进行练习,如在有障碍的路上行走,跨过不同大小的障碍,在说话时进行身体重心的移动等。

(三)步行功能

1.知识学习

独立行走是完成大多数日常生活活动的先决条件。脑卒中后,神经系统对运动的控制能力减退、肌肉无力、软组织挛缩、运动耐力降低,这些是行走障碍的主要因素。尽早帮助患者恢复独立行走功能是康复治疗的重要内容。

(1)正常功能

维持姿势、启动、加速、减速和运动控制;身体移动时,具备脚抬离地面的能力;具备脚摆动并安全着地的能力;具有一定的灵活性,可以在不同的条件下行走。

(2)基本成分

站立相:

①髋关节保持伸展,带动身体重心向前越过脚面,充分伸髋是该侧下肢摆动的基础。

②躯干和骨盆水平侧移(4~5 cm)。

③脚跟触地时,膝关节屈曲约15°(缓冲身体的重量和动量),随后伸膝,在脚趾离地前屈膝35°~45°。

④踝关节背屈以便脚跟着地,跖屈使脚放平,身体重心向前越过脚面后再次背屈。摆动前再次跖屈,准备脚推离地面。

摆动相:

①屈膝(从摆动前的35°~40°,增加到60°)伴髋关节伸展。

②脚趾离地时,骨盆在水平面上向摆动侧倾斜(大约5°)。

③髋关节屈曲,将下肢上提。

④摆动侧骨盆前转约4°。

⑤在脚跟触地前伸膝,同时踝背屈。

(3)步行分析

患腿站立期:

①站立初期:导致踝关节背屈受限,膝关节屈曲受限,膝关节过伸。

②站立中期:膝关节伸展不充分,膝关节过伸,骨盆向两侧过度平移。

③站立后期:髋关节伸展不充分,膝屈曲和踝背屈不能,使摆动前期准备受限。

患腿摆动期:

①摆动初期:膝关节屈曲受限。

②摆动中期:髋关节屈曲受限,膝屈曲受限,踝背屈受限。

③摆动后期:腓肠肌痉挛或挛缩,踝背屈肌无力导致膝关节伸展和踝关节背屈受限,影响脚跟着地和负重。

时间和空间上的适应性改变包括步行速度降低,步幅长度或跨步长度缩短或不一致,步宽增加,双脚支撑期延长,依靠手支撑等。

2.技能操作

步行功能训练情况见表9-1-4。

(1)站立期训练

伸髋站立,髋对线正确,健侧下肢向前迈步,然后向后迈步。向前迈步时要伸展患侧髋关节。

若伸髋肌和股四头肌无力，可先进行诱发肌肉收缩的练习。

①伸髋肌：仰卧位，患侧下肢置于床沿外，髋伸展并保持中立位，膝屈曲超过90°，脚踩在地面或脚踏板上，将患脚向下踩，练习小范围的伸髋。

②腘绳肌：俯卧位，治疗师屈曲患者的患膝至90°，让患者试着缓慢放下小腿，以诱发腘绳肌离心性收缩。

③股四头肌：坐位，治疗师将患膝伸展，患者尝试股四头肌收缩，并慢慢将腿放下，反复练习。

向后行走时，要锻炼伸髋肌，尤其是腘绳肌。注意此练习只能用于伸髋时能屈膝的患者。

（2）膝关节控制训练

①坐位练习：伸直膝关节，患者屈膝15°，随后伸直，再屈曲，在0~15°范围内练习控制股四头肌离心和向心收缩。

②站立位练习：健腿向前和向后迈步。或双腿交叉站立，健腿立于患腿前，交替练习将重心转移到健腿及患腿上。将重心转移到健腿上，患膝稍屈曲几度，然后伸膝。

③健腿上、下台阶：患者用健腿迈上及迈下一个8 cm高的台阶。患者健脚放在台阶上时，患髋始终伸展，保证其重心不后移。

④患脚踏在台阶上，健脚前移重心，迈上台阶，再迈下来。

（3）患肢负重训练

患者取站立位，患侧下肢负重，对侧下肢向前和向后来回跨步。

（4）重心转移训练

①重心左右转移：患者取站立位，双脚分开，练习将重心从一只脚转移到另一只脚，治疗师用手指指示骨盆移动的距离，即2.5 cm。

②重心前后转移：患者取站立位，患腿支撑，练习健腿向前和向后迈步，交替练习将重心转移到健腿及患腿上。

③侧方行走：患者背靠墙，将重心转移至右腿，左脚提起向左侧迈一步，再将重心转移至左腿，右脚移至左脚内侧，如此往复，左、右侧交替进行转移重心和迈步训练。

（5）屈膝训练

①俯卧位屈膝训练：患者取俯卧位，治疗师屈其膝在90°以下，通过进行小范围的向心或离心运动，控制膝屈肌群。维持膝在不同角度，用数数来维持肌肉活动。

②站立位屈膝训练：患者取站立位，治疗师协助患者小范围屈膝，练习控制离心和向心的膝关节屈曲。

（6）迈步训练

①向前迈步：患者用患脚向前走，治疗师帮助患者控制开始部分的屈膝。

注意事项

○此练习只能用于伸髋时能屈膝的患者。治疗师应关注患者受伤程度，保持耐心，言语亲切，取得患者的配合。

②向后迈步：患者练习向后走，治疗师指导其屈膝及足背屈。

(7)行走练习

将以上成分按适当顺序结合起来，练习整体行走。

表9-1-4　步行功能训练情况记录表

训练项目	患者体位	训练要点	患者反应	备注
1.站立期训练				
2.膝关节控制训练				
3.患肢负重训练				
4.重心转移训练				
5.屈膝训练				
6.迈步训练				

(8)将训练转移到日常生活中

在患者具备独立行走能力后，鼓励患者在各种实际环境中行走，例如，走过拥挤的过道，出入电梯，上下路沿，越过不同障碍，在不同照明条件下行走，躲避对面走来的人等。

温馨提示

○对患者进行康复治疗时，要保持热情与耐心，言语亲切，鼓励患者采取积极态度面对每一次训练，以便达到更好的治疗效果。

(四)上肢功能

1.知识学习

(1)正常功能

上肢的基本功能包括两类：一类是取物或指物；另一类为抓握、松开与操作。

(2)基本成分

①臂的主要功能是使手在操作时放在适当的位置，其基本成分包括盂肱关节外展、盂肱关节屈曲、盂肱关节伸展伴肩胛带上抬、盂肱关节内旋与外旋、伸肘、前臂旋前与旋后、伸腕。

②手的主要功能是抓握、放开物体及操作。

(3)上肢功能分析

脑卒中后患者的肩臂、手存在以下问题：

①患侧前臂、肩胛运动差，患者过度提高肩胛带及躯干侧屈来代偿；过度的屈肘、肩关节内旋及前臂旋前。

②患手伸腕和抓握困难，拇指外展和旋转障碍，只能在屈腕时握持物体，放开物体时，过度伸展拇指及其他手指。

2. 技能操作

上肢功能训练情况见表9-1-5。

(1)软组织牵伸

每天按规定时间将肢体易短缩的肌肉摆放在伸展体位牵伸。

(2)肌电反馈及电刺激

对肌力明显较弱的患者，每天可进行肌电反馈训练，同时加上意向性训练。

(3)诱发主动运动

①诱发肩周肌肉收缩：患肢上举练习；患肢上举及控制练习；患肢前伸及前指练习。

②训练腕关节：腕关节桡侧偏移；腕关节屈伸；前臂中立位下。

③训练前臂旋后。

④训练抓握动作：拇指外展和旋转（对掌）练习；患者尝试外展拇指腕掌关节去推开一个轻的物体；对指练习。

⑤用手操作事物：用拇指和其他各个手指拾起各种小物体；用手环握抓杯；用手从对侧肩上拾起一块小纸片；手向前伸，去拾起或接触一个物体；手伸向侧方，从桌子上拾起一个物体，并将其转移到前方的桌子上；手向后伸展上肢，以抓握和放下一个物体；使用双手完成各种作业活动。

表9-1-5　上肢功能训练情况记录表

训练项目	患者体位	训练要点	患者反应	备注
1. 软组织牵伸				
2. 肌电反馈及电刺激				
3. 诱发主动运动				

(4)将训练转移到日常生活中

通过上肢基本动作成分的训练，患者具备了从事功能性活动的可能性，此时必须把训练成果应用到日常生活中去，与日常生活结合起来，如让患者用患侧上肢完成进食、洗漱等功能性活动。

(五)口面功能

1. 知识学习

(1)正常功能

口面功能包括吞咽、面部表情、通气和形成语言的发声运动。

(2)基本成分

闭颌、闭唇、抬高舌后1/3以关闭口腔后部、抬高舌的侧缘。有效吞咽的前提包括坐位、控制与吞咽有关的呼吸、正常的反射活动。

(3)口面功能分析

脑卒中偏瘫患者口面常见问题有以下方面：

①吞咽困难：

a. 口面肌肉控制不良：张颌、闭唇差，舌固定不动，导致流口水，食物潴留在面颊与牙床之间。

b. 刺激阈改变：口腔觉察力低，特别是对口中食物及唾液的觉察力低；或过度敏感，如张口反射亢进、舌回缩等。

②面部运动和表情不协调。

③缺乏感情控制。

④呼吸控制差。

2. 技能操作

口面功能训练情况见表9-1-6。

(1)吞咽训练

闭颌训练、唇闭合训练、舌运动训练、抬高舌后1/3。

(2)进食训练

使用半流质食物进行训练。

(3)面部训练

患者在张口和闭口时，练习降低健侧面部的过度活动。

(4)改善呼吸控制

患者躯干前倾，上肢放在治疗桌上练习深呼吸，重点在于呼气。治疗师在患者呼气时，在其胸廓的下1/3加压和震颤。

(5)改善情感控制

①当患者要哭时，帮助其进行控制。通过练习口部肌肉和通气的控制，使患者学会调整其行为。

②如患者失去控制哭起来时，治疗师应轻轻地帮其闭颌。当患者可以控制情绪时，应予以鼓励。

表9-1-6 口面功能训练情况记录表

训练项目	患者体位	训练要点	患者反应	备注
1.吞咽训练				
2.进食训练				
3.面部训练				
4.改善呼吸控制				
5.改善情感控制				

(6)将训练转移到日常生活中

治疗师为训练患者的灵活性和适应性,应利用不同的条件,在日常生活中进行吞咽功能的分解动作训练。要运用上述训练技术来恢复患者的进食功能。

检查评估

(1)评估准备

在操作前,需要与患者及陪护人员充分沟通,询问病史及相关辅助检查结果,充分了解患者的康复期望,正确评估患者现有上肢功能、口面功能等情况,结合患者具体情况,确定训练方案。活动训练前,需要准备好相关训练设备,见表9-1-7。

表9-1-7　运动再学习技术训练常用设备

序号	设备名称	备注
1	PT床/凳	
2	多体位治疗床	

(2)实施评估

对本任务的学习情况进行检查,并将相关内容填写在表9-1-8中。

表9-1-8　运动再学习技术训练检查记录表

检查项目	操作是否合格	结果点评
1.体位转移		
练习丧失的成分	是□ 否□	
练习站起和坐下	是□ 否□	
2.平衡功能		
坐位平衡	是□ 否□	
站立平衡	是□ 否□	
3.步行功能		
站立期训练	是□ 否□	
膝关节控制训练	是□ 否□	
患肢负重训练	是□ 否□	
重心转移训练	是□ 否□	
屈膝训练	是□ 否□	

温馨提示

○治疗师应关注患者受伤程度,为患者设计任务要与实际功能密切相关,要练习与日常生活功能相联系的特殊作业,保持耐心,言语亲切,取得患者的配合。

○对患者的康复指导要保持热情,通过学习不断提升自身素养及技能,积极掌握相关知识与技能,针对不同患者,最大限度地提供科学的康复技术。

续表

检查项目	操作是否合格	结果点评
迈步训练	是□ 否□	
行走练习	是□ 否□	
4. 上肢功能		
软组织牵伸	是□ 否□	
肌电反馈及电刺激	是□ 否□	
诱发主动运动	是□ 否□	
5. 口面功能		
吞咽训练	是□ 否□	
进食训练	是□ 否□	
面部训练	是□ 否□	
改善呼吸控制	是□ 否□	
改善情感控制	是□ 否□	

结果点评时要结合：①选用合理治疗设备；②治疗操作规范；③治疗成效；④患者满意度。

任务小结

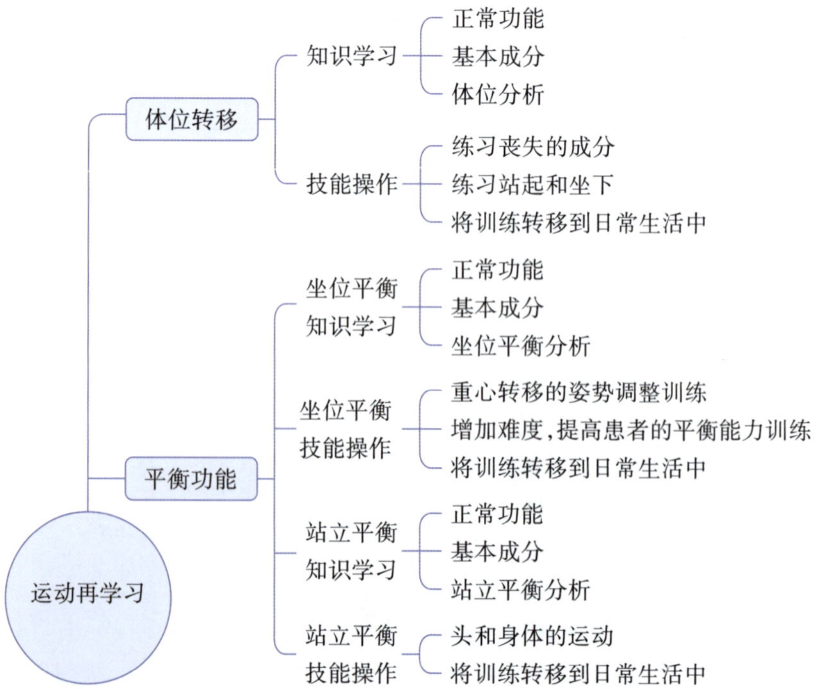

运动再学习

- 步行功能
  - 知识学习
    - 正常功能
    - 基本成分
    - 步行分析
  - 技能操作
    - 站立期训练
    - 膝关节控制训练
    - 患肢负重训练
    - 重心转移训练
    - 屈膝训练
    - 迈步训练
    - 行走练习
    - 将训练转移到日常生活中
- 上肢功能
  - 知识学习
    - 正常功能
    - 基本成分
    - 上肢功能分析
  - 技能操作
    - 软组织牵伸
    - 肌电反馈及电刺激
    - 诱发主动运动
    - 将训练转移到日常生活中
- 口面功能
  - 知识学习
    - 正常功能
    - 基本成分
    - 口面功能分析
  - 技能操作
    - 吞咽训练
    - 进食训练
    - 面部训练
    - 改善呼吸控制
    - 改善情感控制
    - 将训练转移到日常生活中

教学资源

微课 肌内效贴技术的作用机制

任务二 软组织贴扎技术

任务导入

场景：某康复医院运动治疗室

人物：患者唐某、治疗师小张

情节：患者唐某，男，36岁，因“外伤后左肩疼痛伴活动受限2天”来院就诊。患者2天前锻炼时不慎将左肩部拉伤，出现左肩部疼痛、活动受限，口服塞来昔布药物不能缓解，夜间疼痛影响睡眠。左肩关节肩峰下压痛明显，肌肉无明显萎缩。左肩关节主动关节活动度：前屈80°、外展70°、后伸40°、内旋40°、外旋45°。被动关节活动度：前屈95°、外展80°、后伸45°、内旋50°、外旋55°。左肘、腕、各手指活动无受限，左上肢皮肤感觉正常，双桡动脉搏动正常。右上肢及双下肢各关节活动无明显异常，肌力、肌张力正常。左肩关节MRI显示：左肩袖损伤，左肩关节少量积液。假如你是治疗师小张，针对患者肩关节疼痛、活动受限的情况，该如何处理？

任务目标

- 能针对患者肩关节疼痛、活动受限的情况，选择合理的肌内效贴方法。
- 能完成肩部肌内效贴技术操作。

任务实施

基础知识

（一）肩袖损伤的肌内效贴技术

1.知识学习

肩袖损伤多为冈上肌肌腱损伤，主要表现为肩峰下压痛和肩关节外展时疼痛。早期治疗包括休息、制动，同时局部施以物理治疗以消除肿胀及缓解疼痛，在不影响损伤修复的前提下开始肩关节功能训练，恢复或保持肩关节活动度和肌肉力量。严重患者常需要手术治疗。损伤早期贴扎有助于缓解局部症状，增加盂肱关节的动态稳定。

2. 技能操作

(1)贴扎目的

贴扎目的包括减轻疼痛、放松冈上肌、稳定肩关节、改善局部循环。

(2)贴扎方法及图解

1)减轻疼痛：采用X形贴布（自然拉力）

①摆位：站立位，患肩自然下垂，内旋位，屈肘90°，前臂旋前，用健手托住患手（图9-2-1）。

②X形贴布：中部“锚”固定于肩部疼痛点，“尾”向两端延展（图9-2-2）。

2)放松冈上肌：采用I形贴布（自然拉力）

①摆位：参见图9-2-1。

②I形贴布：“锚”固定于肱骨大结节上部，“尾”沿冈上肌延展，止于肩胛骨冈上窝（图9-2-3）。

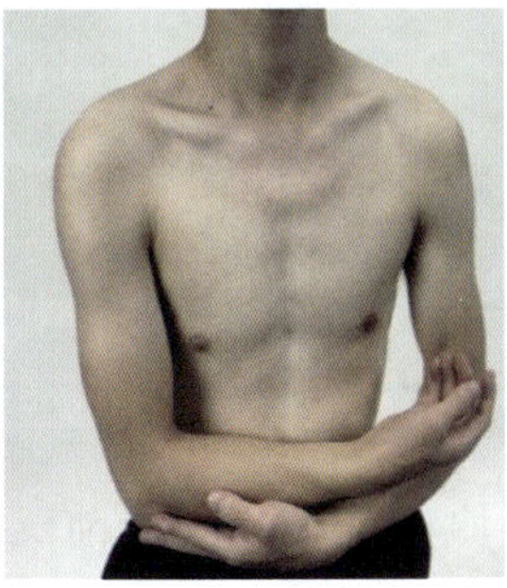

图9-2-1　肩袖损伤贴扎摆位

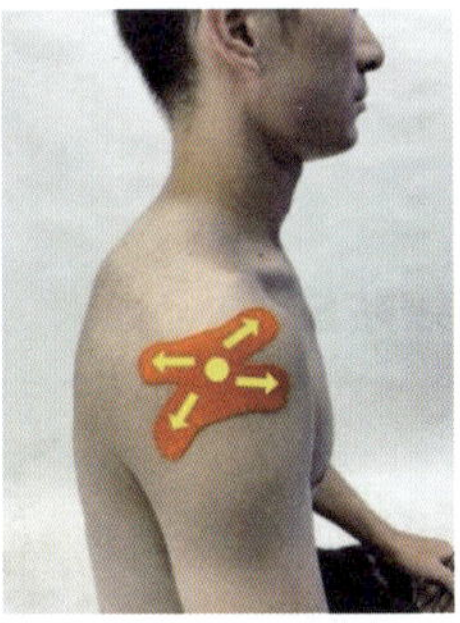

图9-2-2　X形贴布痛点提高贴法

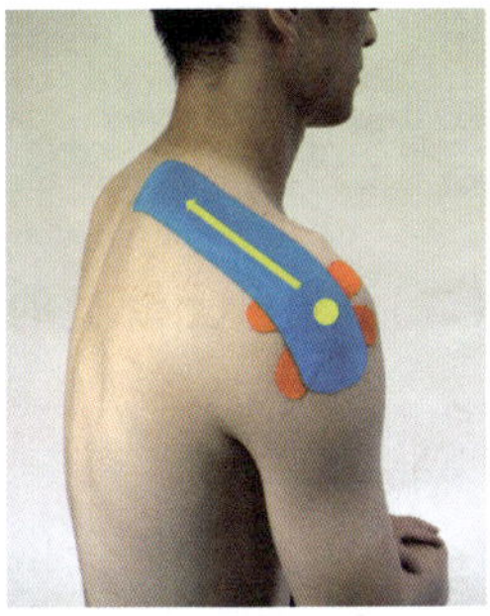

图9-2-3　I形贴布放松冈上肌贴法

3)稳定肩关节、改善局部循环：采用灯笼形贴布（中度拉力）

①摆位：参见图9-2-1。

②灯笼形贴布：第一条贴布中部（裁剪成四条的部分）沿上臂纵轴固定包覆盂肱关节，两端分别固定于锁骨中段和三角肌粗隆下方；第二条贴布与第一条贴布垂直方向，中部（裁剪成两条的部分）包覆肩峰周围，两端分别固定于胸背部（图9-2-4）。

温馨提示

○贴扎前应准备好贴扎材料，并做好患者自身准备。材料方面包括肌内效贴贴布、专用剪刀、消毒酒精棉球。患者要暴露贴扎部位；皮肤不能潮湿，不可涂抹油性物质；如贴扎部位毛发过多，应予以剃除；消毒、清洁皮肤，待酒精完全挥发后再贴扎。

注意事项

○在合适的摆位下完成具体的贴扎方案后，以及在各阶段疗程结束后进行评估均非常重要，以便观察患者对贴布的反应及相应的治疗效果，可及时调整方案。

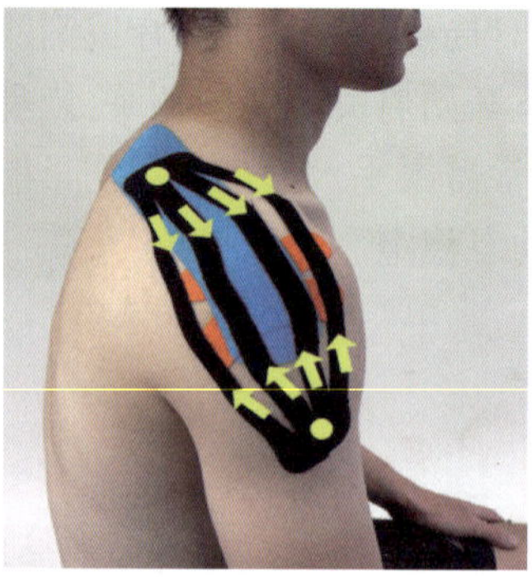

(a)第一条灯笼形贴布

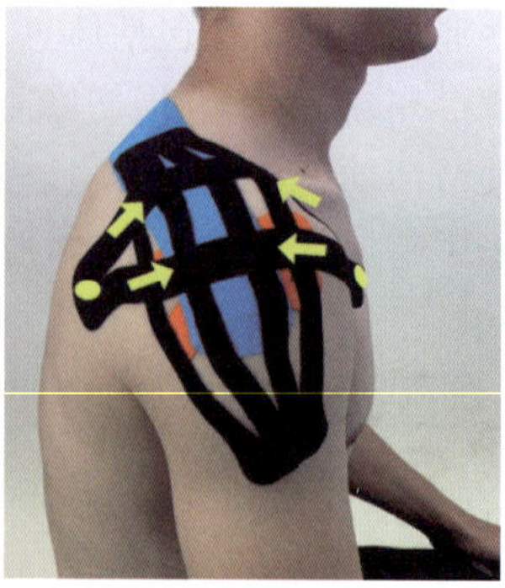

(b)第二条灯笼形贴布

图9-2-4 灯笼形贴布稳定肩关节贴法

(3)自主训练

学生两两分组，交替扮演患者和治疗师，完成肩袖损伤的肌内效贴技术操作，并将操作情况记录在表9-2-1中。

表9-2-1 肩袖损伤的肌内效贴技术自主操作情况记录表

训练项目	患者摆位	操作要点	患者反应	备注
1.减轻疼痛				
2.放松冈上肌				
3.稳定肩关节、改善局部循环				

（二）肱骨外上髁炎的肌内效贴技术

1.知识学习

肱骨外上髁炎俗称“网球肘”，多因肘关节反复伸直和旋后，累及前臂伸肌群所致，常表现为肘关节外侧疼痛，腕背屈和旋后或拎重物时可加重。一般采取保守治疗，早期主要以休息、制动为主，避免患肢过于劳累，同时可行物理治疗以消炎、镇痛。疼痛缓解后应加强前臂及上臂肌肉力量训练，防止反复发作。贴扎可早期介入以缓解疼痛，增加肘关节的稳定性。

2.技能操作

(1)贴扎目的

贴扎目的包括减轻疼痛、放松肌肉、固定肘关节。

(2)贴扎方法及图解

1)减轻疼痛：采用X形贴布(自然拉力)

①摆位：患肢前臂旋前，腕关节掌屈。

②X形贴布：中间为“锚”，固定于肘关节外侧痛点，“尾”向两端延展

贴上(图9-2-5)。

2)放松肌肉:采用Y形或I形贴布(自然拉力)

①摆位:患肢前臂旋前,腕关节掌屈。

②Y形贴布:"锚"固定于背侧掌指关节处,两"尾"分别沿桡侧腕伸肌和尺侧腕伸肌走向延展止于肱骨外上髁(图9-2-6)。

3)固定肘关节:采用I形贴布(中度拉力)

必要时可辅以I形贴布固定贴法(图9-2-7)。摆位同上,包绕固定肘关节(中间为"锚",固定于肱骨外上髁,"尾"沿肘关节延展贴上)。

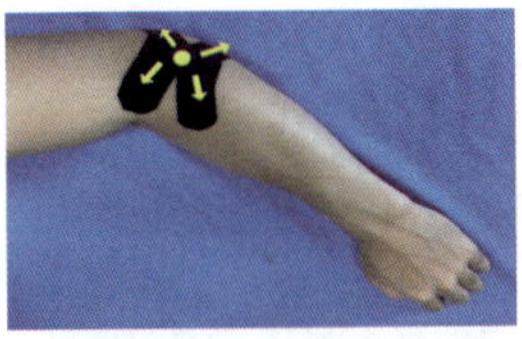

图9-2-5 X形贴布痛点提高贴法

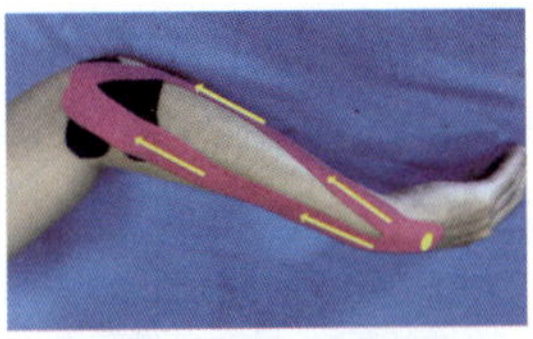

图9-2-6 Y形贴布腕伸肌放松贴法

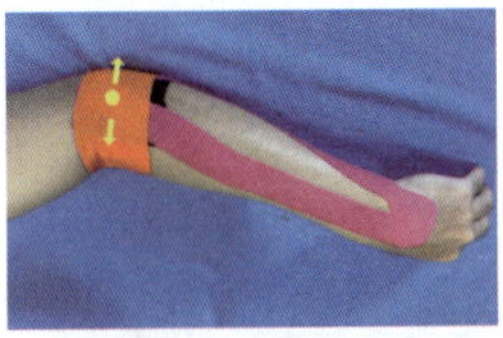

图9-2-7 I形贴布固定贴法

(3)自主训练

学生两两分组,交替扮演患者和治疗师,完成肱骨外上髁炎的肌内效贴技术操作,并将操作情况记录在表9-2-2中。

表9-2-2 肱骨外上髁炎的肌内效贴技术自主操作情况记录表

训练项目	患者体位	训练要点	患者反应	备注
1.减轻疼痛				
2.放松肌肉				
3.固定肘关节				

(三)桡骨茎突狭窄性腱鞘炎的肌内效贴技术

1.知识学习

桡骨茎突狭窄性腱鞘炎因长期姿势不良、用力不当、过度劳损,引起大拇指伸肌肌腱处反复炎症,肌腱与腱鞘局部出现渗出、水肿和纤维化,造成桡骨茎突处隆起、疼痛,前臂及拇指出现放射性疼痛,活动腕及拇指时疼痛加重,严重时出现腕部无力。临床以保守治疗为主,通过减少活动、物理治疗减轻症状后再进行局部肌力训练。贴扎可全程介入,以促进局部血液循环,减轻因疼痛造成的活动受限。

2.技能操作

(1)贴扎目的

贴扎目的包括减轻疼痛、放松肌肉。

(2)贴扎方法及图解

1)减轻疼痛:采用X形贴布(自然拉力)

①摆位:舒适体位,患侧肘关节处于自然伸直位,拇指关节完全屈曲,腕关节尺侧偏(图9-2-8)。

②X形贴布:中间为"锚",固定于腕关节桡骨茎突,"尾"沿腕关节延展贴上(图9-2-9)。

2)放松肌肉:采用I形贴布(自然拉力)

①摆位:参见图9-2-8。

②I形贴布:将贴布纵向剪开,取一半宽度(约2.5 cm),"锚"固定于大拇指指甲近端,"尾"沿拇长展肌和拇短伸肌走向延展至桡尺骨之间近肘关节处(图9-2-10)。

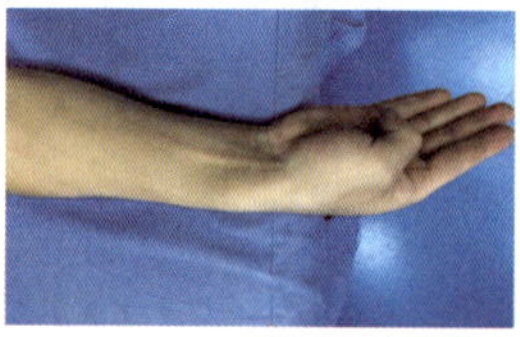

图9-2-8 桡骨茎突狭窄性腱鞘炎贴法摆位

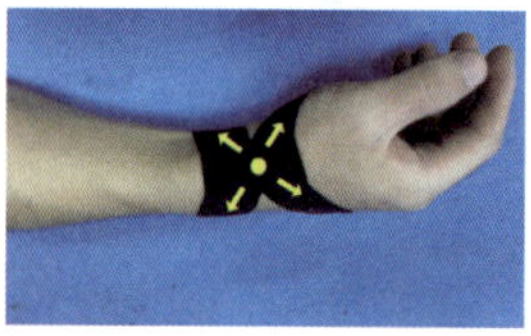

图9-2-9 X形贴布痛点提高贴法

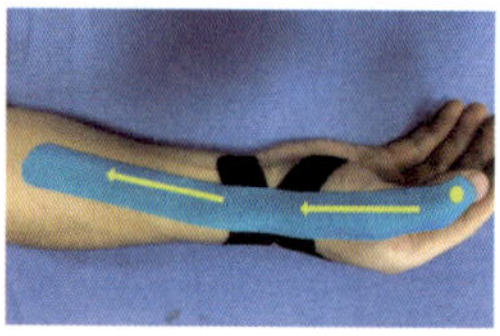

图9-2-10 I形贴布放松肌肉贴法

(3)自主训练

学生两两分组,交替扮演患者和治疗师,完成桡骨茎突狭窄性腱鞘炎的肌内效贴技术操作,并将操作情况记录在表9-2-3中。

表9-2-3 桡骨茎突狭窄性腱鞘炎的肌内效贴技术自主操作情况记录表

训练项目	患者摆位	操作要点	患者反应	备注
1.减轻疼痛				
2.放松肌肉				

(四)膝骨性关节炎的肌内效贴技术

1.知识学习

膝骨性关节炎,又称膝增生性、肥大性或退行性骨关节炎。临床常表现为局部疼痛、肿胀、僵硬及关节功能活动受限等,治疗以缓解症状、增强活动能力为主。保守治疗包括药物对症、理疗、运动疗法、力线矫正及健康教育等方法。重度骨性关节炎的手术选择常见关节镜灌洗术、关节清理及晚期的人工关节置换等。贴扎早期介入可缓解急性期或慢性关节炎急性发作期的肿胀疼痛,在慢性期应用贴扎可促进肌肉平衡。

2.技能操作

(1)贴扎目的

贴扎目的包括减轻疼痛、消除肿胀、促进肌肉平衡。

(2)贴扎方法及图解

1)减轻疼痛:采用X形贴布(自然拉力)

①摆位:舒适坐位,自然屈膝(图9-2-11)。

②X形贴布:中间"锚"固定于膝部痛点,"尾"向各端延展(图9-2-12)。

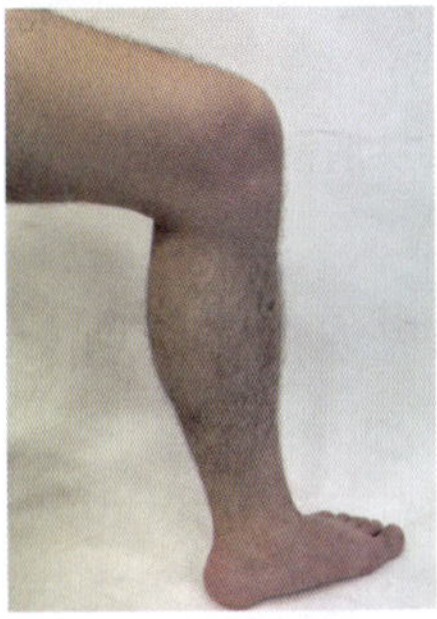

图9-2-11　膝骨性关节炎贴扎摆位

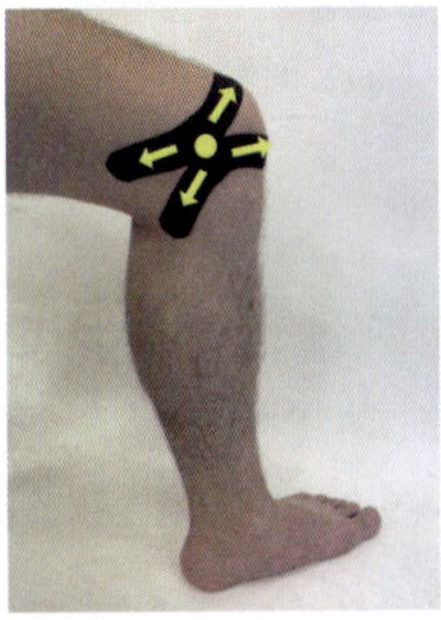

图9-2-12　X形贴布痛点提高贴法

2)消除肿胀:采用爪形贴布(自然拉力)

①摆位:参见图9-2-11。

②爪形贴布:共两条,"锚"分别从股骨内、外上髁上方,发出多尾如双手交叉状,延展包覆于局部肿胀处(图9-2-13)。

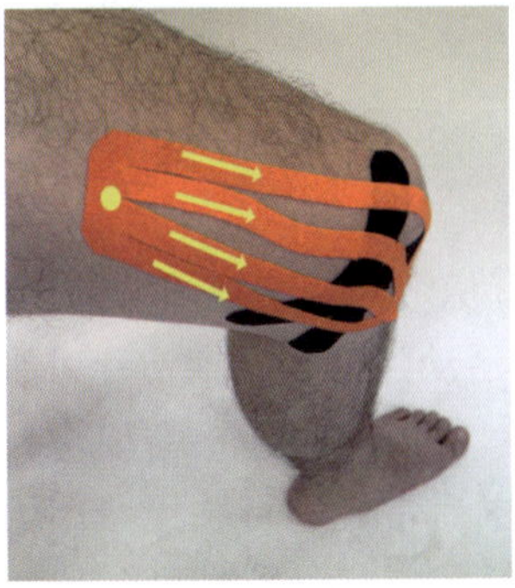

(a)第一条爪形贴布消肿贴法

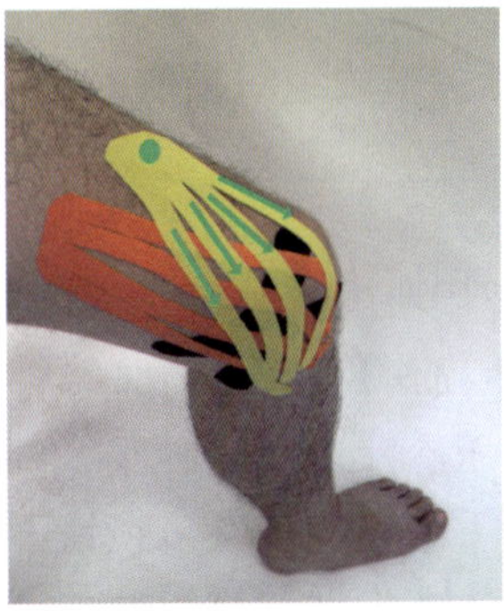

(b)第二条爪形贴布消肿贴法

图9-2-13　爪形贴布消肿贴法

3)促进肌肉平衡:慢性病患者,可采用Y形贴布促进股四头肌(自然拉力)或辅以Y形贴布放松腘绳肌(自然拉力)

①摆位:参见图9-2-11。

②Y形贴布:股四头肌肌肉促进,"锚"固定于股骨干中上段,于髌骨上缘分出两尾,包绕髌骨两侧汇合于胫骨粗隆上方(图9-2-14)。必要时辅以腘绳肌放松贴扎方法。

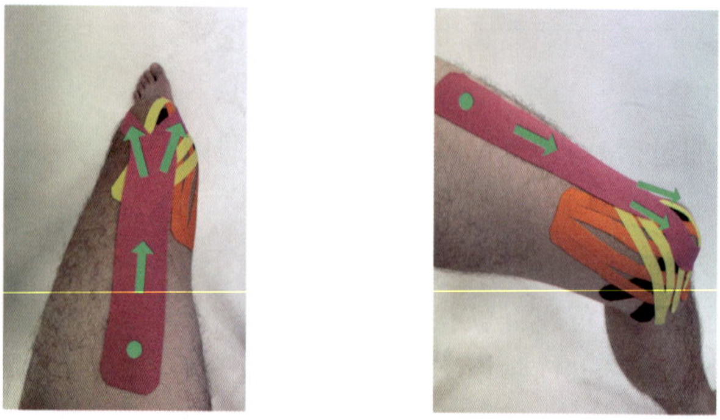

(a)Y形贴布上面观　　(b)Y形贴布内侧观

图9-2-14　Y形贴布促进股四头肌贴法

(3)自主训练

学生两两分组,交替扮演患者和治疗师,完成膝骨性关节炎的肌内效贴技术操作,并将操作情况记录在表9-2-4中。

表9-2-4　膝骨性关节炎的肌内效贴技术自主操作情况记录表

训练项目	患者体位	训练要点	患者反应	备注
1.减轻疼痛				
2.消除肿胀				
3.促进肌肉平衡				

(五)膝关节软组织损伤的肌内效贴技术

1.知识学习

膝周肌肉肌腱、侧副韧带及交叉韧带有稳定和调整膝关节的作用,一旦发生损伤,会造成局部疼痛、肿胀及功能活动障碍。早期治疗可采取制动、加压冷疗以消除肿胀、抑制渗出及炎症。如损伤严重,需要进行手术治疗,手术选择以关节镜镜下修复为主。术后常规进行膝周肌肉力量训练、本体感觉训练等。贴扎可早期介入以缓解疼痛、消除肿胀、增加感觉输入、稳定膝关节、促进功能恢复。

2.技能操作

(1)贴扎目的

贴扎目的包括消肿止痛、促进肌肉、稳定膝关节、支持韧带。

(2)贴扎方法及图解

1)消肿止痛:采用爪形贴布(自然拉力)

爪形贴布的摆位及贴法参见图9-2-11、图9-2-13。

2)促进股四头肌:用于后交叉韧带损伤,采用Y形贴布(自然拉力)

①摆位:膝伸直位或稍屈曲。

②Y形贴布：用于后交叉韧带损伤，“锚”固定于股骨干中上段，于髌骨上缘分出两尾，包绕髌骨两侧汇合于胫骨粗隆上方（图9-2-15）。

3）促进腘绳肌：用于前交叉韧带损伤，采用Y形贴布（自然拉力）

①摆位：俯卧位，膝可稍屈曲。

②Y形贴布：用于前交叉韧带损伤，“锚”固定于坐骨结节下方腘绳肌肌腹，“尾”分别沿内、外侧肌肉走向延展止于胫骨内侧髁及腓骨小头上方（图9-2-16）。

4）稳定膝关节、支持韧带：采用Y形或I形贴布（中度拉力）

①摆位：舒适坐位，自然屈膝（图9-2-11）。

②Y形贴布：“锚”在胫骨粗隆上方，两侧向上延展包绕膝关节内、外侧。或可采用I形贴布，中间为“锚”，固定于胫骨粗隆上方，两侧斜向上延展（图9-2-17）。

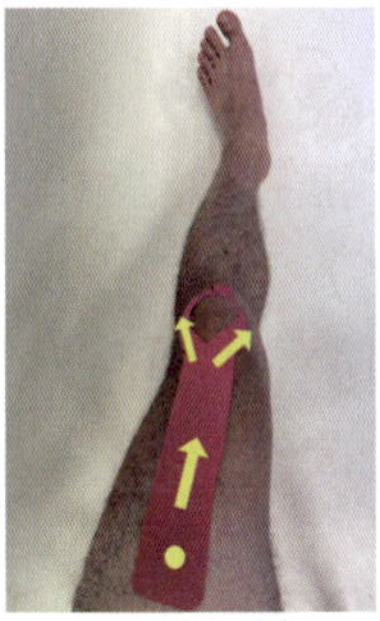

图9-2-15 Y形贴布促进股四头肌贴法

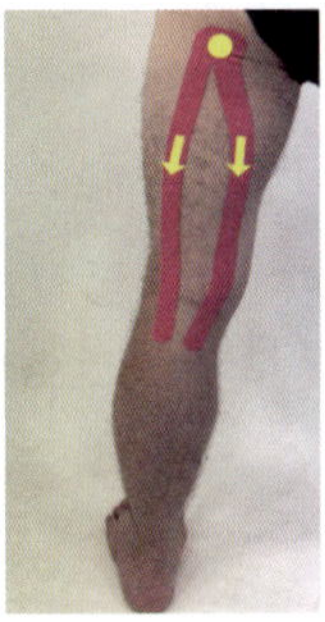

图9-2-16 Y形贴布促进腘绳肌贴法

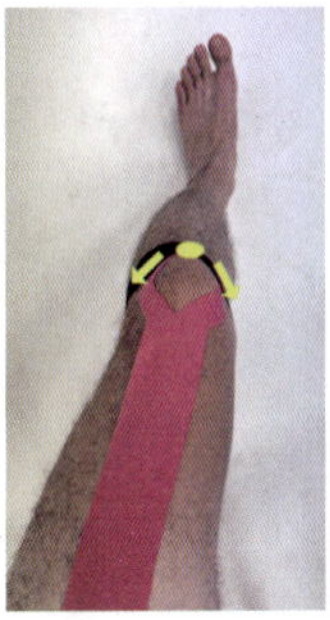

图9-2-17 I形贴布稳定膝关节贴法

（3）自主训练

学生两两分组，交替扮演患者和治疗师，完成膝关节软组织损伤的肌内效贴技术操作，并将操作情况记录在表9-2-5中。

表9-2-5 膝关节软组织损伤的肌内效贴技术自主操作情况记录表

训练项目	患者体位	训练要点	患者反应	备注
1.消肿止痛				
2.促进股四头肌				
3.促进腘绳肌				
4.稳定膝关节、支持韧带				

(六)踝关节扭伤的肌内效贴技术

1.知识学习

踝关节扭伤后急性期的加压冷疗、制动处理为治疗共识。急性期后应加强踝周肌肉力量、韧带柔韧性及本体感觉等训练。贴扎在急、慢性期均可介入,但贴扎目的略有不同。

2.技能操作

(1)急性期

1)贴扎目的

贴扎目的包括减轻疼痛、消除肿胀、稳定踝关节。

2)贴扎方法及图解

①减轻疼痛:采用X形贴布(自然拉力)。

a.摆位:舒适体位。

b.X形贴布:中间"锚"固定于踝关节痛点,"尾"向各端延展(图9-2-18)。

②消除肿胀:采用爪形贴布(自然拉力)。

a.摆位:患足跖屈位(或患足踩至水平面,足跟向前滑动),可略内偏(图9-2-19)。

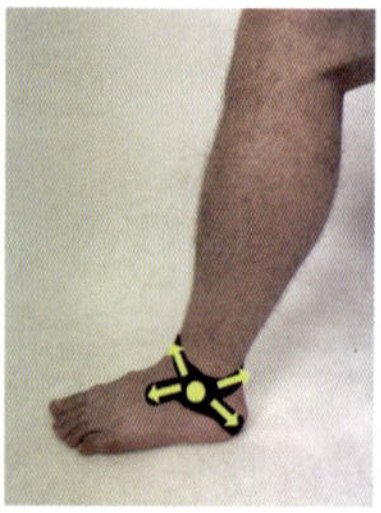

图9-2-18　X形贴布痛点提高贴法

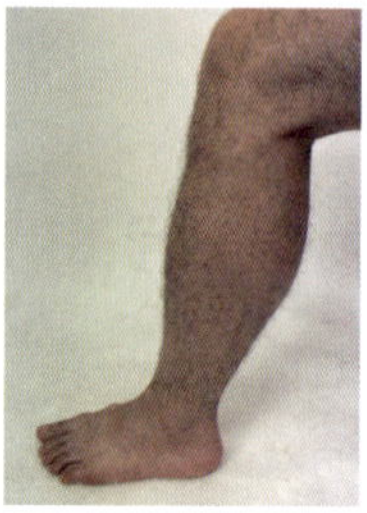

图9-2-19　消除肿胀贴扎摆位

b.爪形贴布:第一条贴布,"锚"固定于外踝上方,多尾向远端肿胀处延展[图9-2-20(a)]。第二条贴布,"锚"固定于内踝上方,多尾向远端肿胀处延展[图9-2-20(b)]。两条贴布如双手交叉状包覆于肿胀处。

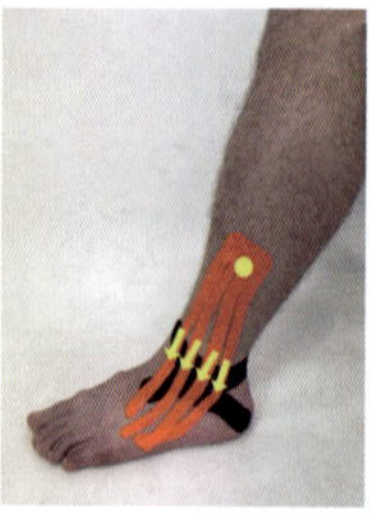

(a)第一条爪形贴布消肿贴法

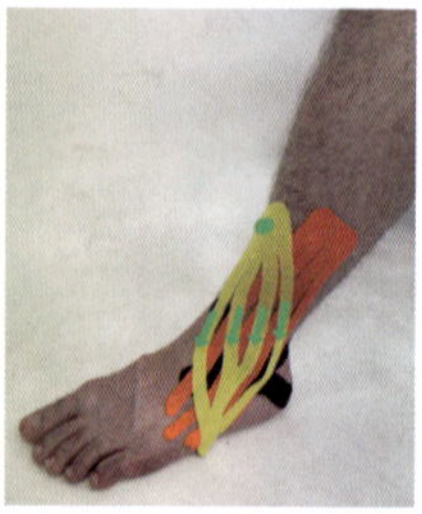

(b)第二条爪形贴布消肿贴法

图9-2-20　爪形贴布消肿贴法

③稳定踝关节:采用I形贴布(自然拉力及中度拉力,或自然拉力及极限拉力)。

a.摆位:踝足中立位。

b.I形贴布:以足内翻型扭伤患者为例,“锚”固定于外踝直上处,用自然拉力垂直向下延展,绕过足底后用中度拉力,止于内踝直上处;足外翻型扭伤患者“锚”“尾”与之相反(图9-2-21)。另一种足外踝内翻型扭伤的贴法,将“锚”固定于内踝上方,自然拉力垂直向下延展,绕过足底后用极限拉力固定于外踝。

(2)慢性期

1)贴扎目的

贴扎目的包括促进感觉输入、促进肌肉平衡。

2)贴扎方法及图解

①促进感觉输入:采用爪形贴布(自然拉力)。爪形贴布的摆位参见图9-2-19,踝周及足底的爪形贴布贴扎方法参见图9-2-20、图9-2-22。

②促进肌肉平衡:以反复足外踝内翻型损伤为例,可采用I形贴布腓骨长、短肌促进贴法(自然拉力)。

a.摆位:踝足中立位。

b.I形贴布:“锚”固定于腓骨小头,“尾”沿腓骨长、短肌肌腹,经外踝在足底绕行至足背内侧上缘(图9-2-23)。

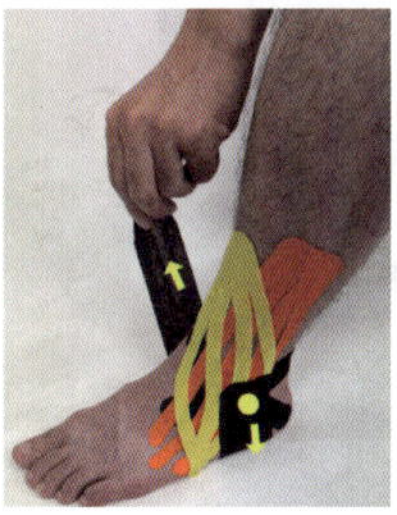

图9-2-21 I形贴布矫正固定贴法

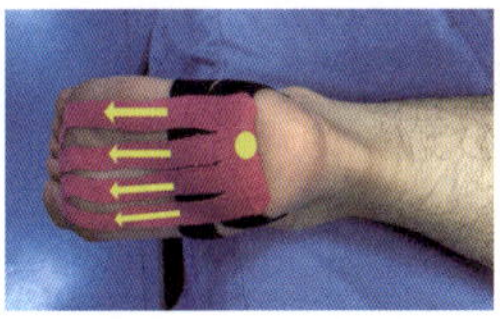

图9-2-22 爪形贴布促进感觉输入贴法

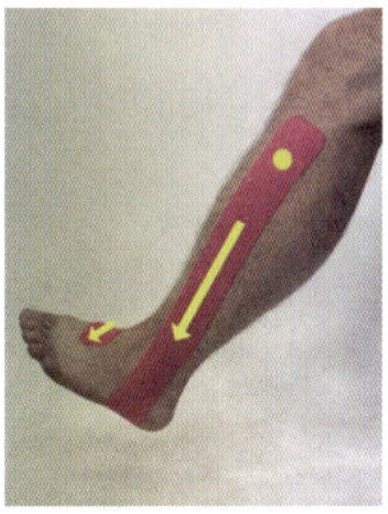

图9-2-23 I形贴布腓骨长、短肌促进贴法

(3)自主训练

学生两两分组,交替扮演患者和治疗师,完成踝关节扭伤的肌内效贴技术操作,并将操作情况记录在表9-2-6中。

表9-2-6 踝关节扭伤的肌内效贴技术自主操作情况记录表

训练项目	患者体位	训练要点	患者反应	备注
1.急性期				
减轻疼痛				
消除肿胀				
稳定踝关节				

续表

训练项目	患者体位	训练要点	患者反应	备注
2.慢性期				
促进感觉输入				
促进肌肉平衡				

（七）颈部肌肉紧张的肌内效贴技术

1.知识学习

长期姿势不良会造成颈部肌肉的张力负荷增加，导致颈部疼痛和颈部肌肉紧绷感，如长期低头坐姿易引起半棘肌紧张，头向一侧旋转或侧屈过久易引起胸锁乳突肌及斜方肌的紧张等。肌内效贴介入时机可与常规物理治疗、手法治疗相同，以协助放松肌肉、减轻疼痛。

2.技能操作

（1）贴扎目的

贴扎目的包括减轻疼痛、放松紧张肌肉。

（2）贴扎方法及图解

1）减轻疼痛（痛点提高）：采用X形贴布（自然拉力）

①摆位：坐位（图9-2-24）。

②X形贴布：中间为“锚”，固定于颈部痛点，“尾”向两端延展贴上（图9-2-25）。

2）放松半棘肌：采用Y形贴布（自然拉力）

①摆位：下颌内收，颈屈曲（图9-2-26）。

②Y形贴布：“锚”固定于发际下方，两“尾”沿脊柱两侧分别延展至上胸椎两侧（图9-2-27）。

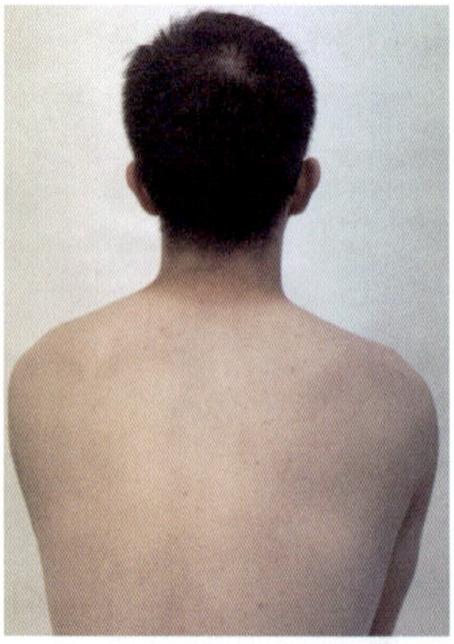

图9-2-24　减轻疼痛贴扎摆位

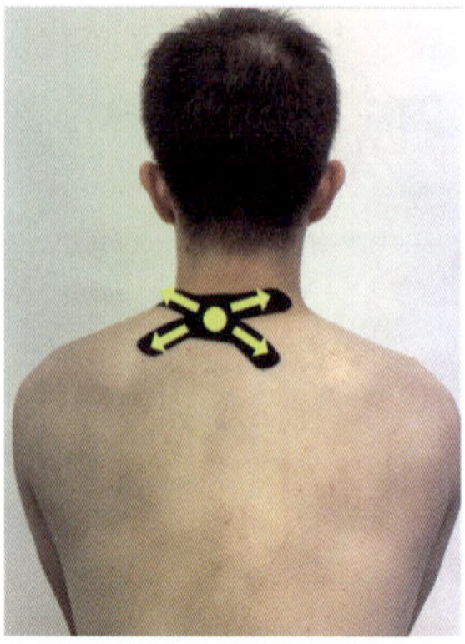

图9-2-25　X形贴布痛点提高贴法

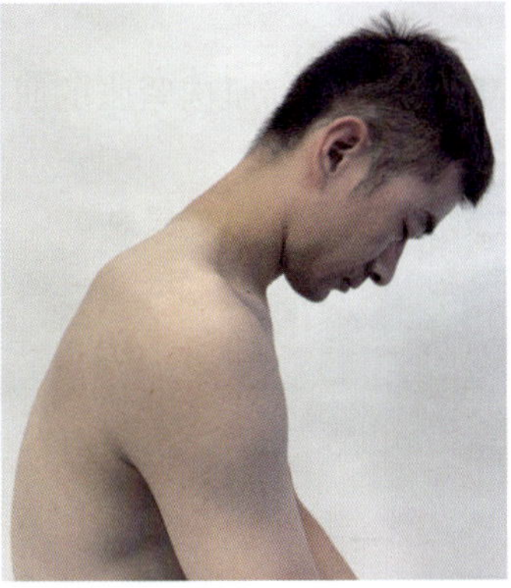

图9-2-26 放松半棘肌摆位

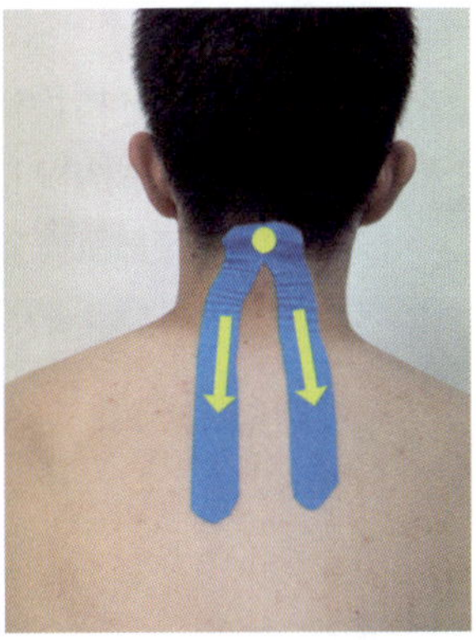

图9-2-27 Y形贴布放松半棘肌贴法

3)放松斜方肌:采用Y形贴布(自然拉力)

①摆位:头向贴扎对侧侧屈(图9-2-28)。

②Y形贴布:“锚”固定于肩峰,两“尾”分别延展于枕骨隆突及后背部(图9-2-29)。

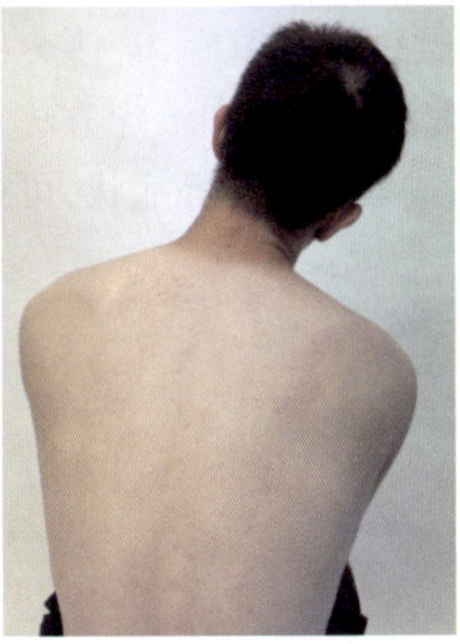

图9-2-28 放松斜方肌摆位

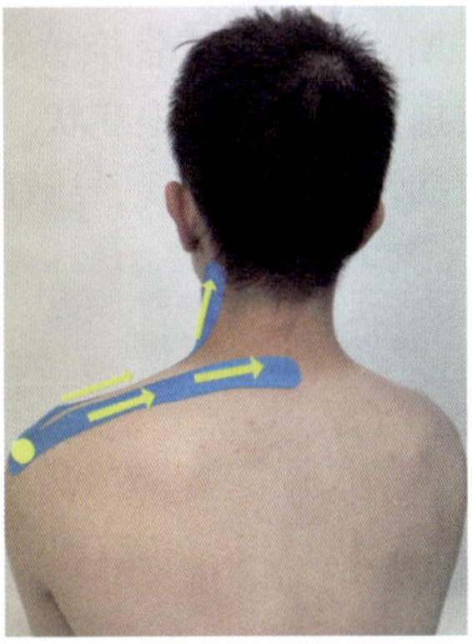

图9-2-29 Y形贴布放松斜方肌贴法

4)放松胸锁乳突肌:采用Y形贴布(自然拉力)

①摆位:头向贴扎对侧侧屈,可适度向贴扎侧旋转(图9-2-30)。

②Y形贴布:“锚”固定于乳突,两“尾”分别延展于胸锁关节处和锁骨内1/3处(图9-2-31)。

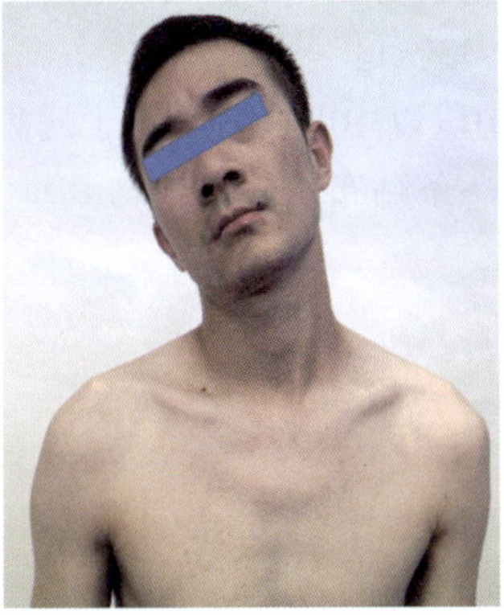

图9-2-30 放松胸锁乳突肌摆位

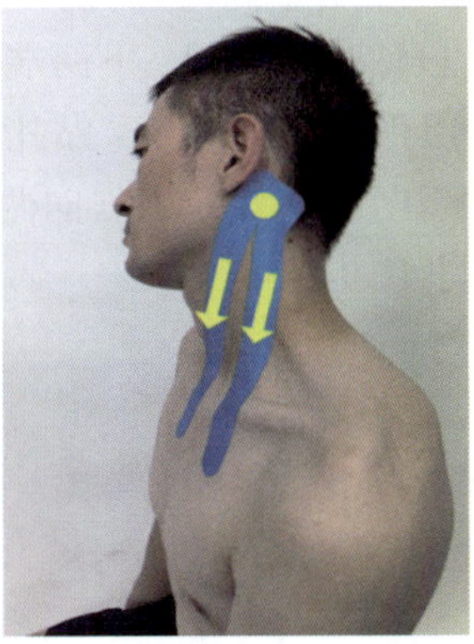

图9-2-31 Y形贴布放松胸锁乳突肌贴法

温馨提示

○肌内效贴介入时机可与常规物理治疗、手法治疗相同,以协助放松肌肉、减轻疼痛。

注意事项

○根据临床患者评估的具体情况,可组合使用以上减轻疼痛、放松肌肉的贴扎方法。

(3)自主训练

学生两两分组,交替扮演患者和治疗师,完成颈部肌肉紧张的肌内效贴技术操作,并将操作情况记录在表9-2-7中。

表9-2-7 颈部肌肉紧张的肌内效贴技术自主操作情况记录表

训练项目	患者体位	训练要点	患者反应	备注
1.减轻疼痛				
2.放松半棘肌				
3.放松斜方肌				
4.放松胸锁乳突肌				

(八)腰椎间盘突出症的肌内效贴技术

1.知识学习

长期姿势不良或腰椎负荷过大易导致腰椎间盘退变,若伴突出常引发下腰痛或下肢神经根症状。一般采用物理治疗等保守治疗方法对症处理。若病情进行性发展,导致肌肉明显萎缩或马尾受压等症状,可行手术治疗。

2.技能操作

(1)贴扎目的

贴扎目的为支持腰部。

(2)贴扎方法及图解

1)支持腰部贴法一:采用I形贴布(中度拉力及自然拉力),适用于缓解期

①摆位:坐位,身体微前屈,双手可支撑于椅背或床面。

②I形贴布横向贴扎:贴布中段以中度拉力固定于病患椎体处,两“尾”以自然拉力向左、右两端延展[图9-2-32(a)]。

③I形贴布竖向贴扎:贴布中段以中度拉力固定于病患椎体处,两“尾”以自然拉力向上、下两端延展[图9-2-32(a)]。

④I形贴布斜向交叉贴扎:一条贴布中段以中度拉力固定于病患椎体处,两“尾”以自然拉力斜向两端延展;另一条贴布贴扎方向与其垂直,方法相同[图9-2-32(b)]。

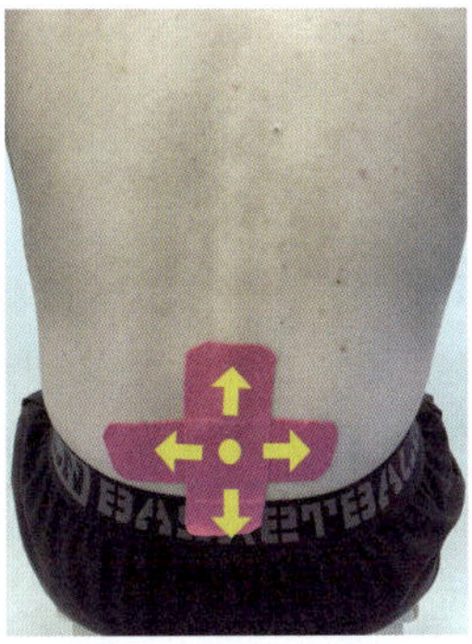

(a)I形贴布横竖贴法

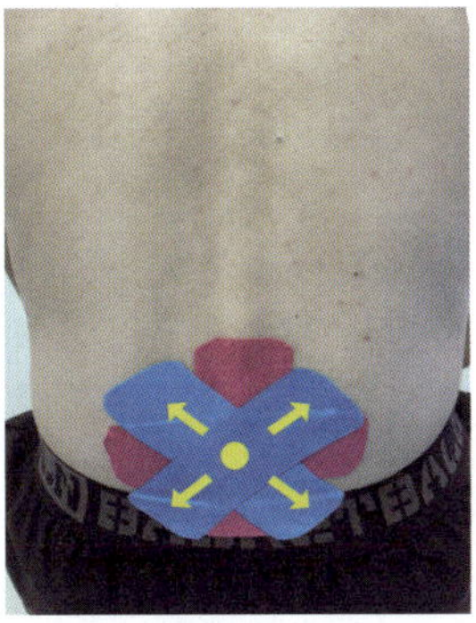

(b)I形贴布斜向贴法

图9-2-32　I形贴布支持腰部米字形贴法

2)支持腰部贴法二：采用I形贴布(自然拉力)，适用于急性期

①摆位：坐位，身体微前屈，双手可支撑于椅背或床面。

②I形贴布纵向贴扎：一条贴布“锚”固定于腰1棘突处，“尾”以自然拉力向下延展至骶椎上方；另两条贴布分别贴于脊柱两侧，“锚”固定于12肋骨位置，“尾”以自然拉力向下延展至髂骨边缘[图9-2-33(a)]。

③I形贴布横向贴扎：一条贴布“锚”固定于腰5棘突处，两“尾”以自然拉力向两侧延展；另一条贴布“锚”固定于胸12棘突处，两“尾”以自然拉力向两侧延展[图9-2-33(b)]。

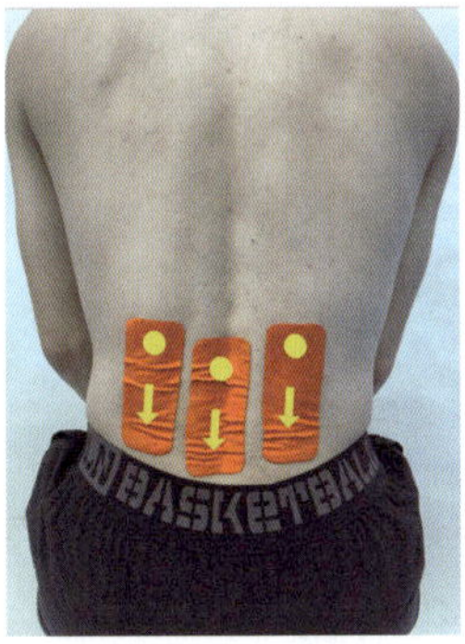

(a)I形贴布纵向贴法

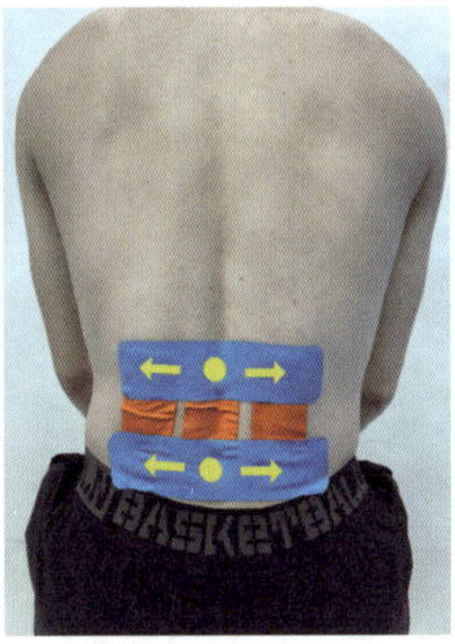

(b)I形贴布横向贴法

图9-2-33　I形贴布支持腰部纵横贴法

(3)自主训练

学生两两分组，交替扮演患者和治疗师，完成腰椎间盘突出症的肌内效贴技术操作，并将操作情况记录在表9-2-8中。

表9-2-8　腰椎间盘突出症的肌内效贴技术自主操作情况记录表

训练项目	患者体位	训练要点	患者反应	备注
1.I形贴布支持腰部米字形贴法				
2.I形贴布支持腰部纵横贴法				

检查评估

(1)评估准备

在操作前,需要与患者及陪护人员充分沟通,询问病史及相关辅助检查结果,充分了解患者的康复期望,正确评估患者现有疼痛、关节活动度、肌力、肿胀、关节运动控制等情况,结合患者具体情况,确定贴扎方案。肌内效贴技术训练前,需要准备好相关材料,见表9-2-9。

表9-2-9　肌内效贴技术常用材料

序号	设备名称	备注
1	肌内效贴贴布	
2	专用剪刀	
3	消毒酒精棉球	

(2)实施评估

对本任务的学习情况进行检查,并将相关内容填写在表9-2-10中。

表9-2-10　肌内效贴技术操作检查表

检查项目	操作是否合格	结果点评
1.肩袖损伤的肌内效贴技术	是□ 否□	
2.肱骨外上髁炎的肌内效贴技术	是□ 否□	
3.桡骨茎突狭窄性腱鞘炎的肌内效贴技术	是□ 否□	
4.膝骨性关节炎的肌内效贴技术	是□ 否□	
5.膝关节软组织损伤的肌内效贴技术	是□ 否□	
6.踝关节扭伤的肌内效贴技术	是□ 否□	
7.颈部肌肉紧张的肌内效贴技术	是□ 否□	
8.腰椎间盘突出症的肌内效贴技术	是□ 否□	

结果点评时要结合:①选用合理贴扎材料;②贴扎操作规范;③治疗成效;④患者满意度。

任务小结

- 软组织贴扎技术
  - 肩袖损伤的肌内效贴技术
    - 减轻疼痛
    - 放松冈上肌
    - 稳定肩关节、改善局部循环
  - 肱骨外上髁炎的肌内效贴技术
    - 减轻疼痛
    - 放松肌肉
    - 固定肘关节
  - 桡骨茎突狭窄性腱鞘炎的肌内效贴技术
    - 减轻疼痛
    - 放松肌肉
  - 膝骨性关节炎的肌内效贴技术
    - 减轻疼痛
    - 消除肿胀
    - 促进肌肉平衡
  - 膝关节软组织损伤的肌内效贴技术
    - 消肿止痛
    - 促进股四头肌
    - 促进腘绳肌
    - 稳定膝关节、支持韧带
  - 踝关节扭伤的肌内效贴技术
    - 急性期
      - 减轻疼痛
      - 消除肿胀
      - 稳定踝关节
    - 慢性期
      - 促进感觉输入
      - 促进肌肉平衡
  - 颈部肌肉紧张的肌内效贴技术
    - 减轻疼痛
    - 放松半棘肌
    - 放松斜方肌
    - 放松胸锁乳突肌
  - 腰椎间盘突出症的肌内效贴技术
    - I形贴布支持腰部米字形贴法
    - I形贴布支持腰部纵横贴法

教学资源

微课 强制性运动疗法的临床应用

任务三 强制性运动

任务导入

场景：某康复医院运动治疗室

人物：患者张某、治疗师小李

情节：患者张某，男，64岁。患者于5个月前清晨突发右侧肢体无力，在家人扶持下行走，言语不能，遂被送至医院。

查体：血压150/80 mmHg。颅脑CT显示：左侧半卵圆中心见片状低密度灶，予其改善循环不良对症处理后，次日患者右侧上肢完全瘫痪，右下肢无法站立，遗留有右侧肢体功能障碍及言语障碍。初步诊断：脑梗死，右侧偏瘫、言语障碍。后回家自行锻炼觉效果不佳入院康复。

目前患者仍有右侧肢体运动不利，右手不会抓握。患侧肢体不能主动活动，常依赖健肢，形成“习得性失用”。假如你是治疗师小李，针对该情况，该如何处理？

任务目标

- 能针对患者患侧肢体不能主动活动，常依赖健肢的具体情况，合理选用强制性运动疗法(CIMT)。
- 能按照康复治疗技术操作规范，指导并协助患者完成各种微小动作的强化训练，帮助患者恢复患侧运动功能。
- 能根据患者功能缺损情况，制定紧密结合日常活动的塑形任务。

任务实施

(一)强制性运动疗法

技能操作

(1)强制性限制健肢使用

①患者需要穿戴限制活动性肢具对健侧上肢活动进行限制,健手需要戴连指手套(图9-3-1),以限制腕部和手指的屈曲活动,可在睡觉、洗澡等情况下将其脱下,强制用手夹板或手套应在患者90%的清醒时间使用,仅在可能影响平衡和安全的活动时才允许健手使用。

②对患者进行穿脱限制活动性肢具与夹板等方面的指导与训练,直至患者可自行完成。

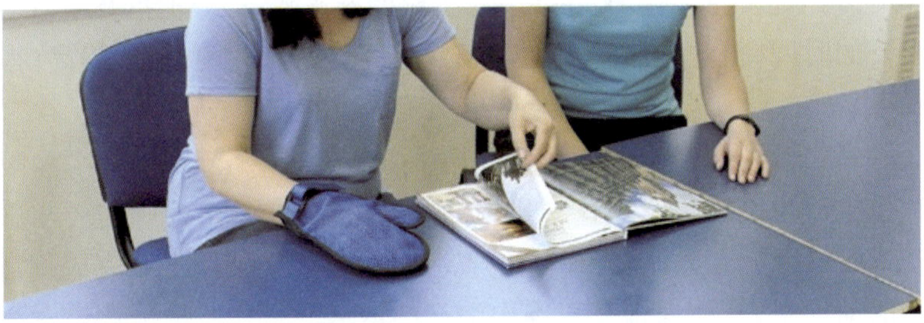

图9-3-1　健手戴连指手套

(2)功能训练

1)塑形训练技术

塑形训练是患者获得日常生活活动能力的一种行为训练方法。经过一系列略高于其运动能力或运动速度的训练来使功能得到进一步的提高。

治疗师选取刚刚超过患者患侧上肢和手现有运动能力的3个塑形训练动作,以任务为导向进行适应性练习,如抓握球或木钉、端水杯、拧螺丝等,为接近某一项行为目标,必须付出相当努力才能达标。一旦患者完成后,逐渐增加难度。塑形训练时,治疗师要给予言语指导和示范,患者是否完成动作或取得进步均要明确反馈和鼓励。患者首次不能完成某一动作,则可将其分解,循序渐进地完成。

①举例1:往桌子上放积木(图9-3-2)

活动描述:患者将积木从箱子上移动到桌子上。箱子的位置和高度取决于运动目标,放在患者正前方诱导屈肩和伸肘,放在侧方诱导肩外展和伸肘。

距离:箱子移远,诱导伸肘。高度:较高的箱子诱导屈肩。积木大小:诱导腕和手控制反馈参数。重复次数:一定时间内将积木放到桌子上的次数。时间:将一堆积木都放到桌子上所需要的时间。

基础知识

注意事项

○对患者进行康复治疗时,要保持热情与耐心,言语亲切,鼓励患者采取积极态度面对每一次训练,以便达到更好的治疗效果。

温馨提示

○在治疗时必须做好患者家属的思想工作,详细介绍该技术的方法,取得家属的配合与支持,使相关治疗得以顺利实施。

强调的运动：钳式抓握，腕伸展，肘伸展。

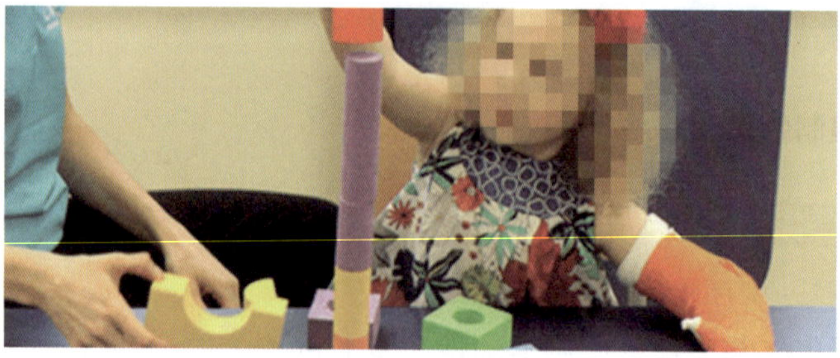

图9-3-2 往桌子上放积木

②举例2：折叠/分类衣服

活动描述：患者坐或站立在桌旁，桌子上放一个篮子，里面装有不同的衣服。患者将其分别归类，然后逐一折叠。

难度和复杂性：折叠各种衣服。

反馈：一定时间内（20 min）分拣/折叠的衣服数量，分类折叠一篮子衣服需要的时间，折叠的质量（折叠的对称性），操作中手功能的提高（拇指伸展/对指）。

2）强化行为策略

强化行为策略是实现这一目标的"转移包"技术，治疗师需要与患者或家属商议行为方案，限定其在治疗室内、外环境中使用上肢完成日常生活的活动项目，从而保证其对本次治疗的依从性。在监护下让患者有责任地坚持使用患肢从事日常功能性任务，在不危及安全的情况下尽可能多戴手套，家属可以给予适当帮助，减少患者过度的挣扎，尽可能容易完成更多的生活活动。之后对患者进行MAL评定，并指导患者每天书写家庭日记，让其记录每日在治疗室外上肢完成日常生活活动的情况；在治疗完成后，治疗师给患者布置家庭作业，让其明白坚持患侧上肢康复训练对健康恢复的重要性。

制定并落实个体训练配套方案，明确训练项目，包括分小项实施成功给予鼓励，根据患者的运动能力逐步增加任务难度。常用的训练内容包括日常生活活动（吃饭、穿衣、刷牙等），儿童玩具（搭积木等），PT和OT的传统训练器具（木钉、滚筒、球等）。通常标准约为6个，每个小项训练15~20次，及时做好患者训练反馈工作，使其能够感受到自己训练的进步。每日训练时长为6 h，每星期训练5 d，持续训练2~3周。强化行为策略机制如图9-3-3所示。

强制性运动疗法 → 强制练习 → 使用依赖性皮层重组 → 进一步强化练习 → 使用依赖性皮层重组 → 习得性废用被逆转

图9-3-3 强化行为策略机制

（3）日常活动训练

在日常活动时，鼓励患者进行实际的功能任务练习。强制性运动治疗的最后几天，应为患者制订家庭训练计划（图9-3-4）。

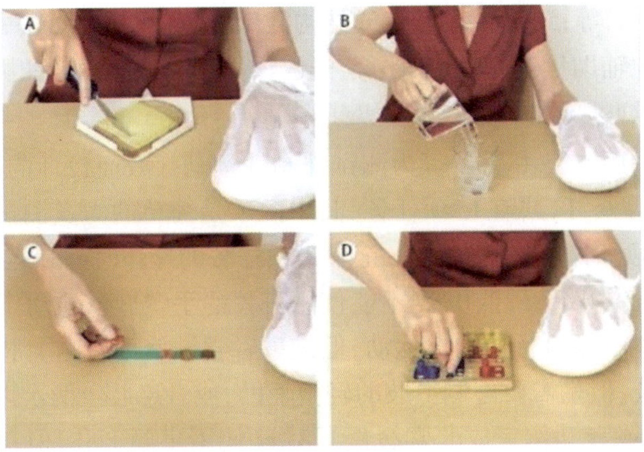

图9-3-4 日常活动训练

①在洗漱开始时，将健侧肢体用悬吊带进行限制，告知患者用患肢进行洗漱，如接水、挤牙膏和刷牙等。在洗脸时，可将毛巾缠绕在水龙头上拧干。

②进食：指导患者用患肢盛饭、夹菜并送入口中。

③穿脱衣服：穿衣服时，告知患者将衣服放在双膝之间，先将健康肢体穿入。随后将衣服穿至肩部，再将患肢穿入。脱衣服时，先脱下患肢一侧的衣服，再脱下另一侧。

④如厕：上便器时，告知患者将双脚打开与肩同宽，使用患肢支撑于离自己最近的扶手，待站稳后再转身，坐于便器上。下便器时，同样保持双脚与肩同宽，使用患肢进行支撑，扶于最近的扶手，待站稳后略微转身，慢慢行走至轮椅前并落座。

(4)注意事项

①治疗前必须做好患者及家属的思想工作，详细介绍该康复技术的方法，给予必要的解释和心理支持，获得患者的积极配合。

②当患者处于兴奋状态和具有良好情绪时，大脑皮质觉醒水平提高，运动神经元充分募集，神经肌肉抑制解除，出现神经异化过程，使神经调节和肌力发挥达到较佳水平，从而在技巧的习得或作业表现上取得良好效果。

③及时发现患者在治疗过程中出现的不良情绪，不断鼓励患者树立信心，这会与患肢功能的改善和训练强度的提高形成相应的正反馈，从而产生良性循环。

(二)功能评价

准确的运动功能评价对强制性运动治疗方案的研究十分重要。康复研究中对上肢评价的方法有很多，目前尚没有一种评价工具被广泛接受。关于强制性运动治疗上肢功能测试主要包括两个方面：一是直观操作性上肢功能试验，如WMFT(Wolf Motor Function Test)、ARAT(Action Research Arm Test)、AMAT(Arm Motor Activity Test)、AAUT(Actual Amount of Use Test)等;二是自评量表或结构式问卷,如MAL(Motor Activity Log),以及其他辅助量表,如认知评价、失语评价和关节活动度的测量等。

(1)Wolf运动功能试验(WMFT)

原始版本是由Wolf等为测试强制性运动疗效而设计的,最新的版本由Taub等修订,共有15项任务,其中两项是简单的力量测试。内容包括肩、肘、腕和手的操作性测试,记录每项任务的操作时间和运动质量得分。质量评分共6级,最低0分(不能使用有关的手臂做该项动作),1分(患侧上肢虽然不能执行功能性运动,但是患者尝试使用患侧上肢),2分(使用患侧上肢,但是需要健侧上肢的轻微辅助,或者患肢经两次以上的尝试方可完成,或者动作完成非常缓慢),3分(使用患侧上肢,但在某些程度上出现连带运动,或者动作缓慢费力),4分(用患侧上肢,运动接近正常,但稍有缓慢,可能缺乏准确性、协调性和流畅性),最高5分(能完成该项动作,动作看起来正常)。在用于慢性偏瘫患者上肢灵活性测试时,该方法的内部一致性、重测信度、组间信度及稳定性都得到了验证。评价项目见表9-3-1。

表9-3-1 Wolf运动功能试验(WMFT)评价量表的评价项目

项目号	项目内容
1	前臂放到桌子(侧面)
2	前臂由桌子放到盒子(侧面)
3	在桌子上伸肘(侧面)
4	在桌面有负荷伸肘(侧面)
5	手放到桌子(正面)
6	手由桌子放到盒子(正面)
7	在桌面屈肘拉回0.45 kg的物体
8	拿起易拉罐放到嘴边
9	从桌面上拿起铅笔
10	从桌面上拿起曲别针
11	叠放3个棋子
12	翻转3张纸牌
13	在锁中转动钥匙
14	叠毛巾
15	提1.35 kg篮子到旁边桌子上

(2)动作活动日志(Motor Activity Log,MAL)

MAL的设计目的是了解在临床环境外患者患肢的使用情况。因此,它涉及把实验室情况转移到日常生活环境的重要问题,这个特点会使MAL成为一个重要的功能评价工具。作为一种结构式问卷和自评量表,问题包括日常环境中常见的30个活动,要求患者独立评价其在特定时期内使用患肢所做活动的数量和质量情况,数量量表和质量量表都有6个级分,最低0分(没做过此项活动),最高5分(使用患肢的次数或质量同病前一样),3分是患者不用健肢帮助,患肢能完成任务的最小值。

(3)强制性运动结果的其他测量工具

实际使用量试验(Actual Amount of Use Test,AAUT)、ARAT、Fugl-Meyer等测量量表。尚需要进行其他方面的评价,如认知评价、失语评价和关节活动度的测量等。Fugl-Meyer运动功能评分记录见表9-3-2。

表9-3-2 Fugl-Meyer运动功能评分记录表

部位	体位	评定项目		评分		
				月 日	月 日	月 日
上肢	坐位	1.反射活动	1)肱二头肌肌腱反射			
			2)肱三头肌肌腱反射			
		2.屈肌共同运动	3)肩上提			
			4)肩后缩			
			5)肩外展≥90°			
			6)肩外旋			
			7)肘屈曲			
			8)前臂旋后			
		3.伸肌共同运动	9)肩内收、内旋			
			10)肘伸展			
			11)前臂旋前			
		4.部分分离运动	12)手触腰骶部			
			13)肘伸展时肩屈曲90°			
			14)肩屈曲90°时前臂旋前、旋后			

续表

部位	体位	评定项目	评分		
			月 日	月 日	月 日
上肢	坐位	15)肘伸直时肩前屈180°			
		5.分离运动 16)肘伸直时肩外展≥90°			
		17)肩屈曲90° 肘伸直时前臂旋转			
		6.反射亢进 18)肱二头肌、肱三头肌、指屈肌反射			
腕		7.稳定性 19)肩0° 肘屈曲90° 时伸腕			
		20)肩0° 肘屈曲90° 时腕屈伸			
		8.分离运动 21)肘伸直肩前屈30° 时伸腕			
		22)肘伸直肩前屈30° 时腕屈伸			
		23)肘伸直肩前屈30° 时腕环形运动			
手		9.手指运动 24)屈曲			
		25)伸展			
		26)钩状抓握			
		27)侧捏			
		28)对捏			
		29)圆柱状抓握			
		30)球形抓握			
		10.协调能力与速度 31)震颤			
		32)辨距障碍			
		33)速度			
下肢	仰卧位	1.反射活动 34)跟腱反射			
		35)膝腱反射			

续表

部位	体位	评定项目	评分		
			月　日	月　日	月　日
下肢	仰卧位	2.屈肌共同运动　36)髋关节屈曲			
		37)膝关节屈曲			
		38)踝关节背屈			
		3.伸肌共同运动　39)髋关节伸展			
		40)髋关节内收			
		41)膝关节伸展			
		42)踝关节伸展			
	坐位	4.部分分离运动　43)膝关节屈曲			
		44)踝关节背屈			
	站立位	5.分离运动　45)膝关节屈曲			
		46)踝关节背屈			
	坐位	6.反射亢进　47)跟腱反射、膝反射、膝屈曲反射			
	仰卧位	7.协调能力与速度　48)震颤			
		49)辨距障碍			
		50)速度			
上肢得分			66	66	66
下肢得分			34	34	34
总分			100	100	100
评定者签名					

(三)目前的问题和未来研究方向

强制性运动治疗在恢复患者运动功能方面有着较大的潜力，在治疗慢性脑卒中上肢运动功能障碍方面，取得了显著的成果。同时，习得性废用现象存在于很多疾病中，如手肌张力障碍、肢体骨折、脊髓损伤、脑瘫等方面。作为克服习得性废用的有效方法，强制性运动治疗有更广阔的应用前景。然而，作为一种新的康复治疗方法，其最终的疗效还取决于发病时的严重程度，对于上肢功能较差的患者，强制性运动治疗虽然能提高患肢的功能，但不能很好地将治疗效果有效地转移到日常生活中去。另外，治疗方案还需要进一步的修正，实施强制性运动治疗的最佳时间、习得性废用的诊断标准等问题都值得进一步的研究。

检查评估

对本任务的学习情况进行检查，并将相关内容填写在表9-3-3中。

表9-3-3 强制性运动检查表

检查项目	检查结果	结果点评
强制性运动方案设计		
塑形训练技术	是□ 否□	
强化行为策略	是□ 否□	
Wolf运动功能试验	是□ 否□	

任务小结

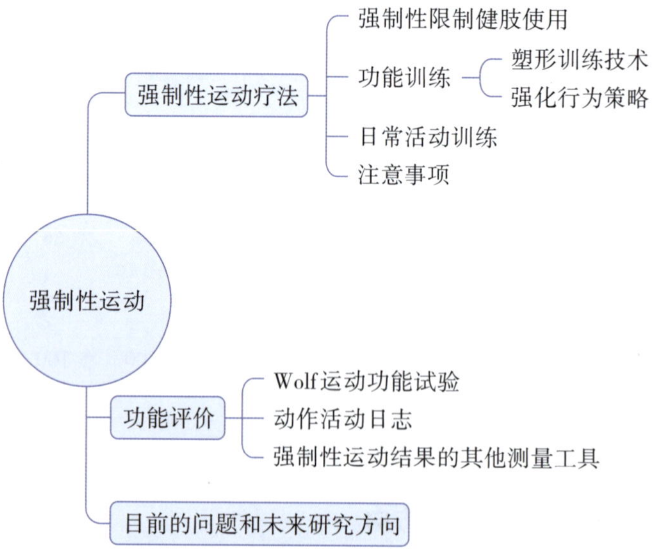

参考文献

[1] 全国卫生专业技术资格考试用书编写专家委员会.康复医学与治疗技术[M].北京:人民卫生出版社,2021.

[2] 燕铁斌.物理治疗学[M].3版.北京:人民卫生出版社,2018.

[3] 李渤,刘尊.运动治疗技术[M].北京:中国医药科技出版社,2019.

[4] 黄杰,公维军.康复治疗师临床工作指南.运动治疗技术[M].北京:人民卫生出版社,2019.

[5] 纪树荣.运动疗法技术学[M].2版.北京:华夏出版社,2011.

[6] 章稼,王晓臣.运动治疗技术[M].2版.北京:人民卫生出版社,2018.

[7] 顾德明,缪进昌.运动解剖学图谱[M].3版.北京:人民体育出版社,2013.

[8] 刘克敏,郝丽娟.运动学[M].2版.北京:华夏出版社,2011.

[9] 张琦.临床运动疗法学[M].北京:华夏出版社,2014.

[10] 张绍岚.运动治疗技术[M].北京:河南科学技术出版社,2015.

[11] 励建安.临床运动疗法学[M].北京:华夏出版社,2015.

[12] 吴毅.住院医师规范化培训.康复医学科示范案例[M].上海:上海交通大学出版社,2016.

[13] 章稼,王晓臣.运动治疗技术[M].北京:人民卫生出版社,2018.

[14] 柏树令,丁文龙.系统解剖学[M].北京:人民卫生出版社,2018.